歯科医療管理学の展開

歯科診療所の
マネジメント論

クリニックに必要な暗黙的管理

DENTAL CLINIC BUSINESS ADMINISTRATION THEORY

歯学博士／商学博士
永山 正人 著

一世出版

**EBMを基礎とする
歯科診療所のマネジメント論**
——専門職業的組織のパフォーマンス向上要因の探求——

H・ミンツバーグは、病院、医科診療所、歯科診療所等を
専門職業的組織として分類し、共通する特徴があることを示している。
本書は、この専門職業的組織である診療所のパフォーマンス
（業績・成果）を向上させる要因は何かを提供する。

The purpose of this book is to discover experimentally the main factors necessary to improve medical practice profit based on the idea that sound management principles are required to provide quality dental care to citizens.

はじめに

　本書は、約18年間「歯科医院経営のバイブル（読者からの言葉を引用）」として愛読していただいてきた「歯科医院経営のすべて」の集大成本である。

　平成8年に本書の初版本を出版して以来、歯科医師はもとより税理士、会計士、コンサルタント、歯科材料商の方々並びに歯科医師会役員等々の方々にまでも参考にしていただき、光栄に存じると共に、著者としての責任の重さを感じている次第である。現在、歯科診療所（医院）経営に関する本は、歯科診療所経営の厳しい時代を反映して数多く出版されている。しかし、ほとんどの本が成功者の経験から書かれていたり、企業経営に対する蓄積された経営論を歯科診療所に応用した本がほとんどであり、いわゆるエビデンスのある（歯科診療所を研究フィールドとした）経営論を基にしたものは少ない。

　近年、カーネギーメロン大学（Camegie Mellon University）のDenise M.Rousseau教授は、Evidence-based Management（EBMgt）を推奨しており、歯科診療所経営においても今後の経営環境を考えると、科学的根拠に基づいた経営を基本とすべきと考え、本書の執筆を思い立った。

　つまり、カリスマ経営者だからできる経営論ではなく、誰もが良く理解し、応用すれば健全経営ができる経営の原理・原則論を基にした経営書が必要と考え、この度「エビデンスを基礎とする歯科診療所のマネジメント論」として、上梓させていただくこととなった。したがって、**大学教育の中でも歯科医療管理学の経営管理論として是非使用していただく事をお願いしたい**。

　日本歯科医師会が2001年8月に発表した「21世紀歯科医療検討会議（議長は慶大大学院田中慈慶教授）」の中で、歯学部の教育課程の中で「歯科は、サービス業の一種であること」、「顧客志向の経営管理のあり方」等にかかわる基礎的な事項について、カルキュラムに組み入れる工夫をすべきであるとの提言がなされている。この提言に対し、いま現在文部科学省は何も反応していないようであるが、コア・カリキュラムを策定する関係者は、是非この提言を尊重していただきたいものである。

　本書は、このような観点から、大学教育の場で教科書、参考書としても使用できるように、エビデンスの視点を重視した医療経営学を示してある。つまり、**エビデンスに基づいた医療経営学の知識を持った歯科医師が多くなると、歯科**

に対する国民の意識が変わり、受診患者が増加し、国民の健康維持に対し歯科医師の存在価値が高まるものと思われる。以上のような効果を考え、本書が歯科界の活性化に役立つ事を願っている。しかし、歯科診療所経営を金儲けの手段と考えている人や自分には充分知識や経営手腕があると思う人には役立たない本である。願わくば、そのような方にも次に示す私が好きな寺田寅彦氏の文章を良く読んでいただき、感じるところがあれば本書の内容を応用していただき、さらなる飛躍をしていただければ誠に幸いである。本書が、読者の皆様の目的のために役立ち、経営の安定化に寄与でき、結果として国民に提供する歯科医療の質の向上に微力でも貢献できれば、望外の喜びである。

> 寺田寅彦随筆集（岩波書店, 1993）の中に、一見パラドックス（Paradox）に思える文章だが、これからの若い経営者、学者に参考にしていただきたい文章があるので紹介する。
> 「科学者になるには『あたま』がよくなくてはいけない」これは普通世人の口にする1つの命題である。しかし、一方では「科学者はあたまが悪くなくてはいけない」という命題もある意味でやはり本当である。そして、この後のほうの命題は、それを指摘し解説する人が比較的少数である。
> いわゆる頭のいい人は、言わば足の早い旅人のようなものである。人より先に人のまだ行かない所へ行き着くこともできる代わりに途中の道端あるいはちょっとした脇道にある肝心なものを見落とす恐れがある。頭の悪い人足ののろい人がずっとあとから遅れて来てわけもなくその大事な宝物を拾って行く場合がある。
> 頭のいい人には他人の仕事のあらが目に付きやすい。その結果として自然に他人のする事が愚かに見え、従って自分が誰よりも賢いという錯覚に陥りやすい。（202頁）

「歯科医療管理学」、「医療経営学」の世界に導いていただいた恩師、故医学博士増田勝美先生を偲び本書を上梓する。

＜追記＞

　本書を執筆中（2015年）に「日歯連前会長ら逮捕」の新聞記事並びにテレビでの報道があった。東京地検特捜部は、政治資金収支報告書に虚偽記入した政治資金規正法違反容疑で逮捕したという報道である。違反の真偽はともかくとして歯科界にとって不名誉なことである。

　この報道を見ると、過去には「臼田事件」が有ったにもかかわらず、同じような体質を引き摺っているように思えて残念でしょうがない。

　しかし、この背景には、第Ⅰ部第1章の「8．消費税における損税に対する問題」⑦に示している「歯科の診療報酬と経営の関係」に存在しているように思える。

　つまり、概算医療費の伸び率の中で、診療報酬改定の無い年だけを抜き出して伸び率を見ると、医科は平均2.0％の伸び率があるのに対し、歯科は0％である。つまり、歯科は診療報酬改定に頼った経営をしている事を示唆している。一方、医科は、それなりの経営努力をしているから、対前年度比が2.0％になっているものと推測する。

　したがって、今後は政治力に頼った診療報酬改定に期待をかける経営ではなく、医科のように自らも経営努力をする事が必要な時代になってきた事を自覚すべきである。

　本書は、このような社会的事象をも読み取れる知識と技術を満載してある。本書を良く理解し、歯科診療所経営に役立てることが出来れば、閉寒感漂う暗いイメージを吹き飛ばし、歯科界に光明の灯ることを確信している。

2015年10月吉日
永 山　正 人

本書の目的

　医療機関（病院、診療所等）の目的は、良質の医療を国民に提供し、国民の健康、福祉に寄与することである。良質の医療の提供には、健全な医療機関の経営基盤が必要である。しかし、医療機関に関わる昨今の経営環境の変化から病院、診療所の経営は厳しい状態が続いている。特に地域住民に直結した一次医療を担っている無床診療所の役割が大きいにも関わらず経営の面では厳しさを増しているのが現状である。その中でも歯科診療所の経営の厳しさは著しい。

　そうした歯科診療所の現場において、医療経営に役立つようなマネジメント論の構築が現状打解に役立つのではないかと考えている。そこで、地域の一次医療を担う無床診療所の内で、診療所の数が一番多く、**経営的に一番厳しい歯科診療所を研究対象とした研究結果から、歯科診療所は元より無床診療所全科の健全な経営にも役立つエビデンスのある経営論を提供する事を本書の目的と**する。

　つまり、経営センスやカリスマ性のある経営者（院長）だからできるという理論ではなく、**誰でもが応用し、効果の期待できる歯科診療所（無床診療所全科目に共通する内容含む）に関する経営の原理・原則並びにノウハウを紹介す**るものである。同時に、零細組織でかつ専門職業的組織（Professional Organization）である歯科診療所の特徴と体系化した経営論を紹介したいと考えている。

　第Ⅰ部は、歯科診療所のおかれている経営環境と問題点、参考になる論文の整理、第Ⅱ部は、歯科診療所の経営に関するマネジメント論の構築に有効な研究論文等からパフォーマンス（業績・成果）向上要因を見出すことを目的としている。つまり、エビデンスのあるパフォーマンス向上要因を理解することによって、誰もが健全経営に応用できる知恵が身につくものと考えている。

　但し、時間的制約もあり筆者が集めることができた研究論文は内容的に限度があることは否めないが、これでも十分歯科診療所経営に必要な研究は揃っているように思われる。これらの研究結果から得られた原理・原則・ノウハウを通して臨床家にも経営に関する研究に興味を持っていただくことも本書の目的である。第Ⅲ部は、第Ⅰ部、第Ⅱ部で得られた研究結果等から、実践的に応用できる理論・技術を展開する。

本書の理解は、歯科診療所ばかりでなく、無床診療所全科に対する健全経営の基礎となる知識と技術、そしてそれらの実践によって経営改善等の問題解決能力をも身につけていただけるものと考えている。

推薦・永山マネジメント論

日本歯科大学学長　中原　泉

　近時、臨床研修を終えた研修歯科医の座談会を読む機会があった。彼らは、院長の面接に臨む心構えを後輩にアドバイスした。異口同音に、「元気で、素直で、笑顔」が大切と。

　この要点は、歯科医業にとどまらず、いずれの職業にも共通することだろう。すなわち、社長や院長が求めているのは正直、やる気があって、まっすぐで、コミュニケーションをとれる人材なのである。

　見方によっては、社長・院長サイドに都合のよい、パワハラを秘めた一方的な要求かもしれない。しかし、彼らも会社・医院を健全に経営していく責任があるから、自社・自院に合った新人を選ぶのは当然の理である。

　結局、院長の役割は、医院の人材をどう活かすか、そのために如何に人材を活かせる経営環境をつくるかに尽きる、と私は思っている。その意味から、先の要点は歯科医療管理学の原点であり、出発点であると明言したい。

　さて、永山正人先生は、かねて一貫して歯科医療管理学の必要性を説き、自ら商学博士と医療コンサルタントの知識を駆使して、歯科医療におけるマネジメントの原理とノウハウを果敢に実践された。

　その成果として、平成8年に『歯科医院経営のすべて』を出版され、歯科医療経営論のフロントランナーとなった。

　さらに、先生は日本歯科医療管理学会会長をつとめたあと、同書の続編として、このたび、エビデンスに基づく斬新な『歯科診療所のマネジメント論』を上梓された。

　新書を一読して、永山先生が歯科医療管理学のトップリーダーになられた、と陰ながら拍手している。

　この集大成ともいえる永山マネジメント論は、歯科医師の方々の明日の医院経営に役立つと信じ、ここに推薦する次第である。

2016年3月　北海道新幹線開業の日

推薦のことば

北海道医療大学歯学部
歯学部長　斎藤　隆史

　本書の推薦文を書かせていただきますこと大変嬉しく光栄に思うと同時に、このような素晴らしい著書を執筆された私の尊敬する永山正人先生に、改めて心から敬服申し上げます。

　永山正人先生と北海道医療大学とのつながりは、平成9年から「歯科医療管理学」非常勤講師として、また平成18年から臨床教授として、さらに平成27年からは客員教授としてご活躍いただいており、これまで19年の長きにわたり本学の教育の発展に多大なご功績を残されております。

　永山先生の講義は学生の評判が頗る良好で、これは、先生の歯科医師としての長年の経験に基づいた講義やMBAとしての視点を加えた研究マインドに満ちた講義が、近い将来に直面するであろう歯科診療所経営・管理に関する現実味を帯びた生きた言葉として学生に直接響くからであろうと考えます。歯科学生の大多数が、将来、臨床家として歯科診療所を経営することになります。患者様の治し方はもちろんのこと、歯科診療所運営の基盤となる管理学を学ぶことは、先生が本書で書かれている「患者様に提供する歯科医療の質の向上」に直結するものです。その一方で、先生は歯科医院経営を単なる金儲けの手段と考えている歯科医師に強く警鐘を鳴らしています。そこに先生の歯科医療管理学研究者としてのプライドと信念を感じずにはいられません。歯科医療管理学に対する不断の情熱と探求心を持つ永山先生は、歯学教育における歯科医療経営学・管理学の拡充の必要性を、いつも輝いた青年の目で私に語りかけます。

　本書では、歯科診療所経営の現状分析、パフォーマンス向上要因の構築、そして実践的なマネジメント理論・技術の展開へと、エビデンスベースの歯科診療所経営論が紹介されています。まさに、第一線で活躍する歯科医療関係者が待ち望んでいた「続・歯科医院経営のバイブル」です。特に、この厳しい現代を生きる若い歯科医師・歯科学生が、光ある未来を拓く活力を身に付けるためにも、是非とも本書を手に取って先生の教えを実践していただき、明るい歯科界の再生を導いていただければと切に願います。

歯科診療所のマネジメント論 – 目次

はじめに・本書の目的 ·· i
推薦のことば ··· vi
目次 ··· viii

第Ⅰ部　歯科診療所のマネジメントに関する問題意識

第1章　歯科診療所経営に関する環境と問題点

1. 病院・診療所の経営環境 ·· 3
2. 無床診療所としての歯科診療所 ·· 6
3. 歯科医師過剰状態 ··· 9
4. 疾病構造の変化 ·· 12
5. 患者の推移と診療内容 ··· 17
6. 診療報酬改定のロジックの変遷 ·· 19
7. 保険診療点数の不採算 ··· 22
8. 消費税における損税に対する問題 ·· 23
9. TPPが歯科診療所経営に及ぼす影響 ·· 29
10. 人口減少の影響 ··· 31

第2章　歯科診療所経営に関する研究蓄積と問題点

1. 歯科診療所に関する先行研究 ·· 36
   1) 日本における研究蓄積 ·· 36
   2) アメリカの背景 ·· 40
2. 歯科診療所経営の研究法 ··· 44
   1) マネジメントに必要な基本事項 ··· 44
   2) 経営と管理について ·· 45
   3) 臨床家の研究姿勢 ·· 46
   4) EBDのある研究のすすめ方 ··· 49
   5) 歯科診療所の経営からの研究例 ··· 51
   6) 歯科診療所の経営モデルとビジネスモデル ································ 56
3. エビデンス（EBMgt）に基づくマネジメントの必要性 ·························· 63
   1) D.M. ルソーの主張 ··· 63
   2) 何故EBMgtが必要か ·· 64
   3) EBMgtの側面と機能 ·· 66
   4) 不確実性への対応（不可避な確実性と削減可能な不確実性）··················· 67
   5) EBMgtで注意すべきこと ··· 67
   6) 克服すべき問題 ·· 68
4. 歯科診療所と管理者（院長）··· 71
   1) 院長行動とプロフェッショナル ··· 72
   2) 院長行動と管理者行動論 ·· 77
   3) 管理者行動の類型化および組織有効性との関係 ··························· 82
5. 院長行動（管理者）とリーダーシップ ······································ 86
   1) 第1のリーダーシップ行動論（理想システムの提示）······················· 87

2）第2のリーダーシップ行動論（優れた概念化の2次元モデル）・・・・・・・・・・・・・・・・・・・・・・・・ 90
　　3）第3のリーダーシップ行動論（部下から見た2次元モデル）・・・・・・・・・・・・・・・・・・・・・・・・ 92
　　4）第4のリーダーシップ行動論（状況適応理論）・・・・・・・・・・・・・・・・・・・・・・・・・・・・・・・・・・・・・ 94
6．従業員（行動）に対する人的資源管理・・・ 98
　　1）人事・労務管理・・ 99
　　2）人的資源管理・・ 100
7．歯科診療所と組織・・ 105
8．組織構造と専門職業的組織としての歯科診療所・・・ 107
　　1）定義から歯科診療所組織の全体像を見る・・ 109
　　2）官僚的構造と歯科診療所の関わり・・・ 111
　　3）機能的組織構造から歯科診療所を見る―専門職業的組織―・・・・・・・・・・・・・・・・・・・・・・・・ 112
　　4）技術の側面から歯科診療所組織を見る・・ 116
　　5）組織有効性から歯科診療所の組織構造を考える・・・・・・・・・・・・・・・・・・・・・・・・・・・・・・・・・・・・ 119
　　6）組織デザインから組織構造を考える・・ 120
9．歯科診療所と戦略論・・ 122

第Ⅱ部　実証研究を基礎とする歯科診療所のマネジメント論

1．歯科診療所経営には何が重要か（経営管理者の役割）・・・・・・・・・・・・・・・・・・・・・・・・・・・・・・・・・・・・ 142
　　1）瀬戸社長のリーダーシップから学ぶこと・・ 143
　　2）「社長が変われば会社は変わる」から学ぶこと・・・・・・・・・・・・・・・・・・・・・・・・・・・・・・・・・・・・・・ 146
　　3）管理者の重要な仕事は意思決定である・・ 147
　　4）管理者パターンの特徴（実証研究から最適管理者を考える）・・・・・・・・・・・・・・・・・・・・・・・ 149
　　5）管理者パターンの分析（自己分析をしてみよう）・・・・・・・・・・・・・・・・・・・・・・・・・・・・・・・・・・・ 155
2．歯科診療所の経営健全化の指標（経営上の重点目標）・・・・・・・・・・・・・・・・・・・・・・・・・・・・・・・・・・・・ 160
　　1）利益と存続・・ 160
　　2）パフォーマンス・・・ 161
3．歯科診療所のパフォーマンス向上要因を探る・・ 164
　　1）歯科診療所の経営に関する組織構成要素（何が重要か）・・・・・・・・・・・・・・・・・・・・・・・・・・・ 165
　　2）歯科診療所経営におけるパフォーマンス（組織有効性を示す指標）・・・・・・・・・・・・・・・・ 167
　　3）歯科診療所経営における標準化、分業化、統合化に影響を与える要因・・・・・・・・・・・・ 169
　　4）戦略的運営に影響を与える従業員管理（表2-7からわかる事）・・・・・・・・・・・・・・・・・・・ 172
　　5）戦略的運営に影響を与える組織特性（組織構造の操作化）・・・・・・・・・・・・・・・・・・・・・・・・ 173
4．組織有効性に影響を与える要因・・ 175
　　1）組織有効性に影響を与える「規模」、「技術」の検討・・・・・・・・・・・・・・・・・・・・・・・・・・・・・・ 177
　　2）「規模」と組織有効性（「医業収益」は何に影響されるか①）・・・・・・・・・・・・・・・・・・・・・ 179
　　3）「技術」の具体的な次元としての「得意治療」と
　　　　「治療設備」と組織有効性（「医業収益」は何に影響されるか②）・・・・・・・・・・・・・・ 180
　　4）「戦略的運営」は「組織有効性」に影響を与える・・・・・・・・・・・・・・・・・・・・・・・・・・・・・・・・・・ 184
　　5）「戦略的運営」の「技術志向」は組織有効性に影響を与える・・・・・・・・・・・・・・・・・・・・・ 185
　　6）組織有効性に影響を与える変数群の検討・・・ 186
　　7）利益の高いグループと低いグループとの変数比較から得る収益向上要因・・・・・・・・・ 187
5．管理者行動と組織有効性・・・ 194
　　1）「収益を上げるための戦略」には、管理者行動（管理者のパターン）により特徴がある・・・・・ 194
　　2）管理者のパターンは、組織構成要素の影響を受け、組織有効性が異なる・・・・・・・・・ 200
6．組織有効性と患者満足度・・・ 208
　　1）患者満足度の測定（病院研究から）・・ 209

2）患者満足度は診療所経営に貢献するか ………………………………………… 211
7. 歯科診療所の患者満足度 ……………………………………………………………… 214
　　1）患者満足度を高める要因（歯科診療所の場合） ……………………………… 214
　　2）患者満足度を高める歯科医師の対応能力の意味 ……………………………… 219
　　3）患者満足度は医業収益に寄与するか―患者満足の問題点― ……………… 219
　　4）患者満足度と施設環境との関係 ………………………………………………… 221
8. 受療行動に影響を与える要因 ………………………………………………………… 222
　　1）増患対策としての歯科のイメージを考える …………………………………… 222
　　2）歯科の保険外治療の選択を想定する社会的要因について（自費治療の拡大）… 222
　　3）受療行動分析（インプラント治療に関する患者心理） ……………………… 223
　　4）ホームページ（HP）と受診行動 ………………………………………………… 223
9. ミッションマネジメント ……………………………………………………………… 224
　　1）ミッションマネジメントとは …………………………………………………… 224
　　2）経営改善の方法（経営理念の重要性） ………………………………………… 226
　　3）ミッションマネジメントのすすめ方（MM:mission management） ……… 227
10. 歯科診療所の成功要件を考える …………………………………………………… 228

第Ⅲ部　実践的歯科診療所のマネジメント論

1. 開業における成功に導くポイント（開業支援） ………………………………… 242
　　―院長が知らなければならない開業の知識―
　　1）開業場所を探す時のポイント …………………………………………………… 242
　　2）歯科診療所の設備 ………………………………………………………………… 252
　　3）歯科診療所設計の基本的な考え方 ……………………………………………… 260
　　4）歯科診療所の規模と医業収益（売上）の目安 ………………………………… 263
　　5）一般的な開業における必要投資額と開業資金および事業収支予測 ………… 267
　　6）マーケティング（Marketing） ………………………………………………… 270
2. デンタル・マーケティング …………………………………………………………… 271
　　―患者の減少が気になりだしたら読む―
　　1）潜在患者を顕在化する努力が必要 ……………………………………………… 272
　　2）患者は選ばれるための"顧客志向"を大切にする …………………………… 275
　　3）サービス業である事を自覚する ………………………………………………… 277
　　4）患者の満足サイクルと不満サイクルを理解する ……………………………… 285
　　5）最低限必要な差別化戦略の実践 ………………………………………………… 289
　　6）来院しやすい治療環境の調整と差別化戦術 …………………………………… 292
　　7）マーケティング・ミックス（Marketing MIX）とアイドマ（AIDMA）理論の応用 … 295
　　8）患者維持を考えた取り組み ……………………………………………………… 301
　　9）患者ニーズから得られた増患対策 ……………………………………………… 305
　　10）一般企業の増収（活性化）対策と歯科の取るべき道 ……………………… 306
3. 戦略的運営―SWOT分析の活用（歯科診療所での応用） ……………………… 309
　　―経営上の問題に対し、現在及び近未来を拓く―
　　1）ポートフォリオ分析（Product Portfolio Management：ボストン・
　　　コンサルティング・グループ）― PPM ……………………………………… 311
　　2）SWOT分析（管理者が持つべき問題解決・意思決定のツール） …………… 316
　　3）これから必要な戦略の視点 ……………………………………………………… 331
　　4）バランス・スコアカード（Balance Score Card：BSC）からの経営戦略を考える … 335
4. パフォーマンス（成果）向上戦術 …………………………………………………… 338

─より医業収益を上げるための要因を知る─
　　　1）自費治療の充実（自費へのシフト）が重要 ……………………………………… 338
　　　2）「得意治療」や「規模」そして「設備」の重要性 …………………………… 340
　5．組織構造（新しい構造の創造）……………………………………………………… 341
　　　─能率のよいシステムを考える─
　　　1）歯科診療所のシステム ………………………………………………………… 341
　　　2）歯科診療所に必要な診療工程とシステム …………………………………… 342
　　　3）予約制から約束制への重要性（システムの創造）………………………… 343
　　　4）一般企業の組織構造と歯科診療所の組織構造 ……………………………… 344
　6．実践的人事管理（人的資源管理）………………………………………………… 347
　　　─患者満足度を高め、医業収益を増加させるための人の使い方─
　　　1）従業員が気持ちよく動く要件→活動や力を引き出す …………………… 347
　　　2）達成基準の連動化と支持関係の獲得（暗黙的管理の要素）…………… 349
　　　3）従業員の「心」をとらえる …………………………………………………… 350
　　　4）効果的な給与・賞与に対する考え方─職能給は歯科診療所活性化の条件─ … 355
　7．会計・税務に関する戦略的思考 …………………………………………………… 368
　　　─税理士任せにしないための基本的知識を身につける─
　　　1）受付会計の問題点と改善策 …………………………………………………… 368
　　　2）経営分析の見方 ………………………………………………………………… 384
　8．経営改善の実践 ……………………………………………………………………… 394
　　　─思うように経営できない（運営できない）時、何が原因か知る方法─
　　　1）問題の種類を分析し、経営改善を考える ………………………………… 394
　　　2）経営改善に関する一般的理論 ………………………………………………… 395
　　　3）来院患者数の減少 ……………………………………………………………… 396
　　　4）時系列分析からわかること（問題の把握）……………………………… 397
　　　5）経営改善策を見出すまでの手順 ……………………………………………… 399
　9．ソフトランディングと事業承継 …………………………………………………… 405
　　　─知識が有るか無いかで天国と地獄ほど違う─
　　　1）引退を取り巻く環境 …………………………………………………………… 405
　　　2）歯科診療所の承継の分類と特徴 ……………………………………………… 410
　　　3）院長交代に関する税法上の扱い ……………………………………………… 419
　10．歯科診療所経営に関する将来展望 ………………………………………………… 421
　　　─これから歯科はどうなるんだろう─
　　　1）歯科診療所の倒産 ……………………………………………………………… 421
　　　2）歯科医師の仕事に対する将来展望 …………………………………………… 422
　　　3）超高齢社会と歯科医療 ………………………………………………………… 425
　　　4）噛む習慣が認知症予防に効果、誤嚥性肺炎の予防に口腔ケア ………… 426
　　　5）これからの医療保険の方向性 ………………………………………………… 427
　　　6）残存歯が少ないほど「医療費」は高くなる ……………………………… 429
　　　7）歯科も禁煙支援に積極的な参加をする ……………………………………… 429
　　　8）口腔の健康が人生を豊かにする ……………………………………………… 430
　　　9）歯科医療の将来展望 …………………………………………………………… 431

謝辞・あとがき ……………………………………………………………………………… 439
索引 …………………………………………………………………………………………… 442

表の目次

第Ⅰ部

1-1	一施設当たり医療費の伸び率の推移（対前年度比率）	5
1-2	歯科疾患の推移	12
1-3	広告可能な資格名別歯科医師数	16
1-4	歯科診療報酬改定率の経年的推移	20
1-5	冗長性分析	60
1-6	ミンツバーグの管理者の役割	78
1-7	管理者のパターン	83
1-8	5つの管理者に対する将来展望	84
1-9	病院と歯科診療所の比較（ミンツバーグの組織論）	114

第Ⅱ部

2-1	クラスター分析の結果	151
2-2	チームプレイ型の経営的階級	153
2-3	経営状態に関するアンケート結果	165
2-4	従業員管理の次元と定義	166
2-5	組織構造の次元と定義	166
2-6	戦略的運営の次元と定義	167
2-7	重回帰分析結果（1）組織特性、戦略的運営と従業員管理の関係	171
2-8	重回帰分析結果（2）戦略的運営と組織特性との関係	174
2-9	重回帰分析結果（3）医業収益と規模との関係	179
2-10	「得意治療」	181
2-11	「診療設備」	182
2-12	＜期待値の表＞	182
2-13	重回帰分析	184
2-14	3年間の利益に関係する組織構成上の要因	186
2-15	利益の高いグループと低いグループの変数比較	187
2-16	収益構造要因（1）	188
2-17	3年間の利益からの各変数比較	189
2-18	収益構造要因（2）	189
2-19	収益構造要因（3）	193
2-20	戦略と管理者パターン（1）	195
2-21	管理者パターンが示す（採用する）戦略	197
2-22	管理者パターンと各次元の平均値と標準偏差	197
2-23	各管理者パターンと各項目による順位	198
2-24	各管理者の基本統計（平均値）	198
2-25	管理者パターンと組織有効性（1）	200
2-26	管理者パターンと組織有効性（2）	200
2-27	チームプレイ型系と個人プレイ型系の高い組織有効性を示す要因	204
2-28	上位2位と10位のパターンの組織構成要素の比較	205
2-29	病院管理の満足度の質問項目	209
2-30	外来患者満足度調査の各評価対象への質問項目	210
2-31	重回帰分析結果	217
2-32	重回帰分析結果のまとめ（重要度を示す順位）	217

第Ⅲ部

3-1	市場調査の方法	250
3-2	ユニット台数と医業収益の関係	264
3-3	ユニット台数別の売上合計とユニット売上	265
3-4	ユニット台数と医業収益及び収支差額	266
3-5	必要投資の試算例	267
3-6	124の歯科診療所の損益計算書（PL）	268
3-7	事業収支予測例	269
3-8	SWOT分析用語解説	316
3-9	事例1 研究	320
3-10	事例1 SWOT分析	321
3-11	SWOT分析から事例1の改善点を導き出す	322
3-12	事例2 研究	324
3-13	事例2 SWOT分析	325
3-14	事例2 SWOT分析よりまとめると以下のようなことがわかる	325
3-15	事例3 研究	327
3-16	事例3 SWOT分析	327
3-17	事例3の改善点	328
3-18	BSCによる戦略具体化のプロセス	335
3-19	等級表	363
3-20	評価法	363
3-21	ボーナス支給方式の一例	364
3-22	評価表	365
3-23	基本給×支給月数×査定係数×出勤率	365
3-24	年間の人件費から年間必要な売上高を出す	367
3-25	領収証と印紙税	370
3-26	各種帳簿類の保存期間	371
3-27	可処分所得の理解	379
3-28	医業収益と規模との関係	384
3-29	個人資産貸借対照表	390
3-30	平成18年分収支計算書（損益計算書）	391
3-31	他診療所との競合・競争	396
3-32	個人診療所（自然人）と医療法人の違い	411
3-33	①承継される人の事務手続き（廃業届）	415
3-34	②承継する人の事務手続き（開業）	416
3-35	倒産医療機関の負債額	421
3-36	将来展望（期待できる根拠）	434

図の目次

第Ⅰ部

- 1–1 人口1万人当たり歯科医師数 ……………… 9
- 1–2 都道府県（従業地）別にみた医療施設に従事する人口10万対歯科医師数 ……… 10
- 1–3 3歳児、12歳児の一人平均むし歯数の年次推移 ……………………………………… 13
- 1–4 歯科診療所延べ患者数の推移と見通し … 14
- 1–5 疾患別将来歯科医療費 ……………………… 15
- 1–6 歯科診療所数・歯科医師数の推移 ……… 16
- 1–7 診療行為別にみた1日当たり点数の構成割合 ……………………………………………… 18
- 1–8 歯科診療所の需要の将来予想（イメージ） 19
- 1–9 25年度概算医療費 …………………………… 20
- 1–10 診療報酬改定の基本ロジック（1）……… 21
- 1–11 診療報酬改定の基本ロジック（2）……… 21
- 1–12 歯科診療所の消費税の計算（益税、損税） 25
- 1–13 概算医療費の伸び率 ………………………… 27
- 1–14 将来的人口動向:「3つの減少段階」…… 31
- 1–15 歯科医療管理学と社会歯科学の視点 …… 43
- 1–16 診療所の社会科学的研究の流れ（イメージ） ……………………………………………… 47
- 1–17 良い実証研究の要件 ………………………… 47
- 1–18 研究のサイクル ……………………………… 48
- 1–19 経験的調査サイクル ………………………… 49
- 1–20 研究のフローチャートと分析例 ………… 52
- 1–21 ビジネスモデルからの歯科診療所研究の視点 ……………………………………………… 56
- 1–22 管理者と戦略及び組織構成との関係 …… 57
- 1–23 Leavittと加藤の組織構成要素 …………… 57
- 1–24 組織均衡論 …………………………………… 58
- 1–25 歯科診療所研究モデル ……………………… 59
- 1–26 ビジネスモデル例 …………………………… 63
- 1–27 動機づけ要因と衛生要因 …………………… 65
- 1–28 EBMgtの側面と機能 ………………………… 66
- 1–29 歯科診療所のマネジメント ………………… 70
- 1–30 リカートのシステムⅣの歯科診療所への応用 ……………………………………………… 88
- 1–31 マクレガーのX・Y理論 …………………… 89
- 1–32 マネジリアル・グリッド …………………… 91
- 1–33 リーダーシップのPM理論 ………………… 93
- 1–34 歯科診療所に必要なリーダーシップとヘッドシップ …………………………………… 97
- 1–35 人的資源管理の背景 ………………………… 102
- 1–36 効率的変換 …………………………………… 104
- 1–37 公式組織の存続の条件 ……………………… 106
- 1–38 歯科診療所の健全経営に必要な組織（歯科診療所）と人間関係 ……………………… 107
- 1–39 歯牙欠損症に対するインプラント医療のバリュー・チェーン ………………………… 108
- 1–40 5つの構成部分を一般的な図案にしたもの ……………………………………………… 113
- 1–41 ルース・カップリング理論 ………………… 117
- 1–42 歯科診療所に応用できる"差別化" …… 124

第Ⅱ部

- 2–1 稲盛和夫:京セラフィロソフィ、盛和塾事務局、2009 ………………………………… 142
- 2–2 顧客のニーズと経営者の意識の乖離 …… 143
- 2–3 繁栄と衰退 …………………………………… 145
- 2–4 一番売れている本が時代の世相を反映している ……………………………………………… 147
- 2–5 経営に関するイメージと用語の意味を理解する ………………………………………… 148
- 2–6 管理者パターンとその特徴 ………………… 149
- 2–7 管理者行動の研究方法 ……………………… 150
- 2–8 開業歯科診療所院長の管理者行動分析の結果（1）………………………………………… 154
- 2–9 開業歯科診療所院長の管理者行動分析の結果（2）………………………………………… 155
- 2–10 管理者行動分析ツール（1）……………… 156
- 2–11 管理者行動分析ツール（2）……………… 157
- 2–12 管理者行動分析ツール（3）……………… 158
- 2–13 管理者行動次元の優先順位 ………………… 159
- 2–14 利益と存続 …………………………………… 161
- 2–15 利益と存続の意味 …………………………… 162
- 2–16 池上が示すパフォーマンスの影響図 …… 162
- 2–17 パフォーマンス次元の階層 ………………… 163
- 2–18 歯科診療所経営の分析フレーム ………… 165
- 2–19 歯科診療所の経営に関する組織構成要素 166
- 2–20 専門職業的組織の外部との繋がり ……… 170
- 2–21 総合的コンティンジェンシー・モデル … 177
- 2–22 自費治療の充実 ……………………………… 188
- 2–23 歯科医師のライフサイクルと収益の関係 191
- 2–24 歯科診療所のケア・サイクル …………… 193
- 2–25 組織有効性を高めるPotential force（永山） ……………………………………………… 208
- 2–26 サービス・プロフィット・チェーン …… 212
- 2–27 医療経営のサービス・プロフィット・チェーン ……………………………………………… 213
- 2–28 患者満足度調査票（1）…………………… 215
- 2–29 患者満足度調査票（2）…………………… 216
- 2–30 患者満足度イメージ ………………………… 221
- 2–31 成功する条件分析結果（1）……………… 230
- 2–32 分析結果（2）……………………………… 231
- 2–33 分析結果（3）……………………………… 232

第Ⅲ部

- 3–1 開業場所（平成13年）……………………… 250
- 3–2 開業場所（平成15年）……………………… 250
- 3–3 開業場所（平成22年）……………………… 250
- 3–4 診療圏 ………………………………………… 251
- 3–5 必要スペースの目安 ………………………… 258
- 3–6 動線分離と動線共有のユニット配置の種類 260

3－7	マーケティングの必要性	270
3－8	来院患者と潜在患者	273
3－9	ニーズとウォンツ	274
3－10	良い商品は必ず売れるか？	276
3－11	サービス業の理解	277
3－12	医療の質を評価する3つのポイント	277
3－13	歯科医療もサービス業であることを理解する	278
3－14	サービス業の本質を知る	278
3－15	歯科医療もサービス業	279
3－16	患者さんの満足・不満足	280
3－17	N医院のCS運動"ファミリー・レポート"	282
3－18	患者さんに実施する無記名のアンケート調査	283
3－19	患者さんの満足度を知ることができる"CSサーベイ"	284
3－20	最近のCS（患者満足）は"100対0"になることもある	285
3－21	患者さんの"満足サイクル"と"不満足サイクル"	287
3－22	歯科診療所で応用できる"差別化"	291
3－23	歯科診療所"差別化"のためのさまざまな戦術	294
3－24	マーケティング・ミックスと"4つのP"	296
3－25	AIDMA理論と媒体による影響力	299
3－26	AIDMAからAMTULへ	300
3－27	患者さんへの説明用ツール「定期検診の効果」	303
3－28	患者さんへの説明用ツール「歯は一生の財産」	304
3－29	患者のニーズから得られた増患対策	306
3－30	一般企業の増収（活性化）対策と歯科の取るべき道	307
3－31	経営学が必要な理由	310
3－32	5つの競争要因（Five Force）	311
3－33	PPMの基本的フォーム	314
3－34	プロダクト・ポートフォリオ・マネジメント（PPM）	315
3－35	PPMの歯科診療所での応用例	315
3－36	SWOT分析で戦略を考える	317
3－37	SWOT分析記入例	318
3－38	クロス分析	319
3－39	事例1の分析結果（経営に関するアンケート調査）	321
3－40	事例3の分析結果	328
3－41	自費をすすめるツールを作る	339
3－42	システムとブラックボックス	341
3－43	組織構造	345
3－44	歯科診療所の組織構造（暗黙的管理が重要）	345
3－45	ケア・サイクルに影響を与える組織構造要素	346
3－46	山本五十六の教育姿勢	350
3－47	達成基準への連動化と支持関係の構築に影響を与えるファクター	351
3－48	人的資源管理の観点から人財を見る	353
3－49	収入と経費の関係	358
3－50	基本給の構造	358
3－51	年功型給与と職能型給与の構造	359
3－52	歯科診療所の給与体系	359
3－53	定年延長に伴う限界年齢以降の給与の変更例	360
3－54	ピッチの考え方	361
3－55	定期昇給、ベース・アップ	362
3－56	診療所収益と必要経費と院長所得	373
3－57	一生涯における医業収入と税との関係	375
3－58	利益の概念図	377
3－59	経営の安定化に何が必要か？	380
3－60	利益を上げる4つの方法	381
3－61	調査・分析の流れ	382
3－62	患者数の減少傾向は赤信号（収入の分析法）	383
3－63	収支差額を増やす方法	383
3－64	損益分岐点	385
3－65	損益分岐点（収入高）の求め方	385
3－66	損益分岐点の計算式と図表から得る方法	386
3－67	損益分岐点の応用	386
3－68	損益分岐点比較から推測できること	387
3－69	損益計算書の構造	387
3－70	貸借対照表と損益計算書	389
3－71	医療法人「出資額限度法人」	392
3－72	財務諸表の役割	392
3－73	財務諸表の構造	393
3－74	質改善の2つの考え方	395
3－75	患者減少	396
3－76	DOS→POS	397
3－77	経営改善法	398
3－78	いかに管理しても2割は離れる…対策が必要	398
3－79	レセプトデータから診療行為別割合が分かる	399
3－80	2025年「団塊の世代」が75歳以上となる	405
3－81	日本歯科医師会会員数・平均年齢の推移	407
3－82	定期借家権を理解するために	412
3－83	新しい賃貸契約	413
3－84	各年齢の収益とライフサイクルの特徴	421
3－85	競争の考え方	423
3－86	長期継続的な患者づくりを志向する患者維持型戦略	424
3－87	これから期待できる新しい歯科分野	424
3－88	認知症高齢者は10年後に700万人に増える	426
3－89	これからの医療の方向性	428
3－90	患者創造	430
3－91	キスする時、幻滅する相手のポイント	430
3－92	時代を読む	434
3－93	ライフサイクル計画表	435

第 I 部

歯科診療所のマネジメントに関する問題意識

　本書における「問題意識」は一般の論文で使用されている「問題提起」の意味合いの他に、管理者としてマネジメントをおこなうにあたり知っておかなければならない文献的整理並びに必要と思われる筆者のコメントも入れている。また、経営に影響すると思われる外部環境も示している。つまり、第Ⅰ部でみられている問題意識の理解が、第Ⅱ部、第Ⅲ部を活用する上で役に立つように工夫してある。

第Ⅰ部　歯科診療所のマネジメントに関する問題意識
第1章　歯科診療所経営に関する環境と問題点

1．病院・診療所の経営環境 …………………………………………………… 3
2．無床診療所としての歯科診療所 …………………………………………… 6
3．歯科医師過剰状態 …………………………………………………………… 9
4．疾病構造の変化 ……………………………………………………………… 12
5．患者の推移と診療内容 ……………………………………………………… 17
6．診療報酬改定のロジックの変遷 …………………………………………… 19
7．保険診療点数の不採算 ……………………………………………………… 22
8．消費税における損税に対する問題 ………………………………………… 23
9．TPPが歯科診療所経営に及ぼす影響 ……………………………………… 29
10．人口減少の影響 ……………………………………………………………… 31

第1章

歯科診療所経営に関する環境と問題点

1．病院・診療所の経営環境

　わが国は、戦後めまぐるしい高度成長を遂げ、世界有数の経済大国となった。しかし、昭和から平成に時代が移った頃からバブル崩壊という大きな谷底に落とされる結果となり、さらには、近年のアメリカ経済の落ち込み等の影響を受け日本経済は未曾有の危機に瀕しているといっても過言ではない状況を経験した。今や「アベノミクス」で多少景気が上向きになってきたといわれているが、予断を許さない状況である。そこで、これを乗り越えるために社会全体が旧態依然の手法や思考といったものから、新しいパラダイムへのシフトを余儀なくされている。

　医療界においても同様に社会的、経済的変化及び国の医療政策等の影響を受け、新しいパラダイムへのシフトが求められている。つまり、人口構造の変化、少子超高齢化、疾病構造の変化、さらには、医師の偏在による特定診療科の医師不足、歯科医師過剰による過当競争、患者の権利意識の高揚等を背景に病院、診療所（医院）の経営管理の見直しが必要な時代になってきたといえる[1,2,3,4]。

　また、社会保障費の財源不足から不合理（不採算になる）といわれている診療報酬の改定等の実施によって、病院、診療所（医院）は、極めて厳しい経営環境に立たされている[5,6]。

　今後も診療報酬に関わる十分な財源拠出が見込めないことから、たとえ診療報酬改定がなされたとしても医療機関への保護は期待できない[7,8]。そのため病院、診療所（医院）経営は間違いなく個々の機関の経営手法が強く問われる

ことになり、その力がない病院、診療所（医院）は自然淘汰という厳しい現実が待ち受けているといえる。そこで、従来のような国の保護を期待する経営ではなく、医療経営といえども一般企業などが採用している市場原理を意識した経営の原理・原則を応用する必要性が出てきている。

このような状況を踏まえ、厚生労働省は大臣の諮問機関である「医業経営の近代化、安定化に関する懇談会」（1995年）の結論として、「医業の経営者は経営に十分な配慮を行い優れた経営センスを発揮することが必要である」と医療関係者に警鐘を鳴らしている[9]。また、国は医療費の多くを支払っている病院に対し、経済産業省と厚生労働省が病院経営の近代化を推進すべく「病院経営の近代化」の指針を作成した（2006年）。そこでは、医療団体や大学等と連携し、病院長、医療法人理事長のほか、金融機関の病院融資担当者等に対し、研修や教育に取り組むことの必要性を示している[10]。この背景には、次のような理由が挙げられる。

日本の病院は、国民皆保険が定着した1965年（昭和40年）頃から、受診患者が増加した。それは、国民皆保険の特徴であるフリーアクセス（誰もが自由にどの医療機関にもかかれる）と、国民の病院志向の高まりとが相俟ったことによる。その結果、受診患者が増加したことで病院の規模が大きくなった。さらには、高度な医療機器の導入等により一病院あたりの診療報酬の請求が増大の一途を辿っている。そこで、国が医療機関に支払うべき医療費の抑制政策の一環として、病院経営の健全化の推進が始まったと考えられる。したがって、病院はより経営に対する専門的な知識や技術が必要になってきた。

その結果、1965年頃から一部の病院において、将来の院長候補者（医師）は、米国の医療経営管理者の養成のための大学院（Health Care Administrotion）[11]に留学し、経営管理者としての専門的な教育を受けるようになった。したがって、古くから実績のあるアメリカにおける医療経営や組織経営、会計・財務はもとより、マーケティング等も日本の病院経営に利用されるようになってきている。つまり、前述の国の政策や経営環境からくる時代の要請により、病院経営に対する積極的な取り組みが見られるようになってきた。それに伴い、病院経営に対する改善策が施され、医療経営学の分野では、病院経営、病院管理等に関わる研究が少しずつなされるようになってきた[12)-19)]。

したがって、病院経営に関しては厳しい経営環境に適応できる能力を身につ

表1-1　一施設あたり医療費の伸び率の推移（対前年度比）

単位（％）

	歯科診療所	医科診療所	病院
2004年（平成16年）	－0.7	1.5	1.4
2005年（平成17年）	0.3	1.6	2.7
2006年（平成18年）	－0.2	－0.5	0.1
2007年（平成19年）	－0.7	1.4	3.7
2008年（平成20年）	2.3	0.2	2.3
2009年（平成21年）	－1.1	1.7	4.2
2010年（平成22年）	1.3	1.2	6.6
2011年（平成23年）	2.4	1.7	3.4
2012年（平成24年）	0.9	0.2	2.9
2013年（平成25年）	0.5	0.5	2.0

注）医療費（国民医療費）は各年度内に医療機関における傷病の治療に対して国が支払うべき費用を中心に推計したものである。
したがって医療機関側から見れば医業収益に相当する
注）歯科診療所は、2004年から2013年までの10年間の伸び率の平均は、歯科診療所0.5％、医科診療所0.95％、病院2.93％となっている。歯科診療所は医科診療所の約半分の伸び率となっている。

出所：厚生労働省「一施設当り医療費の伸び率の推移」HPより筆者作成

けているといえる。

しかし、地域住民が「かかりつけ医」としている一次医療[20]を担う無床診療所、つまり小規模診療所（医院）[21][22]は、病院（医科）以上に厳しい経営環境であるにもかかわらず、経営に関する研究の蓄積がほとんど見られていない。

そこで、平成16年から平成25年までの10年間の医療費の伸び率の推移をみていこう。表1－1は、一施設あたりの伸び率を示したものである。

厚生労働省の一施設あたりの医療費（医業収益）の推移（対前年度比）から無床診療所の現状を病院と比較すると、まず医科診療所では伸び率にマイナスの年があり、プラスであっても1％から2％の間の非常に小さな伸び率を示している。さらに、表1－1には示されていないが、物価、人件費等の経費は、経年的に増加傾向にある。この場合、医療費の対前年度比が、物価、人件費等の経費の伸び率以上でなければ赤字経営となり、病院・診療所の存続、発展に影響を与えることになる。次に、歯科診療所[注1]を見ると、ほとんどの年で対前年度比マイナスとなっており、医療法における医療施設の3類型の中で最も厳しい経営環境が続いていると推測される。

医療費の伸び率が低くなった主な原因は次のような理由によるものと考えられる。1981年までは、診療報酬改定の基本ロジックとして、物価・賃金スライド式がとられ、改定する毎に改定による収入増が見込まれていた。

しかし、1981年改定以降は、自然増差引方式を採用し、費用の伸び率を補填する率を少なくする算定方式が導入された。さらに、薬価差益を診療報酬に振り分ける医療政策も取られ、医療費の伸び率が極力押さえられた結果、病院、診療所（医院）の医療費の伸び率が極端に低い状態に陥った。その他、税法上の問題、保険医の指導・監査の強化等、原因の多くは医療費抑制政策から生じたものである。このような経営環境下においては、体力の弱い無床診療所がその影響を直に受けることになった。その結果が、表1-1の医療費の伸び率に表われている。そこで、このような厳しい経営環境になっても経営の改善や合理的な経営等によって、優れた無床診療所経営ができるようなマネジメント論の存在が切望されるところである。

しかし、現在のところ、エビデンスのある無償診療所に特化した有益なマネジメント論は皆無といっても過言ではない状態にある。

2．無床診療所としての歯科診療所

現在、無床診療所に関するマネジメント論の構築がほとんど見られていないのは、このフィールドの研究者が少なかったという理由の他、無床診療所に関係する方々がマネジメント論によって無床診療所の経営を改善できるとは思っていなかったからではないかと推測する。したがって、無床診療所に関する断片的な研究は見られているが、病院経営のような体系的な研究の蓄積は非常に少なく、医業経営学上、問題の分野となっている。田尾（1997）[23]は、無床診療所を含めたヒューマン・サービス組織に関するマネジメント論に関しては、「なお未開の荒野というべきである」とその不足している実態を述べている。

特に、無床診療所の中で、歯科診療所は一施設当りの患者数の減少や、保険

注1）歯科診療所：歯科医業が行われる診療所。歯科医業とは歯科医療を「業」として行うことである。「業」とは歯科医療を繰り返し行うことで、収入の有無とは関係がない。
　「診療所」は、医療法の中で医療を提供する施設として使用されている名称で法律上の定義がある。「医院」と「クリニック」は「診療所」の別名であるが、医療法上の定義はない。つまり、法律によって規制されていない名称であるため自由に病院でも診療所の名称を使用することができる。例えば「順天堂医院」は、医療法上は病院であるが「医院」を使用している。また、札幌にある小笠原クリニック病院もこの例である。

診療による不採算部分の顕在化によって厳しい経営環境に置かれている。こうした環境の下で合理的な経営をするためには、無床診療所の全科の中で一番多い小規模診療所である歯科診療所（平成26年3月厚生労働省医療施設動態調査で68,731件）の経営分析並びに研究対象とすることにより、無床診療所経営に対する有益な結果が期待できる。

　以上、これまで述べたことを踏まえて、歯科診療所は、無床診療所の1科ではあるが、他科の無床診療所との共通する機能、特徴を以下のように有している。

　小規模診療所は、地域の医療機能として、一次医療から三次医療レベルまでの医療システムが決められているが、医科、歯科の無床診療所は、一次医療を担う機能（訪問診療含）が要請されている。つまり、病院は質の高い入院医療を、原則として24時間提供できるような入院治療と専門的な外来を基本サービスとしているのに対し、無床診療所は、一次的な地域医療の窓口（プライマリ・ケア）として患者の生活管理を含めた日常の生活機能の向上を図りつつ、必要に応じ往診を行うことによって、急な発症等への対応をしている。つまり、外来完結型の医療サービスの提供をしているのが特徴といえよう。

　しかし、一方では必要に応じて診療所相互間の連携（診診連携）、あるいは病院との連携（病診連携）によってより高度な医療の提供が実現できるようにしている。例えば、老人福祉体制に協力するような連携も行っている。さらに、重要なのは、無床診療所の多くは、健康について気軽に相談できる専門家としての「かかりつけ医（歯科医）」[注2]の役割を担っている。それによって、地域に密着した健康管理パートナーとしての役割も大きい（「かかりつけ医」は、今後の医療改革、地域包括ケアにおいて、重要な役割を果たすようになる）。

　さらに、具体的な医療提供においては、歯科（入れ歯）、整形外科（人工関節）、耳鼻咽喉科（補聴器）、眼科等（コンタクトレンズ・メガネ）の臓器別診療科（外科系診療科）の（　）内に見られるように、取り扱いの割合の大小はあるにしても、いわゆる人工臓器を提供するという特徴を有している。特に歯科は、人工臓器である入れ歯やブリッジ等の補綴診療[24]が多いという特徴がある。

　一方、各診療科を従業員規模で見ると、歯科の多くは医科の平均（7人前後）よりも少なく約5人前後の規模であるところから、小規模組織ということができ、家族の労働力をあてにする経営実態から、零細自営業（個人の場合）[25]に

分類できる。

　零細組織ということは、次のような特徴がみられる。①良い人材が集まらない、②人的効率が悪い、③非効率的な部分が多い、④患者との人間関係の構築が経営上大きく影響する、⑤経営者（院長）の経営手腕が経営に大きく影響する等という特徴を有している。さらに、経営において重要な要因である需要と供給という側面から歯科をみると、歯科医師の過剰状態が顕著である（詳しくは３．歯科医師過剰状態を参照）。

　そのことによって、一診療所あたりの来院患者数が経年的に減少傾向を示し、経営を圧迫している現象が見られている[26)27)]。

　したがって、歯科診療所は無床診療所の内で最も医業収益が少なく、「年間収支差額が300万円以下」という2005年6月の医療経済実態調査（厚生労働省）の報告が雑誌の記事[28)]になったほどである。

　以上を要約すると、歯科診療所には次の４つの特徴がある。①一次医療を担う機能（訪問診療含）を有すること、②病診、診診連繋機能を有すること、③外来完結型の医療サービスを提供していること、④無床診療所の中で最も厳しい経営環境の下で経営を行っている。

　こうした実態を踏まえて、**本書では歯科診療所の健全な経営をサポートするための知識と技術を提供する事を目的としているが**、同時に同じ規模の医科の

注2）「かかりつけ医」とは（定義）
　　なんでも相談できる上、最新の医療情報を熟知して、必要な時には専門医、専門医療機関を紹介でき、身近で頼りになる地域医療、保健、福祉を担う総合的な能力を有する医師。

　　「かかりつけ医機能」
　　かかりつけ医は、日常行う診療においては、患者の生活背景を把握し、適切な診療及び保健指導を行い、自己の専門性を超えて診療や指導を行えない場合には、地域の医師、医療機関等と協力して解決策を提供する。
　　かかりつけ医は、日常行う診療のほかに、地域住民との信頼関係を構築し、健康、相談、健診・がん検診、母子保健、学校保健、産業保健、地域保健等の地域における医療を取り巻く社会的活動、行政活動に積極的に参加するとともに保健・介護・福祉関係者との連携を行う。また、地域の高齢者が少しでも長く地域で生活できるよう在宅医療を推進する。
　　患者や家族に対して、医療に関する適切かつわかりやすい情報の提供を行う。
　　　出所）武田俊彦：医療介護総合確保推進法成立後の医療提供体制とは、ＮＰＯ法人北海道病院会医療経営講演会資料集、2014,8,23,p.10：厚労省大臣官房審議官（医療保険担当）、当時（「社会保障改革国民会議の報告書＋日医・四病協提言」の「かかりつけ医」の定義、機能を示している）

「かかりつけ歯科医」とは、地域において患者の病状、健康状態を把握し、治療のみならず健康管理上のアドバイスを行う歯科医師で、「生活を支える歯科医療」機能を有する。歯科診療報酬においては施設基準。
　　出所）日本歯科医療管理学会：歯科医療管理―かかりつけ歯科医機能，医歯薬出版，p.213-219，2012

診療所にも共通する内容を提供しようと試みる。つまり、本書は歯科診療所の研究を基礎としてマネジメント論を展開しているが医療消費者である患者を相手にしている仕事である事を考えると、医科・歯科診療所は共通する内容が多いはずである。

3．歯科医師過剰状態

　1961年（昭和36年）の国民皆保険の実施によって、歯科需要は大幅に増大し、1965年（昭和40年から昭和60年）頃、「3時間待ちの3分治療」、「予約制を楯に診療拒否」等という見出しで悪評がマスコミを賑わすほどであった。

　これらの事から、歯科医師不足が国民等から指摘されるようになり、昭和60年までに最小限人口10万人対歯科医師50人（昭和30年は人口10万人対歯科医師数35人だった）の歯科医師の確保が必要と国は歯科医師の養成を奨めた。その結果、1981年（昭和50年）には、大学歯学部、歯科大学が29校になり、現在では毎年2,300名前後の歯科医師が誕生している（2015年は2,003名）。2012年（平成24年）12月31日現在で人口10万人対歯科医師数は78.2人となり、経年的に増加傾向を示している。ちなみに、都道府県別にみると、東京都が117.8人と最も多く、次いで福岡県101.7人、徳島県99.6人となっており、福井県が53.1人と最も少なく、次いで、滋賀県55.3人、石川県55.5人となっている。概して、歯科大学や大学歯学部の所在地は、歯科医師数が多くなっている。これらの状況から、厚生労働省も、「歯科医師過剰」という認識を持つようになり、国家試験等において、歯科医師数の人数調整を試みている。

　2012年（平成24年）の資料で、歯科医師総数102,551人（内、男80,256人、女22,295人）で、医療施設の従事者は、99,659人となっている。その内、診療所の従事者は、87,112人、開設者は、59,740人、勤務者は、

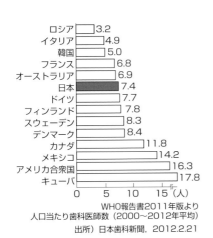

図1-1　人口1万人当たり歯科医師数

（参）宮武ら：新たな歯科医療需要等の予測に関する統合的研究（諸外国の歯科医療需要に関する調査）、口腔保健協会，p.22-27，2006

27,372人となっている。

　日本歯科医師会は、平成26年（2014年）10月15日（水）歯科医師需給問題に関して現段階で考えられる適正歯科医師数は82,000名が上限などとする見解を下村博文文部科学大臣に提出した[29]。また、今後の新規参入歯科医師数は1,500名程度が上限等の考えも示している。これが実現すると、20年後には人口10万対歯科医師数は71名になるとしている。このようになるか否かは、不透明な部分もあるが、国家試験による歯科医師参入の調整は歯科大学を卒業して国家試験に合格しない国家試験浪人を多く作ることになり、新たな社会問題化することが懸念される。今後は、歯学部の中に国家試験を必要としない「健康医学士」、「健康学士」、「健康予防士」等を取得するための新たなコース（課程）設立の検討も必要なのではないだろうか。これらは、サプリメント外来や予防のためのコーディネーター、各学校（小・中・高・大）の健康医学や常勤の学校歯科医（学士）として口腔の健康や検診ができる教員になれるような新たな道を与えることを想定した資格である。

　一方、WHO（世界保健機関）が2011年に発表した報告書によると、日本は、人口1万人あたりの歯科医師数が7.4人とアメリカの16.3人、スウェーデンの8.3人よりも少なくなっており、上から9番目となっている。この数値からだけでは、日本が過剰とは思えないが、診療実態の中で、日本が1日当りの患者数が他の先進国の平均の2倍以上の16人から17人を診ている事になり、1人の患者

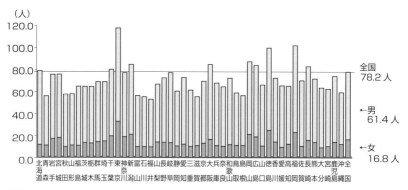

図1-2　都道府県（従業地）別にみた医療施設に従事する人口10万対歯科医師数

平成24（2012）年12月31日現在
出所）厚生労働省HPより筆者作成、2014.5.8 Accessed

に対する診療時間も短い事が報告されている[30) 31)]。

　この背景には低い単価で診療が行われている結果と指摘している研究者も少なくない[32)]。したがって、WHOの報告書には、人口1万人あたりの歯科医師数が7.4人となっているが、実際には、その倍の歯科医師数が15人程度の患者を診ていることがわかる。歯科医師過剰状態を解決する為には、先進国と同じように1人の患者に十分時間をかけ、質の高い歯科医療が提供できるような診療環境を国の政策として整えていただく事が必要である。その事が結果として、医療費削減になる事を健康長寿国等の研究を参考に考えていただきたいものである。

　つまり、日本においては、前掲の資料等から歯科診療所の経営環境（いわゆる統制経済といわれている皆保険制度による歯科医療提供）により歯科医師過剰状態が発現していると考えられる。したがって、**この現象の改善には、歯科医師の人数の削減だけでなく、歯科固有の技術料評価の見直し**（診療する患者数を少なくして、患者ニーズの多様化、高度化に対応する）や混合診療の導入等、多方面（税法上の対応含）からの**経営環境改善により、歯科医師過剰状態を解消し、良質の歯科医療が国民に行きわたるようにすべきである。**

　この「**歯科医師過剰**」に関する**研究**としては、次のようなものがある。

　つまり、須賀（2013）ら[33)]は、歯科医師200人、患者100人に対し、「歯科医師過剰問題」についてのアンケートを行った結果、歯科医師において91％が「多すぎる」「やや多い」と回答し、患者においては82％が「多いと思う」と回答していると報告している。

　報告の結果として、歯科医師過剰は、レベルの低い歯科医師の増加につながると警鐘を鳴らしている。また、一般国民から見た「歯科医師・医師の過不足感」について、関（2012）[34)]は、全国の1,200人を対象とした調査・分析を行い、歯科医師は「多いと思う」（41.9％）、「どちらともいえない」（36.1％）、に対し、医師は「どちらともいえない」（42.6％）、「少ないと思う」（34.9％）という結果を報告している。この結果を見る限り、国民からは、歯科医師が「多い」とはあまり認識されていないようである。しかし、考察の中で、歯科医師過剰の影響は歯科医療の質の低下を招く懸念がある、と問題提起している。

4．疾病構造の変化　表1-2

　少子超高齢化並びに予防等の口腔衛生思想の普及により、歯科に関する疾病構造が変化してきている。つまり、歯科の3大疾患の内、むし歯が経年的に減少傾向を示し、それに随伴して起こる歯髄炎、歯根膜炎も減少する。

　一方、歯周炎は45歳から69歳において、経年的に増加傾向が示されている。特に70歳以上における歯周炎の増加は、今後の治療を考える上で重要な課題である。したがって、対策としては、20歳ぐらいから歯周病予防に力を入れ、高齢者に関しては、適正な処置をする事が求められるようになる。

　「**歯科医業経営の将来予測**」の文献を見ると、2020年頃より患者数が減少する。これは、むし歯の減少と人口減少が大きな原因と思われるが、予防に対する国民意識が高まってくる成果とも考えられる。しかし、「歯科医療費」の将来予測を見ると、むし歯、歯根膜炎、歯髄炎は減少するが、歯周炎と補綴において増加傾向を示している。したがって、経営的観点から、歯周炎、補綴（インプ

表1-2　**歯科疾患の推移**

経年変化が見られる疾病の受療率の変化

		2005	2010	2015	2020	2025	2030	2035
0〜14歳	歯髄炎	0.826	0.658	0.525	0.415	0.321	0.238	0.165
	歯根膜炎	0.916	0.835	0.771	0.718	0.672	0.633	0.597
	歯周炎	—	—	—	—	—	—	—
	歯の補綴	—	—	—	—	—	—	—
15〜44歳	歯髄炎	0.887	0.779	0.693	0.621	0.560	0.507	0.459
	歯根膜炎	0.948	0.898	0.859	0.826	0.798	0.774	0.752
	歯周炎	1.041	1.080	1.110	1.136	1.158	1.177	1.194
	歯の補綴	0.898	0.800	0.722	0.657	0.602	0.554	0.511
45〜69歳	歯髄炎	0.930	0.862	0.808	0.764	0.725	0.692	0.663
	歯根膜炎	0.950	0.902	0.863	0.832	0.804	0.781	0.760
	歯周炎	1.048	1.094	1.131	1.161	1.187	1.209	1.230
	歯の補綴	0.962	0.925	0.895	0.871	0.850	0.832	0.816
70歳以上	歯髄炎	—	—	—	—	—	—	—
	歯根膜炎	—	—	—	—	—	—	—
	歯周炎	1.067	1.131	1.182	1.224	1.260	1.292	1.320
	歯の補綴	—	—	—	—	—	—	—

※2001年＝1.0とした伸び率。1を超えていれば2001年よりも受療率が上昇していることを示す。

出所）日本歯科医師会

ラント治療含む）治療にウェイトをおく事が、歯科診療所の存続、発展を考えた時に、重要な課題として捉える事ができる。

一方、以上の資料を患者側の心理から考えた場合、歯周病治療の専門医、並びにインプラント専門医の需要が高まるものと思われる。

つまり、小児は小児歯科専門医、歯周病治療は、歯周病専門医、智歯等の抜歯や口腔軟組織疾患、顎関節症及び無呼吸症候群等は口腔外科専門医に診てほしいという患者心理が働くようになる可能性がある。

したがって、これからの歯科診療所の経営者は、自分の得意分野の認定医や専門医（p.16参照）を取得する必要性が出てくる。疾病構造（歯科疾患）に関する変化は今までにない環境変化として捉える必要がある。

① 「3歳児、12歳児の1人平均むし歯数の年次推移」 図1-3

表1-2、図1-3から、むし歯の減少傾向は、一目瞭然である。本資料には平成23年までしか報告されていないが、平成25年度の12歳児永久歯のむし歯等数は1人あたり平均1.05本と平成23年度の1.20本よりさらに減少している。

以上のことから、従来のような「むし歯の治療」をメインにしていたビジネスモデルは崩壊し、新たなビジネスモデルにシフトする事の必要性を示唆している。

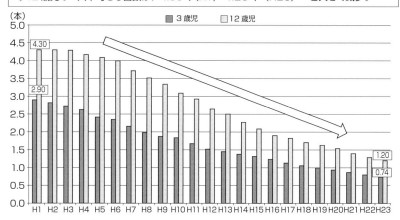

図1-3　3歳児、12歳児の一人平均むし歯数の年次推移

出所）3歳児：母子保健課・歯科保健課調べ、12歳児：学校保険統計調査（文部科学省）

② 「歯科疾患の推移」 表1-2

表1-2から、2035年に向けて15歳から44歳までの歯周炎1.194、45歳から69歳までの歯周炎1.230、70歳以上の歯周炎1.320から歯周炎の疾患は、年齢とともに、また経年的に増加する事が分かる。これからの歯科診療所経営においては、この傾向を捉えたビジネスモデルが必要になるものと思われる。

③疾病構造の変化が歯科医業経営に及ぼす将来予測 —（1）

図1-4は、2020年頃より患者数が減少することが示されている。この原因は、**むし歯とそれに付随する歯髄炎、歯根膜炎等が減少するからである。**

一方では、**歯周炎等と補綴の増加**する事が読みとれる。**この補綴の需要はインプラント臨床の需要増加も示唆している。**

しかし、2025年には、団塊の世代の歯科医師が75歳以上になり、ほとんどがリタイヤするものと思われる。そのような状況になった時、ここに示す将来予測も多少変化するのではないかと推測される。因みに、国立保健医療科学院の安藤氏は平成27年11月28日の厚労省の会議において、**2014年には5,500人の歯科医師が不足すると報告している。**

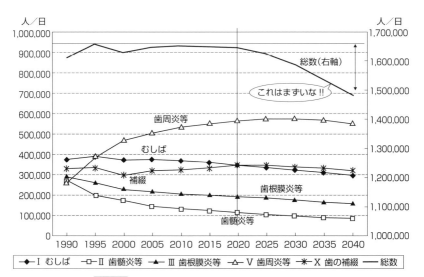

図1-4　歯科診療所延べ患者数の推移と見通し

出所）日本歯科医師会調査室調査第一部会（日本総合研究所）　歯科医業経営の将来予測　平成18年1月

> 今までのデータから今後の戦略を考える・・・・重症化予防の概念の構築
>
> 3歳児、12歳児の1人平均むし歯数の年次推移で分かるようにむし歯は減少してきているが、健全歯率も下がってきている事に注目するべきである（昭和32年75.7％→平成23年54.17％）。したがって、重症化予防の概念を保険制度の中に入れる必要がある。つまり、むし歯、歯周疾患の重症予防にどう取り組むかが今後の歯科界の課題となる。この課題の解決策が今後の歯科界の活性化に繋がるはずである

④疾病構造の変化が歯科医業経営に及ぼす将来予測—（2）

図1-5は、歯科医療費が経年的に増加する歯科疾患と減少する歯科疾患が示されている。

つまり、図1-4においては、2020年頃より延べ患者数が減少する事が示されていたが、医療費ベースでみてみると、補綴と歯周炎等に係る医療費が増加する事が示されている。しかし、図1-5においてむし歯は軽度ではあるが減少傾向を示している。同時にむし歯の進行により起こる歯髄炎等や歯根膜炎等も減少することが示されている。これらの図は前述の歯科疾患の推移と同様の将来歯科疾患のシミュレーションが示している。

以上の事から、今後10年後、20年後の歯科医療提供には変化が訪れ、歯科の従来型のビジネスモデルでは対応出来なくなる事が推測される。したがって、

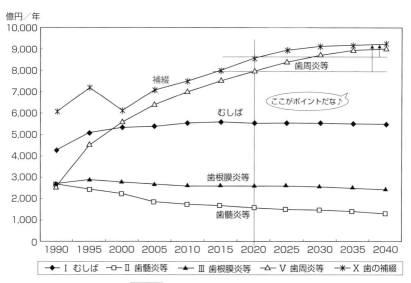

図1-5 疾患別将来歯科医療費

出所）日本歯科医師会 （1）に同じ

今から新しいビジネスモデルの構築に関する研究が必要である。

⑤取得している広告可能な歯科医師の専門性に関する資格名（複数回答）表1-3

〈施設の種別にみた医療施設に従事する歯科医師数〉

歯科における広告可能な専門医は、表1-3に示すように現在5つあり、図1

表1-3　広告可能な資格名別歯科医師数

平成24年（2012）年12月31日現在

	総数	男性	女性
総　数	99,659	78,267	21,392
口腔外科専門医	1,887	1,749	138
歯周病専門医	1,115	962	153
歯科麻酔専門医	323	260	63
小児歯科専門医	1,296	764	532
歯科放射線専門医	218	186	32
取得している資格なし	95,137	74,639	20,498

2つ以上の資格を取得している場合、各々の資格名に重複計上。

出所）厚労省HPより筆者作成

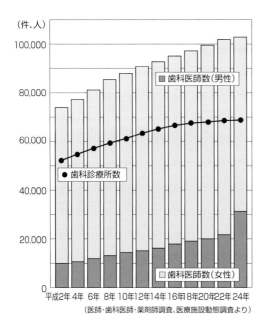

図1-6　歯科診療所数・歯科医師数の推移

出所）厚生労働省HPより、Accessed, 2014.5.8

＜新しい専門医制度＞
医科の方では2014年に専門医認定の第3者機関が設立され、2017年には専門医研修を開始し、2020年には専門医認定を開始するとしている。新たな専門医の基本分野は19種類である。
①総合内科 ②小児科 ③皮膚科 ④泌尿器科 ⑤精神科 ⑥外科 ⑦整形外科 ⑧脳神経外科 ⑨産婦人科 ⑩眼科 ⑪耳鼻咽喉科 ⑫放射線科 ⑬麻酔科 ⑭病理 ⑮臨床検査 ⑯救急科 ⑰形成外科 ⑱リハビリテーション ⑲総合診療科
専門医を認定する日本専門医機構は日本医師会のほか各学会の代表者で構成されている。

-6に示すように診療所の歯科医師数87,112に対し、専門資格を有している歯科医師は、3,081人と取得していない歯科医師84,330人と比べると約3.7%と遥かに少ない。医科の専門医の評価、認定等を行う第3者機関である日本専門医機構は平成26年5月7日発足し、平成29年より専門医等の認定が行われるようである。歯科も同様に将来は第3者機関で専門医の認定が行われるものと思われるが、今後どのような専門医が認定されるのかは未知数である。一方、現在の標榜科名である歯科、小児歯科、矯正歯科、歯科口腔外科は、保健所に届けるだけで、特に資格等の制約は受けていない。しかし、将来的な観点で考えると、今後は、標榜科名と専門医との関係が出てくる可能性は否めない。したがって、専門医資格は今後の歯科診療所経営に大きく影響を与える要因になるものと思われる。いずれにしても、将来を見据えて、専門医資格を取得する努力は必要ではないだろうか。

5．患者の推移と診療内容

　高齢化の進展に伴い、高齢者の歯科受診患者は増加しており、歯科診療所の受診患者の3人に1人以上が65歳以上である。高齢者になると、歯冠修復及び欠損補綴が多くなることが知られており、平成21年の高齢者医療費の構成割合の例で見ると、48.6%（一般42.1%）となっている。これは、有床義歯が24.4%（一般12.6%）と多くなっているこが原因している。また、処置においては、一般が17.1%であるに対し、10.1%と少なくなっている。これは、歯の本数が少ないことに起因している。この診療行為別にみた1日当りの点数の構成割合において平成14年6月に歯冠修復及び欠損補綴が48.2%、その内有床義歯が12.3%だったものが平成24年6月になると、歯冠修復及び欠損補綴は40.5%、その内有床義歯は9.0%に減少している（図1－7）。さらに、平成26年になると38.6%と減少し、その中の有床義歯は8.7%とさらに減少傾向を示している。これが今後の歯科医療需要のトレンド（trend）と考えるべきである。このように**64歳以下においては、有床義歯は減少傾向にあるが、高齢者には増加傾向を示している**のが特徴と思われる。今後の傾向は、歯科「疾患の推移」等の資料と勘案して考えてみると、将来に起こるであろう診療行為のトレンド（trend）が見えてくる。

　厚労省が発表している「年齢別の歯科診療所の患者数と割合」を見ると、75歳以上が2011年（平成23年）で15.4%、65歳以上74歳までが20.7%と増加傾向を

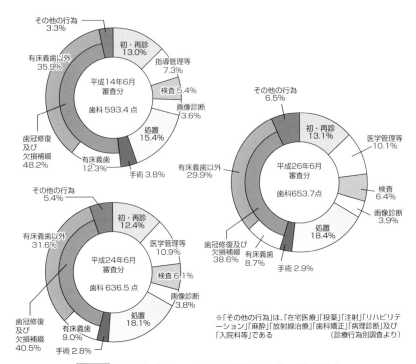

図1-7 診療行為別にみた1日当たり点数の構成割合

示している。このことは、「歯科治療における需要の将来予想(イメージ)(図1-8)」で示しているように、**むし歯は減少し、口腔機能の回復がメインになり、自立度の低下**(訪問診療が必要になる)、**全身的な疾患を有する高齢者特有の口腔内容を考えながら歯科医療を提供する必要性**がでてくる。このように患者数、受診患者の年齢層の変化等により、今後は、歯科医療提供内容や診療所経営に対しても一般企業等と同じようにパラダイムのシフトが求められるであろう。

一方、80歳で20本の歯を残すという8020運動は、2012年の統計で38.3%の達成率が示され、2005年の調査より14ポイント増加している。

この結果は、8020運動を推進している関係者も驚いているほどの好結果となっている。この結果より、10年後の調査では80歳で20本の歯を有している国民が50%という目標も現実味をおびてきた。このことからも、今後は、口腔機能の回復、歯周病治療及びメンテナンスが歯科医療提供のメインになることが

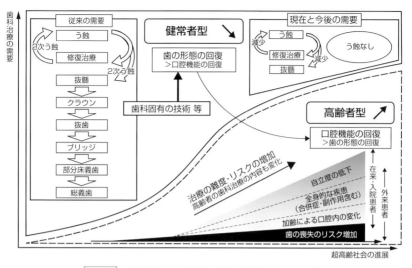

図1-8 歯科治療の需要の将来予想（イメージ）

出所）厚生労働省、超高齢社会の進展

推測される（図1-8）。つまり、疾病構造の変化にどう対応していくかが、今後の歯科診療所経営の大きな課題になる。

6．診療報酬改定のロジックの変遷

　近年の歯科診療所経営悪化は、次のような環境変化が主な要因と思われる。
　第1に「歯科診療報酬改定」において、**改定ロジックの変更**が有ったことである[35]。これは、物価・賃金スライド方式から自然増差引方式に変わり、診療報酬改定は、1〜2％、時にはマイナス改定になり、急激な歯科診療経営悪化を招く原因となった。歯科は、医科と違い経営改善や収入増加を診療報酬改定に依存してきた経緯がある（図1-13参照）。1974年（昭和49年）には、19.90％の改定率の時もあり、1980年頃までは常に10％前後の改定率であった（表1-4）。しかし、1981年（昭和56年）の5.90％を最後に、今日まで1〜2％前後の改定率となっている。2002年（平成14年）は−1.30％、2006年（平成18年）は−1.50％のマイナス改定となっている。この頃より、歯科診療所の経営は悪化の一途をたどっている[8) 26)]。
　第2の悪化の原因は、一部前述してあるが、**歯科医師の過剰状態**である。

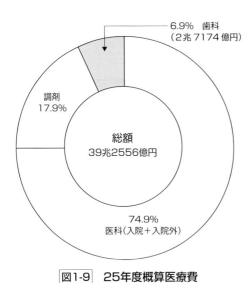

図1-9 25年度概算医療費

出所）厚生労働省, 保険局調査課, Press Release, (Accessed, 26, 8, 2014)

表1-4 歯科診療報酬改定率の経年的推移

	医科	歯科
昭和42年	7.68%	12.65%
45年	8.77%	9.73%
47年	13.70%	13.70%
49年2月	19.00%	19.90%
10月	16.00%	16.20%
51年	9.00%	9.60%
53年	11.50%	12.70%
56年	8.40%	5.90%
59年	3.00%	1.10%
60年	3.50%	2.50%
61年	2.50%	1.50%
63年	3.80%	2.70%
平成2年	4.00%	1.40%
4年	5.40%	2.70%
6年4月	3.50%	2.10%
10月	1.70%	0.20%
8年	3.60%	2.20%
10年	1.50%	1.50%
12年	2.00%	2.00%
14年	−1.30%	−1.30%
16年	0.00%	0.00%
18年	−1.50%	−1.50%
20年	0.42%	0.42%
22年	1.74%	2.09%
24年	1.55%	1.70%
26年	0.82%	0.99%

出所）日本歯科新聞、2014年2月25日

1955年（昭和30年）は人口10万人対歯科医師数35人であったが、平成26年には、78.2人になり、1歯科診療所あたりの人口は単純計算で1,870人（日本の人口を12,806万人とし平成24年の歯科診療所68,474として計算）になり、健全な経営に必要といわれている2,000人を割っている。2010年（平成22年）の資料で人口1,000人当り外来延べ患者数は歯科3,189人に対し、医科は13,481人になっている。歯科と医科では、患者数でも大きな違いがあり、医療費にも影響を与えている（図1-9）。

医業費用の伸びを診療報酬で補填出来るように医業費用の伸び率を調査し、その結果により所要点数が改定される方式。この方式では、自然増が無いという前提に試算されている。

自然増差引方式は、医業費用を補填するための伸び率から、前回改定から今回改定までの期間における自然増部分を差引いた残りを所要点数改定する方式である。

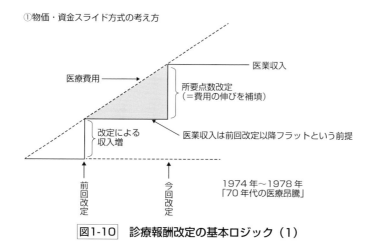

図1-10 診療報酬改定の基本ロジック（1）

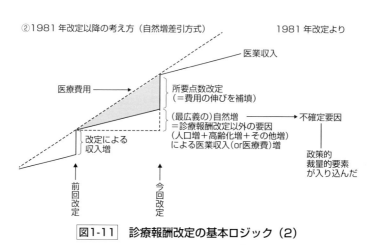

図1-11 診療報酬改定の基本ロジック（2）

出所）広井良典[35]：医療の経済学, 日本経済新聞他, 1995

　その後、財源不足を理由に、そのほとんどを薬価基準の引き下げに求める方式がとられ、薬価財源の微少な歯科には低い改定率が続く事になった。この薬価財源による改定に関しては、**中医協の委員（伊東光晴氏）**より、**歯科は医科と同じく薬価差益による改定で良いか**という問い合わせがあったと北海道歯科医師会役員連絡協議会の講演会で聞いているが、当時の**日本歯科医師会**は、この方式に同意したという。

　これは、財源を医療全体の適正化に活用する方式ではなく、**薬価差によって**

```
┌─ 診療報酬改定方式 ─────────────────────────────────────────────┐
│ ① 1958～1965   諮問方式              ③ 1974～1978   諮問方式＋スライド制 │
│   厚生大臣の諮問→中医協の答申という形で                            │
│   診療報酬が決められる                                           │
│                                      ④ 1981～       諮問方式－スライド制廃止 │
│ ② 1967～1972   建議方式                                        │
│   行政サイド（厚生省）のイニシアチブの相                             │
│   対的低下と診療側と支払い側とが真っ向か                             │
│   ら対立する中医協のその場に診療報酬改定                             │
│   が移ることを意味する                                            │
│                                                              │
│ ⑤ 2000～       自然増を考慮した（差し引いた）改定率，                 │
│               物価・賃金に連動し診療報酬の本体の改定を行う             │
│               薬価・医療材料の引き下げ分を財源としない                │
└──────────────────────────────────────────────────────────┘
```

```
┌─────────────────────── （参考資料） ───────────────────────┐
│ 1984年（昭和59年）本人１割負担始まる。医療費の伸びが所得の伸びを上回ったこと │
│   が背景にある。                                             │
│ 1989年   消費税の導入（3%）、完全物価スライド制の導入           │
│ 1992年   バブル崩壊、平成不況                                 │
│ 1997年   本人２割負担                                        │
│ 2003年   本人３割負担                                        │
└─────────────────────────────────────────────────────────┘
```

生まれた引き下げ財源のあったところにそのまま返される方式であったため、歯科医療の特性上、構造的に薬価差をほとんど生じない歯科にとっては、極めて不利な方式であった。この事が、その後の歯科、医科の診療報酬改定の差になって現れることとなる。しかし、2000年度改定より、物価・賃金に連動した診療報酬本体分の改定にするようにし、薬価・医療材料の引き下げ分を財源としていたことを改め、医療全体で集約し、振り分けることとなった。

7．保険診療点数の不採算

　日本歯科医師会が、２年毎に調査している「歯科医業経営実態調査の集計と分析」を見ると、「診療所の経営状態」の調査結果の分析において興味ある報告をしている。それは、「１年前と比較した経営状態」についての質問に対し、「経営全体」として、「減少している」、困難になったと回答している人は、個人診療所で64.3％になっていることである。一方、「変わらない」は32.95％、「増えている、容易になった」は2.73％であるが、結果から半数以上の診療所で経営の問題を抱えていることが浮彫になっている。経営について困難を感じてい

る事として、**次の5つを主な事項**として挙げる事ができる。
 1．保険診療点数の不採算（76.6％）
 2．材料費の高騰（51.0％）
 3．従業員の雇用・人事問題（45.5％）
 4．他診療所との競合・競争（44.8％）
 5．人件費の高騰（40.1％）
（　）内は平成20年度の個人診療所に関する割合を示している。複数回答なので、そこの項目について、困難と回答している人が何％であるかを示している[注3]。法人についてもほぼ同じ数値であるが若干個人よりも低い数値になっている（その後、日本歯科医師会において同種の調査は実施されていないが、経営状態に関する結果から経年的に同様の傾向が推測される）。同様の調査として、**原（2009）[36]らの研究**によれば、経営上不安に思うことは「患者数、収入の減少」である事を平成20年4月の調査結果として報告している。これらの結果を基に、健全経営を行うための経営論を第Ⅱ部の「実証研究の結果」に示し、それを基に第Ⅲ部で「実践論」を展開する。本書で示すマネジメント論が経営の困難を解決する糸口になる事を期待している。

8．消費税における損税に対する問題

　平成26年4月より消費税（国・地方）が5％から8％に引き上げれ、さらに平成29（2017）年4月1日には10％の引き上げが決定されている。歯科診療所の経営において、歯科医療材料、医薬品、機械、機器等の仕入時に課せられている消費税は、診療報酬の中に補完的に基本診療料・調剤基本料に上乗せしているというが、診療所によっては損税になっている場合も少なくない。
　以下、消費税に関わる基本事項を述べ検討する。

消費税の計算方式

　原則的な計算方法とは売り上げたときに預かった消費税から、仕入れたとき

注3） 日本歯科医師会（2011）、「歯科医業経営実態調査の集計と分析」（p.156）総合的に見た診療所経営において「極めて問題＋問題が多い」の含める割合は、2006年で57.25％、2008年で52.75％で半分以上である。反対に極めて満足＋ほぼ満足は2006年で9.28％、2008年で11.17％となっている。したがって、全体としての経営状態は厳しいといえる。

に支払った消費税を控除して計算する方法であり、簡易課税による方法とは売り上げたときに預かった消費税から売り上げたときに預かった消費税に一定の割合を乗じて計算した金額を控除して計算する方法である。

①原則計算方法は以下のようになる。
　なお、原則計算には、個別対応方式と一括比例配分方式がある。個別対応方式を採用する場合には、課税仕入れの区分経理が必要となる。

≪原則計算方式≫
・課税期間の課税売上高×8％－課税期間の課税仕入高×8％＝消費税の納税額A
・消費税の納税額A×25％＝地方消費税の納税額B
・(A＋B)＝納めるべき消費税額

「税額控除の計算」(本則課税方式)
・課税売上割合が95％以上　　　全額控除
・課税売上割合が95％未満　　　イ．個別対応方式
　　　　　　　　　　　　　　　ロ．一括比例分配方式

②簡易課税制度は以下のようになる。
　簡易課税は規模が小さき事業者に対して認められる簡易的な消費税額の計算方法であるため一定の要件を満たす事業者に対してのみ適用（選択するかどうかは任意ですが選択した場合は強制適用）となる。
　それ以外の事業者は原則的な計算方法により計算することになる。
　もちろん規模が小さい事業者であっても原則的な計算方法を選択することは可能となっている。

簡易課税の適用条件とは、
　　イ　基準期間における課税売上高が5千万円以下（平成16年4月1日以上に開始する課税期間）であること
　　ロ　消費税簡易課税制度選択届出書を提出していること

ハ ロの届出書は適用を受けたい課税期間の直前の課税期間の末日までに提出しなければならない。またロの届出書を提出したときは少なくとも2年間は継続して簡易課税により計算しなければならない。

≪簡易課税方式≫
・課税期間の課税売上高×8％（売上に対する消費税額）
　－売上に対する消費税額×みなし仕入れ率（仕入れに含まれる消費税額）
　＝消費税の納税額A
・消費税の納税額A×25％＝地方消費税の納税額B
・（A＋B）＝納めるべき消費税額

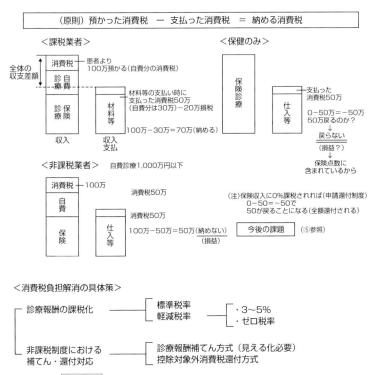

図1-12　歯科診療所の消費税の計算（益税、損税）

出所）筆者作成　　参考）船木智睦：医療と消費税、p.248、徳間書房、2013

「みなし仕入れ率」は次のようになっている。

| 第5種事業（サービス事業）運輸業・通信業・不動産業・サービス業・医療機関など | 50% |

　2種類以上の事業と営んでいる場合には、原則として事業の種類ごとに売上に対する消費税額にそれぞれのみなし仕入れ率をかけた金額の合計額が、仕入れに含まれる消費税額とみなされる。

③免税点制度・簡易課税制度

免税点制度	課税売上高1000万円以下
簡易課税制度	課税売上高5000万円以下

④消費税は診療所により益税になったり損税になったりする。
⑤国の平成27年度税制改正大綱において、社会保障の安定財源の確保等を図る税制の根本的な改革を行うための消費税法の一部を改正する事が示されている。平成29年4月1日より、消費税率が10％に引き上げる事が決められ、それに対して、医療に係る内容については以下の文章に示されている。

＜平成27年度税制改正大綱　第三　検討事項＞

　医療に係る消費税等の税制のあり方については、消費税率が10％に引き上げられることが予定されている中、医療機関の仕入れ税額の負担及び患者等の負担に十分配慮し、関係者の負担の公平性、透明性を確保しつつ根本的な解決に向けて親切な措置を講ずることができるよう、個々の診療報酬項目に含まれる仕入れ税額相当額分を「見える化」することなどにより実態の正確な把握を行う。税制上の措置については、こうした取り組みを行いつつ、医療保険制度における手当のあり方の検討等とあわせて、医療関係者、保険者等の意見も踏まえ、総合的に検討し、結論を得る。

（※アンダーライン部分は平成25年度、26年度税制改正大綱と相違する部分）

⑥日本歯科医師会と日本歯科医師連盟が平成27年度の税制改正に要望していること

1．消費税10％引き上げ時の控除対象外消費税（損税）への対応として、非課税・申告還付制度の適用を要望
2．事務負担等を増やさずに対応できる税制にしてほしい
3．環境整備が整えば課税・ゼロ税率／課税・軽減税率の考慮をお願いしたい
4．消費税の簡易課税制度の存続（届出制を廃止し、申告時の選択を要望）
5．社会保険診療報酬に対する事業税非課税の特例措置の存続を要望
6．医療法人の事業税は、特別法人としての事業税率による課税措置を存続してほしい
7．社会保険診療収入以外の保険事業の収入については、事業税を軽減する措置を要望

（日歯広報、1631号；2014年11月1日）

⑦歯科の診療報酬改定と経営の関係

図1-13から、歯科においては、医療費の伸び率に診療報酬改定が大きく

	総計	医科	歯科	調剤
2001	3.2	1.9	1.9	16.5
2002	-0.7	-1.9	-0.4	9.7
2003	2.1	1.0	-2.0	9.9
2004	2.0	1.1	0.3	7.8
2005	3.1	2.2	1.1	8.7
2006	0.1	-0.4	-2.8	3.4
2007	3.1	2.1	-0.2	8.9
2008	1.9	1.2	2.6	5.3
2009	3.7	2.8	-0.8	8.9
単純累計	18.5	10.0	-0.3	79.1

〈上記の表から診療報酬改定の無い年だけを抜き出した伸び率〉

	総計	医科	歯科	調剤
2001	3.2	1.9	1.9	16.5
2003	2.1	1.0	-2.0	9.9
2005	3.1	2.2	1.1	8.7
2007	3.1	2.1	-0.2	8.9
2009	3.7	2.8	-0.8	8.9
平均	3.0	2.0	0.0	10.6

図1-13　概算医療費の伸び率

出所）厚生労働省：概算医療費より作成

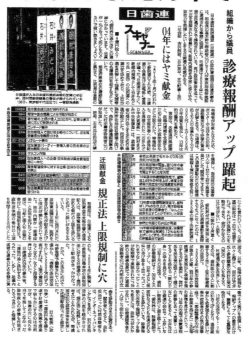

出所) 読売新聞、2015年10月1日

関わっていることがわかる。換言すると、歯科は経営の安定化（収入増）を診療報酬改定に頼っている事が推測される。したがって、消費税の診療報酬に上乗せする補完方式の方が「見える化」を実現するのであれば、社会保険診療報酬を非課税にして、仕入れ時に支払った消費税の還付を日本歯科医師会は要望している。

現在では、保険診療の場合図1－12で示しているように、請求内容にもよるが損益になることが多い。

一方では、図1－13でわかるように歯科は診療報酬改定で経営における収入増を図っている。

このような背景から、日本歯科医師連盟では会員の経営の安定に寄与するために政治力（政治に関わる献金等）で診療報酬改定における点数アップを図ってきた経緯がある。従来のように政治力に頼る短絡的方法が新聞、テレ

ビで報道されたような結果を招いてしまったといっても過言ではない。しかし、今回の事件は、執行部だけの問題ではなく、その活動を支持している（期待している）会員にも問題がある。今後は、正当な政治活動の中で診療報酬アップを図るべきであると同時に、会員の経営の安定化を考えるのであれば会員の経営に対する知識、技術を身につけさせる活動も必要である。今後の連盟の活動に期待したい。

9．TPPが歯科診療所経営に及ぼす影響

　TPPは、Trans-Pasific Partnership（環太平洋経済連携協定）の略で、関税並びに非課税障壁の撤廃を目的としている。締結国（シンガポール、ニュージーランド、ブルネイ、チリ、米国、オーストラリア、ペルー、ベトナム、マレーシア、メキシコ、カナダ、日本）同士で経済を自由化してお互いに市場を拡大し合う事が、そもそもの発想であった。しかし、その締結に当たっては、種々の問題点も指摘されている。つまり、中医協での薬価決定プロセスに干渉する可能性（ジェネリック薬の市場参入の阻止等）、私的医療保険の拡大、つまり、混合診療解禁の可能性（資金力、組織力のある会社が大型診療所、チェーン化した診療所等として参入する）等が示唆されている。

　その根拠は、2010年3月から始まったTPP交渉の経緯に見ることができる。特に、米国からの医療の市場化要望は、1985年1月（中曽根内閣）に開催されたMOOS協議（市場志向型分野協議）、2001年10月（小泉内閣）の時に出された「年次改革要望」等として鳩山内閣、菅内閣、野田内閣の時も同様の要望が出されていた。

　これらの影響を受け、国内でも、医療の営利産業化に向けた改革にも現れている。例えば、関西イノベーション国際戦略特区においては、株式会社による病院経営を可能にするための規制緩和が行われている。

＜TPPの問題＞
　①食の安全は大丈夫か―農林水産品の関税
　②国民皆保険制度は守れるか―以下の3点がTPPの対象になれば危険信号
　　イ．知的財産分野における薬価や医療技術等

ロ．金融サービスにおける公的医療保険に対する民間保険の参入
　　ハ．投資分野における株式会社の参入
　③一端決められた事は絶対後戻りさせる事はできない
　　　TPPは国家主権を超えて、国内法を改正させる威力を持っている―TPPに反する法律があったら修正させられる

＜日本の公的医療保険制度で想定されるTPPの悪影響＞
　①中医協での薬価決定プロセスに干渉
　②私的医療保険の拡大
　③株式会社の医療への参入

出所）日本歯科大学生命歯学部、学術フォーラム2014講演資料（TPPをふまえた歯科医院活性化の戦略）、2014、p.19-24)、永山正人講演より

10. 人口減少の影響

人口問題研究所の「日本の将来推計人口（平成18年12月推計）」によれば、2004年12月1億2784万人（高齢化率19.6％）、2030年には1億1522万人（高齢化率31.8％）、2050年には9515万人（高齢化率39.6％）、2100年には4771万人（高齢化率40.6％）になる事が示されている。これから、医療需要の見通しは、長期的には減るが当面は増え続けるものと思われる。つまり、2010年から2040年の間は、総人口は減るが**2025年問題**、**2030年問題**として示されているように高齢者人口は増える時期といわれているからである（図1-14）。

2040年以降は、総人口も高齢者人口も減る事が予想されている。これらの事から、歯科医療提供内容の変化も現れる。したがって、大学教育のあり方や、大学の統廃合の問題も浮上する。一方では、患者創造によるビジネスモデルの開拓により発展する可能性も否めない。また、歯科診療所での働き手となる若い労働者の雇用が困難な時代に直面する事が懸念される。したがって、歯科医療提供における省力化については今から研究をする必要がある。

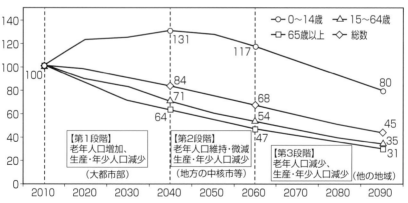

図1-14　将来的人口動向：「3つの減少段階」

備考）
1. 国立社会保障 人口問題研究所「日本の将来推計人口（平成24年1月推計）」より作成。
2. 2010年の人口を100とし、各年の人口を指数化した。

第Ⅰ部 第1章 歯科診療所に関する環境と問題点
引用文献及び注訳

注：文献の記載法として、①著者、②本の題名（論文の場合は論文名）、③雑誌名、④出版者、⑤参考頁、⑥出版年としている。成書、論文雑誌等を区別しないまま記載している事をご了承下さい

1) 藤井誠一：医業経営・監理の探求,医療経営税務研究所、p.6, p.13, p.68, p.69、1990
2) 谷島智徳：競争時代の病院経営戦略、経済産業調査会、p.5、p.60-61、p.81-82、2007
3) 岩森龍夫：一般病院におけるTQM（総合的管理）と複雑適応系トップ・リーダーシップに関する試論、経営学論集第71条、千倉書房、p.150、2001
4) 今中雄一：「未来を創る医療政策と医療経営（巻頭言）、日本医療・病院管理学会誌、50（1）、p.3、2013
5) 長隆：病院経営の危機―いま病院は変われる、社会保険研究所、p.24、1994
6) 町田三郎：謬員の経営ノウハウ、ぎょうせい、p.1、2000
7) 日本総合研究所：歯科医業経営の将来予測報告書、日本歯科医師会、p.145、2006
   歯科統計研究会：歯科医業経営実態調査の集計と分析、日本歯科医師会、p.141、p.153、2011
8) 歯科統計研究会、歯科医業経営実態調査の集計と分析、日本歯科医師会、p.141、p.153、2011
9) 厚生省：「日本の医療（医療経営の近代化、安定化に関する懇談会）」
   平成7年厚生白書、ぎょうせい、p.182、1995
10) 経済産業省・厚生労働省「育成プログラム作成」、読売新聞、2006
11) 米国における医療管理者養成大学院プログラムとして、次のようなものが示されている。すなわち、ノースウェスタン大学経営大学院及びミシガン大学大学院の医療経営学修士の主な科目としては、1．会計学、2．組織経営、3．経営判断のための統計的方法、4．マーケティング、5．財務、6．医療経営管理者のための管理会計、7．病院管理と医療の法規制、8．医療経営、9．ミクロ経済分析等がある。
12) 島武文：病院管理学管理概論編、医学書院、1956
13) 今村栄一：病院管理の理論と実際、医学書院、1968
14) 石原信吾：病院経営、ビジネス教育出版、1980
15) 石原信吾：病院組織の変遷と現在の問題点、病院、44（9）、p.787-790、1985
16) 池上直己、河北博文：患者満足度と病院の管理姿勢、日本病院会雑誌、34（7）、p.13-19、1987
17) 池上直己：病院組織の管理、慶応医学、65（66）、p.757-763、1988
18) 松尾睦：学習する病院組織、同文舘出版、2010
19) 猶本辰夫、水越康介、病院組織のマネジメント、碩学出版、2010
20) 一次医療とは、軽度の症状の患者に対応する医療機関で、地域住民が「かかりつけ医」としている場合が多い。
21) 診療所とは、医療法第1条の3で「医師又は歯科医師が公衆又は特定多数のため医業又は歯科医業をなす場所であって、患者の収容施設を有しないもの又は、患者19人以下の収容施設を有するものをいう」と定められている。この中で患者の収容施設を有しないものは無床診療所、患者の収容施設を有するものは有床診療所といわれている。特に、無床診療所を従業員規模から便宜的に小規模診療所と定義する。木村（2006）[22]は、小規模診療所を「主に診療所」と定義している。この定義からすると有床診療所も含まれるが、本書においては従業員が10人未満の規模を約85%前後占める医科の無床診療所と歯科診療所を小規模診療所とする。一方、病院は20人以上の患者を入院させるための施設を有するものをいう。また、病院は、傷病者が科学的でかつ適正な診療

を受けることができる便宜を与えることを主たる目的として組織され、かつ、運営されるものである。ちなみに、平成26年3月現在で、病院が8,510件、医科診療所は100,631件（内、無床診療所は91,827）歯科診療所は、68,871（平成26年10月末）となっている。

22）木村泰久：小規模診療所における賞与評価制度の導入結果と一般的展開の考察、The Journal of JAHMC,10（特集）、p.63-66、2006
23）田尾雅夫：ヒューマンサービスの組織、法律文化社、1997
24）補綴診療とは、歯の実質欠損、歯の喪失等による欠損部の障害された機能、外観の回復と疾病の予防を目的として行う診療である。具体的には、冠やブリッジ、入れ歯等の歯科医療サービスを行っている。平成24年社会医療診療行為別調査結果の概況では、歯科医師の1日当りの点（収入）の内、歯冠修復及び欠損補綴は48.2%となっている。数（収入）の内、歯冠修復及び欠損補綴は35.9%となっている。
25）山本久美：商業経営論、泉文堂、2007
26）医療経済研究機構：中央社会保険医療協議会　医療経済実態調査報告2007年、2009年、2011年、
27）歯科医療白書（2008年度版）：（社団）日本歯科医師会、「医師・歯科医師所得のアンバランス」p.161、2008
28）週刊東洋経済：2007年4/28―5/5「歯医者さんの5人に1人が年収300万円！」という見出しで、特集が組まれている。
29）日歯広報：2014（11月1日）、1631号［1］
30）日本歯科医師会：歯科医療白書（2013年版）―絶対的に低い時間当たり歯科料金―、p.70、2014
31）口腔保健協会：新たな歯科医療需要等の予測に関する総合的研究、宮武光吉ら：p.68、2006
32）川渕孝一：歯科医療再生のストラテジー、医学情報社、p.10-19、2004
33）須賀康夫、須賀雅彦：「わが国における歯科医師過剰に関する一考察」、日本歯科医療管理学会雑誌、48（1）、p.53-55、2013
　（参）須賀康夫：歯科医師過剰問題について、国際歯科学士会日本部会雑誌、43（1）、p.32-36、2012
34）関真一：「国民から見た歯科医師数に関する一考察」、日本歯科医療管理学会雑誌、47（1）、p.89-101，2012
35）広井良典：医療の経済学、日本経済新聞社、p.98-110、1995
36）原孝司、高橋紀樹、浅井章光ら：「神奈川県内医業経営実態調査結果について」、日本歯科医療管理学会誌、44（1）、p.19、2009

お詫び

同じ文献を使用した場合には、（前掲書, 頁数）とすべきところを同じ引用番号を掲載したところがあります。また、文中に使用した語句の説明を下頁段に出来るだけ加えましたが、文献と一緒にした箇所もあります。時間的な制約もあり、統一できなかったことをお詫びします。

第Ⅰ部 歯科診療所のマネジメントに関する問題意識
第2章 歯科診療所経営に関する研究蓄積と問題点

1. 歯科診療所に関する先行研究 ……………………………………………… 36
   1）日本における研究蓄積 …………………………………………………… 36
   2）アメリカの背景 …………………………………………………………… 40
2. 歯科診療所経営の研究法 …………………………………………………… 44
   1）マネジメントに必要な基本事項 ………………………………………… 44
   2）経営と管理について ……………………………………………………… 45
   3）臨床家の研究姿勢 ………………………………………………………… 46
   4）EBDのある研究のすすめ方 ……………………………………………… 49
   5）歯科診療所の経営からの研究例 ………………………………………… 51
   6）歯科診療所の経営モデルとビジネスモデル …………………………… 56
3. エビデンス（EBMgt）に基づくマネジメントの必要性 ………………… 63
   1）D.M.ルソーの主張 ……………………………………………………… 63
   2）何故 EBMgt が必要か …………………………………………………… 64
   3）EBMgt の側面と機能 …………………………………………………… 66
   4）不確実性への対応（不可避な確実性と削減可能な不確実性）……… 67
   5）EBMgt で注意すべきこと ……………………………………………… 67
   6）克服すべき問題 …………………………………………………………… 68
4. 歯科診療所と管理者（院長）………………………………………………… 71
   1）院長行動とプロフェッショナル ………………………………………… 72
   2）院長行動と管理者行動論 ………………………………………………… 77
   3）管理者行動の類型化および組織有効性との関係 ……………………… 82
5. 院長行動（管理者）とリーダーシップ …………………………………… 86
   1）第1のリーダーシップ行動論（理想システムの提示）……………… 87
   2）第2のリーダーシップ行動論（優れた概念化の2次元モデル）…… 90
   3）第3のリーダーシップ行動論（部下から見た2次元モデル）……… 92
   4）第4のリーダーシップ行動論（状況適応理論）……………………… 94
6. 従業員（行動）に対する人的資源管理 …………………………………… 98
   1）人事・労務管理 …………………………………………………………… 99
   2）人的資源管理 ……………………………………………………………… 100
7. 歯科診療所と組織 …………………………………………………………… 105
8. 組織構造と専門職業的組織としての歯科診療所 ………………………… 107
   1）定義から歯科診療所組織の全体像を見る ……………………………… 109
   2）官僚的構造と歯科診療所の関わり ……………………………………… 111
   3）機能的組織構造から歯科診療所を見る―専門職業的組織― ………… 112
   4）技術の側面から歯科診療所組織を見る ………………………………… 116

5）組織有効性から歯科診療所の組織構造を考える………………………… 119
　　6）組織デザインから組織構造を考える……………………………………… 120
9．歯科診療所と戦略論………………………………………………………… 122

第2章

歯科診療所経営に関する研究蓄積と問題点

1．歯科診療所に関する先行研究

　ここでは、歯科診療所に関わる先行研究を概観し、どのような議論がなされてきたかを整理する。

　歯科診療所に関する研究については、次のような問題点がある。

　日本においてもアメリカにおいても歯科診療所に関する研究は、経営成果等を目的変数としたような因果を示す体系的な分析がなく、多くは企業研究からの蓄積された結果の「いいとこ取り」によって体系した理論を展開しているように思われる。また、アメリカの医療制度と日本の医療制度の違いから、アメリカでの研究結果をそのまま日本で適用できないこともあり、日本型の経営にあてはめる場合には、相当の注意が必要である。

　以下、歯科診療所に関する先行研究について歴史的流れに沿って概観する。これによって歯科診療所の経営に関する研究が進展しなかった理由や今後の研究の展望が見えてくる。

1）日本における研究蓄積

　はじめに日本における歯科診療所に関る先行研究を見ると次のようなことがいえる。

　歯科診療所の経営に関する先行研究の多くを見ることができる日本歯科医療管理学会は、アメリカのHoffman,D.A.の「Time and Motion Study in Dentistry」(1957)[1]が「作動効率研究」として日本に紹介されたのに触発されて1958

年に設立された学会である。一部の臨床歯科医師が、従来の歯科診療所の漫然とした運営に疑問を示し、経営における合理化の必要性を感じ、有志を集めて設立したといわれている（増田，1987）[2]。

その後、1965年には、Kilpatric,H.C.[3]の「Work simplication in Dental Practice」が出版され、当時のアメリカの経営管理の思想が日本歯科医療管理学会活動に、また歯科診療所経営に影響を与えている。これは、歯科医療提供はこうあるべきだという経営管理、診療管理の基本を示したものとして注目された。このアメリカの経営管理の理論や思想が、当時から日本の一部の歯科診療所経営に取り入れられるようになったのである。

また、歯科診療所の経営は法改正の影響も大きく受けてきた経緯がある。時代は前後するが、1938年の国民健康保険法や1968年の国民皆保険制度の発足（1971年完成）により、患者数の増加がみられ、それによって経営についても変化を遂げてきた。特に1981年以前の保険法改定は、診療報酬の物価・スライド式による算定によって、医業収益（売上）が安定し、さらに、「租税特別措置法」による経費の按分によって、医療機関はある程度の可処分所得が確保された。これらのいわゆる護送船団方式の国の政策によって特別な経営努力をすることなく、1980年〜2000年の経営は安定していたと考えられる。

このような時期における日本歯科医療管理学会での研究は、「前装冠型成時の歯肉の損傷（山内・尾賀，1998）[4]」のような診療管理、「新たな病診連携システムの構築（瀬川・斎藤，2001）[5]」や「診断群別・包括払い方式の試行と歯科診療所への導入（川渕・宮武・石井・岡田，2001）[6]」等の医療制度に対応した研究が多く見られている。

増田（1987）は、日本歯科医療管理学会において発表された論文を分類し、「1965年代においては、歯科診療所内のユニット等の配置の合理化と診療計画論に関する研究が見られ、その後、歯科診療所の経営管理の本質、組織の合理化追求を目的とした研究が見られるようになった」と指摘している。さらに、増田はBarnard（1938）[7]の組織論を使用して、歯科診療所の組織形態を明らかにしようと試みている。これは、実証研究によるものではないにしても、Barnard理論を歯科診療所に当てはめたものであり、歯科診療所を組織論からアプローチした最初の研究として評価される。

その後、診療報酬改定の基本ロジックが、物価・賃金スライド方式から、

1981年以降自然増差引方式に変わり、財源論から医療費抑制政策に転換していった。そのため医療費の伸び率が極力押さえられ、一方では、歯科大学の増加に伴い歯科医師の過剰状態を招き、歯科診療所の経営が厳しくなってきたといわれている。そのため少しずつであるが、経営に関する研究も見られるようになってきた。しかし、理論的基礎の少ないアンケート結果報告や事例研究がほとんどであり、理論に基づく実証研究は筆者が渉猟した範囲では非常に少ないように思われる（外山・森田・中垣，2003 [8]：佐藤（2003）[9]：高橋・網干・小室・印南・安齋・宮城，2005 [10]：日野，2004 [11]）。

このような研究の流れの中で、歯科診療所をアメリカ研究の枠組の一部を応用した組織論並びに管理者行動論から体系的に捉えようとした実証研究がある。永山（1999）[12]の研究は、歯科診療所の従業員人数平均が5人前後と少ないことから零細組織の特徴を有し、院長である管理者行動が歯科診療所の成果に強く関わっていると考え、組織論に依拠した変数を使いながら管理者行動について実証研究を行った。その内容は、歯科診療所の管理者を「チームプレイ型」、「個人プレイ型」、「状況順応型」、「業績評価型」「成り行き型」の5つのパターンに類型化し、高い成果を上げるパターンは「チームプレイ型」であり、その管理者行動の志向性から成果に係る要因を見いだした。

それは、院長が示す目標に到達するような達成基準への連動化（行動）[13]や従業員との信頼蓄積を基礎としたチーム医療の推進である。つまり従業員と伴に成果を上げようとする院長の志向性、そして外部にはネットワーク作りの必要性が見い出されている。つまり、**高い成果**[14]**を上げる管理者行動が重要な役割を担っていたのである。**

日本における歯科診療所に関わる研究には、歯科診療所経営に貢献した部分もあるが、問題点も散見できる。研究および報告のほとんどが歯科診療所運営に関わる宣伝方法、人事管理、会計処理に関することで、例えば「ホームページの記載はどのようなことが大切か」、「従業員の使い方を始めとする人事管理をいかにすべきか」、「税の処理をいかにすべきか」等、部分的かつ個別的な内容のものがほとんどだった。永山（1999）の実証研究が出るまでは現在歯科診療所経営で最も必要とされている歯科診療所の成果に関する実証研究は皆無に近い状態であった。

また、マーケティング論研究に関しては、2000年頃から一歯科診療所の患者数の減少が見られ、それに伴って歯科診療所に関するマーケティング論の一部導入も試みられるようになってきた（木村，2006 [15]，菅，2010 [16]）。

昨今、出版されているマーケティングに関するハウツウ（how-to）物は、増患対策や医業収益増大対策をどう進めるかのノウハウ（Know-how）が示されているが、McCarthy（1964）[17]の４Ｐ等の企業研究から蓄積されたマーケティング論を歯科診療所に適用したものがほとんどである。一方、マーケティングに関する実証研究もなされているが、インターネットによるサンプルを使用した分析等で、サンプル数も少ない（n=300）。結果として「消費者ニーズに基づいた医療サービス設計の重要性」が強調されているが、これを具現化することには触れていない。結論から判断すると、現在の厳しい経営状態を打解するためには、概念的すぎるように思われる。

また、前述した永山の研究は、その後、追跡調査（永山，2000）[18]を実施したところ、管理者行動の分析において当初は一番低い成果を示していた「成り行き型」の一部にも高い成果を示す歯科診療所が見られた、との報告がある。この結果から、歯科診療所の成果を示す要因が管理者行動論では説明できない他の要因があることが示唆された。それは、歯科診療所の成果が、院長である管理者の類型化だけで投影できない要因が存在していることを示している。

したがって、管理者行動論のみではなく、組織論、戦略論等を代表として、周辺理論の変数を選択して総体的な分析が必要と思われる。

以上のことから日本における先行研究の概観について**要約すると次のようなことがいえる**。

日本における歯科診療所経営に関する研究・調査は、国の保護政策と見られる診療報酬改定率の高かった時期（1980年〜2000年頃）には、蓄積がほとんど見られていない。また、その時期には経営管理の理論や思想が歯科診療所には普及しなかった。そのため、歯科診療所の成果に関わる体系的な研究はほとんどみられていない。しかし、その後、歯科診療所の経営が厳しくなってきてからは、歯科診療所の経営に関わる部分的な実証研究が見られるようになってきたといえる。

また、一診療所あたりの患者数の減少から、企業研究からのアプローチでマー

ケティング論を歯科診療所に適用する研究も少しずつ見られるようになった。小原ら（2011）[19]の「経営理論を歯科医院のマネジメントに活かす」、「経営理論を取り入れ歯科医院の独自性を引き出す」等の歯科医療管理学会での発表はこの例といえる。

このような、先行研究の流れの中で、組織論、戦略論等を駆使した管理者行動論の研究も見られているが、歯科診療所の経営に関する体系的な理論構築までには至っていない。

そこで、日本の歯科診療所の経営は、アメリカの影響を受けて近代化したといわれているところから、アメリカにおける歯科診療所に関する研究蓄積を次に概観する。

2）アメリカの背景

アメリカにおいては、歯科診療所に対するマーケティングの適用が1960年頃より始まり、Leavitt（1960）[20]、Levoy（1970）[21]、Anderson（1974）[22]、Howand（1975）[23]、King（1978）[24]、Milone, Blais and Littletieid（1982）[25]等数多くの研究が見られている。特に、1980年頃から、アメリカでは歯科医師の供給過剰時代が始まった。また、インフレによる典型的アメリカ家庭の収入が減少してきた背景から受診控えが起こり、一診療所あたりの患者数が減少した。こうした背景が、アメリカのマーケティング研究蓄積の始まりである。つまり、診療所ができるだけ患者を多く集めるために、患者を引きつける方策を考え出すようになったことに起因するといわれている。これがアメリカの医療経営における「患者満足志向」の位置づけである。この方策は、「患者満足」を高め、それによって患者の忠誠（ロイヤリティ）を得、患者数を増すことによって収益の拡大を図るというものである。

したがって、アメリカの歯科診療所は、市場の論理を考えてマーケティングの導入が早くから行われていた。さらに、医療訴訟が多いところから、訴訟の対応が重要となっている（Pollack, 2002）[26]。アメリカの歯科診療所のマーケティングは、言葉による説明の重視、契約にもとづく利害調整の必要性から、1人の患者に十分時間をかける患者中心（＝顧客中心：Customer-Cantric marketing）のマーケティングとなっており、患者満足度を高める会話、接遇やコミュニケーションを中心に診療の流れや効率化等をテーマにした研究が行

われているのが特徴である。この結果、1人の患者に十分時間をかけ、患者満足を高めて、患者の維持を重視し、長期の関係構築（1-to-1マーケティング等）をしている。

次に、歯科診療所の成果に関する体系的な研究を見るために、経営全般を扱っている研究に目を向けると、Domer（1980）[27]、Pankey and Davis（1985）[28]、Finkbeiner（2001）[29]等の多くの歯科診療所向けの成書が出版されている。

しかし、その内容は、企業を対象として蓄積された経営論、組織論、マーケティング論等の歯科診療所に適用させたものがほとんどである。さらに、次のような問題点がある。

菅（2010）[16]は、アメリカにおける医療マーケティング等の研究に対し、マネジドケアの制度下にあり、市場原理が先行しており、出来高払いを行う日本とは制度の枠組が異なるので、日本には妥当しないと述べている。しかし、制度が違うので全く使用できないという考え方には疑問を感じる。日本における研究の枠組はアメリカの経営論、組織論等を適用していることも多いからである。但し、日本においては、前述の制度の違いもあり、研究において日本の歯科診療所の変数（因果を示す要因）を使用しなければ、日本の歯科診療所に役立つ理論にはならないのではないのかと思われる。

したがって、今後は蓄積された経営論、組織論、マーケティング論等の研究枠組を利用しながら、日本の歯科診療所特有の変数を投入し、経営の部分的な研究ではなく、理論的な背景を有する実証研究等のエビデンス（Evidence）の高い体系的な研究が必要と思われる。

そこで、日本の歯科診療所のマーケティング理論構築に有用なアメリカの理論を次にあげていきたい。

歯科診療所の経営は、院長である管理者行動が中心ではあるが、歯科医療は対人的サービスを提供するところから組織成果を上げるためには、従業員の行動が大きく影響する。したがって、人的資源の効果的活用が重要になってくる。つまり、従業員に対し、人的資源管理論からのアプローチが必要である。また、歯科診療所の日々の仕事は、患者が来院すると、受付業務が開始し、診療室に入ると問診→検査→診断・治療計画→治療（投薬）→治癒、そしてメンテナンスという活動があり、これらの要素が有機的に繋がっているところからシステ

ムと見ることができる。つまり、Porter and Teisberg（2006）[30]のいうケア・サイクルということもできる。Porter et alのいうケア・サイクル[31]は、基本としてバリュー・チェーンが存在し、価値が積み重なって最終的に成果につながる活動システムを示している。

しかし、このシステム（Hall, 1977）[32]を支えるためには、分業と統合（Fayal, 1949 [33]：Gulick, 1949:Mooney, 1947:Urwick, 1843）[34]が必要であり、この観点から歯科診療所のケア・サイクルを組織構造と捉えることができる。そのため、歯科診療所経営においても組織構造に関する分析が必要になってくる。

まとめ

　以上のことから、歯科診療所独自の経営分析をするためには、経営論や組織論に依拠しながら歯科診療所に必要な要因を抽出して、その上で適応する必要がある。

　また、増患対策としてマーケティング論の研究が見られたが、その研究対象のほとんどが、「患者満足志向」に関わる実践であり、「マーケティング」というより「戦略」として扱った方が良いと思われる内容である。一般的に企業等で使用しているマーケティング内容を、医療機関に適用する場合、医療法で規制されている部分が多い（アメリカには日本のような規則が無い）。そこで、アメリカにおける歯科診療所のマーケティング研究で見られた「患者満足志向」による増患対策を「患者に選ばれる歯科診療所作り」と位置づけると、競争優位の考え方から戦略として扱うことが適当と思われる。

　以上のことを含め、今後は歯科診療所経営の一側面だけの分析ではなく、理論的なバックボーンを有する研究枠組を明確にしたい。日本の歯科診療所の営業基盤構築のためにも、その要因となる構成要素を抽出したり、抽出したそれぞれを変数とする実証研究等によってエビデンス（evidence）のある体系的な研究結果が望まれる。

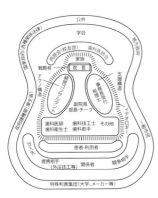

中心にあるのが歯科診療所（機能的組織図）
出所：Mintzberg. H: Mintzberg on Management,
p100, New York, Free Press, 1989.1
歯科診療用に演者一部改変
歯科診療所を取り巻く内的、外環境（影響力）
（H・ミンツバーグの組織論の世界から）

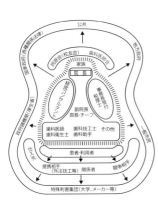

「歯科医療管理学」的視点
H・ミンツバーグの組織の世界視点から「歯科医療管理学」と「社会歯科学」の違いを示すイメージ
・歯科医療管理学とは、歯科医療師が診療を通じて歯学（歯科医学）を患者に適応する場合の応用上の諸問題を考究する学問である（総山孝雄）。
・歯科医療管理学とは、歯学（歯科医学）を社会に適応させる（結びつける）諸々の条件と方法を考究する学問である（増田）

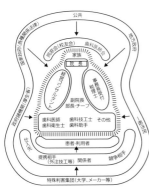

「社会歯科学的」視点
・社会歯科学とは、歯科医療や歯科保険・福祉に社会科学的な視点から接近しようとする科学と技術である。
（中垣晴男：臨床象のための社会史科学、永末書店）
・社会科学：社会現象を対象として実証的方法によって研究する科学の総称。

図1-15 歯科医療管理学と社会歯科学の視点

参考資料　図1-15

　歯科診療所の経営研究を日本歯科医学会の中で唯一扱っている歯科医療管理学と社会歯科学の違いについて、H・ミンツバーグの組織論の視点で比較してみる。日本の大学における歯科医療管理学等の教育にかかわる現状については、中垣ら（2010）の報告に示されている[35]。

2．歯科診療所経営の研究法

　筆者は、歯科診療所経営を約40年近く経験しているが、開業当初、少なからず経営上の問題を抱え、経営に関するセミナーへの出席、関係書物を読み漁ったが、なかなか解決策を見い出せなかった。

　それらの知識の多くは、企業研究の応用であったり、成功者のノウハウを教える内容のものが多く、自分の歯科診療所に使用する場合には、それなりにアレンジする必要があった。また、経営は、医療消費者である患者の心理（企業でいう購買心理）や従業員の心理、生産性向上に関するシステム等が複合的に合わさって成果（医業収益、患者満足）として現れるものである。したがって、1つ、2つの知識や技術によって経営上の問題は解決しない場合が多い。つまり、歯科診療所経営においては、経営に関する複数の要素（因）が交互作用を持ちながら、種々の現象となって現れているものと考えるべきである。従来から、病院経営に関しては、経営学研究の対象として1960年代より見られ（Perrow, 1967）[36]ている。日本においては、日本医療・病院管理学会等にその蓄積を見る事ができる。現在ではエビデンスを基礎とした「学習する病院組織」（松尾睦，2009）[37]、「病院組織のマネジメント」（猶本良夫ら，2010）[38]等の体系化された書物も出版されている。**歯科診療所経営に関しては、日本歯科医療管理学会に蓄積された研究結果から見ることができるが、体系化されるまでに至ってない。**そこで経営学の中でも歯科診療所のような零細組織の研究が皆無に近い現在、**歯科診療所経営に関する今後の研究は、歯科診療所経営に貢献するばかりでなく、「経営学」上の発展にも寄与するものと思われる。**

1）マネジメントに必要な基本事項

　歯科診療所のマネジメント論を研究するにあたり、経営に関する基本事項についてまとめてみたい。始めに、「学」と「論」の違いについて述べる。学問

における「学」と「論」は、理論を究明すること、つまり、原理原則、因果関係の法則、普遍の法則などを究明することと一般化を試みることである。特に「学」は体系が確立された学問の場合につけられ、「論」は体系の未確立の学問につけられる[39)40)]。本書は「マネジメント論」にしているが、「学」になるか「論」になるかは、見識者の判断に委ねたい。

2）経営と管理について

経営とは、組織体の維持、発展のために資源（いわゆるヒト、モノ、カネ、情報）を効率的に活用し、経済活動を行うことである。組織とは、2人以上の人々の意識的に統括された（調整された）活動の諸力の体系である（Barnad）。この組織は、人間が個人として達成できないことを他の人々との協働によって達成しようとした時に生まれる。協働とは、人間が1つの目的のために協力して働くことである（協働体系：Cooperative system）。Barnard（1938）は、組織の成立にとって必要にして十分なる条件として、①共通目的（Common purpos）、②伝達（Communication）、③貢献（協働）意欲（Willingness to serve）の3つが必要であると述べている。

一方、**管理とは、組織体の目的達成のため与えられた資源を効率よく運営するプロセスである**。簡単な表現をすると目的を達成するための合理的なプロセスということもできる。経営と管理の関係は以下のように表現することができる。

経営（経営活動）	資源の配分	ポリシー重視	組織の目的達成
管理（経営管理）	資源の効率的運用	技術重視	
経営管理	経営の活動側面を対象とする学問体系。経営者又は管理者の活動過程、活動機能である。		

次に、経営や管理の英語標記について考えてみる。**Administration**は、所有者からみた言葉であり、目標設定、方針の明確化、組織の確立、管理などの意味合いが強い時に使用する。**Management**は、リーダーシップ、動機づけ、実行計画、組織内の統制という資源の活用をする意味合いが含まれている時に使用する。一般に、「**経営**」はManagement,「**管理**」はAdministrationを使用する。

しかし、「経営学」の成書の中でも区別することなく「経営」と「管理」に関して、Managementを使用することが多い。2つの言葉の違いについて、強

いて表現すると、経営は、組織全般の運営にかかわる活動を意味し、管理は組織内部で、日々生じる問題を処理することということもできる[41]。

一方、「経営管理」は有効性と能率性を考え、①人々の活動の方針、②実行方法と③意思決定（Decision Making）という3つの要件を備えることが必要である。これは、経営管理者（院長）に経営管理するための実践上の指針を提供し、各組織に共通して適用可能なマネジメントに関する原理・原則や技術を提案する理論の1つの外形を指している。歴史的には、「経営管理」の生みの親であるファヨール[注]は、「経営管理」の一般原則として、次の14の原則をあげている。

1. 分業、2. 権限、3. 規律、4. 命令の一元性、5. 指揮の一元性、6. 個人利益の全体利益への従属、7. 報酬、8. 権限の集中、9. 階層組織、10. 秩序、11. 公正、12. 従業員の安定、13. 創意、14. 従業員の団結

3）臨床家の研究姿勢

今後は、**開業医といえども歯科診療所経営において、疑問に感じた事柄については積極的に疑問を解決するための研究姿勢を持つべきである**。それには、客観的事実を良く観察、記録し、症例（事例）を重ねることによって可能である。その中から法則性を見出し、関連する文献等と比較検討する。つまり、事例報告を多く重ねる事により事例の集積ができ、事例対策との比較も可能となる。次には、コホート研究や比較試験と発展させる。つまり、現実世界の事実から帰納し、事実間の関係の説明をし、演繹として現実世界に関する予測をする。そして、それらを検証する。検証したものは現実世界の事実として認識される（図1-16）。これらに関しては、角館（2013）[42]等、経営学者も多くの論文を残している。例えば、藤本ら（2009）[43]の「経営学研究法」においては、実証研究の方法論が示され、文献整理等で見られた既存理論との関係や、実務家（臨床家、コンサルタント等）との整合性の必要性等も論じられている（図

注）ファヨール（Jules Henri Fayol：1841-1925）
　　1888年コマントリ・フルシャボー社の社長に就任して以来30年の間に会社の経営改善等を通して経営理論に関する多くの業績を残している。その中で、「産業ならびに一般の管理」は管理原則の科学的取り組みが示されていおり、1917年に単行本になっている。
　　このことから、ファヨールは経営管理論の始祖と言われている。「管理」を知るためには是非読んでみる価値のある本と言える。

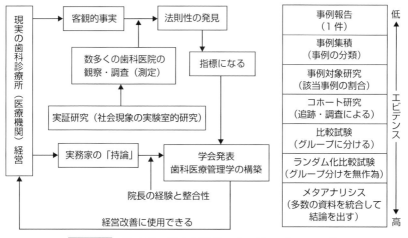

図1-16 診療所の社会科学的研究の流れ（イメージ）

出所）筆者作成

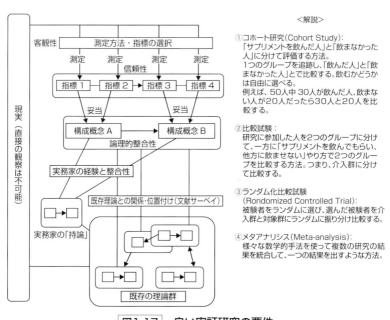

図1-17 良い実証研究の要件

出所）藤本隆宏ら：経営学研究法，有斐閣アルマ，2009, p.4

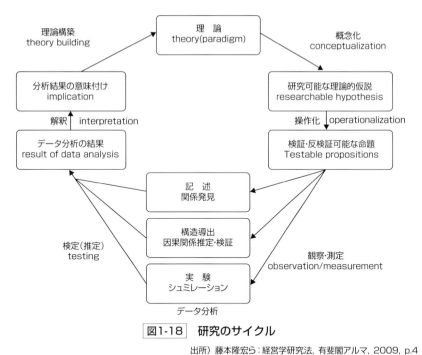

図1-18 研究のサイクル

出所）藤本隆宏ら：経営学研究法, 有斐閣アルマ, 2009, p.4

1-17, 図1-18)。

　また、E.F.ストーン（1997）は、「組織行動の調査法」の中で、経験的調査サイクルとして調査問題（問題意識）、そこから導き出される仮説を設定し、検証するための研究デザインを考える重要性を示している。つまり、アンケート等の変数の検討を含め操作化を行い、分析等の結果より仮説を検証し、調査の結論を導き出す、というのが一般的な研究の流れとなる。

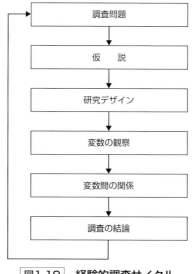

図1-19 経験的調査サイクル

出所）E.F.ストーン：組織行動の調査法, 白桃書房, 1997, p.10（鎌田伸一, 野中郁次郎訳）

4）EBDのある研究のすすめ方

諸家の研究に関して、角舘（2013）[42]は日本歯科医療管理学会誌に「米国におけるEvidence‐Based Dentistry教育の展開」として、非常に参考になる論文を発表している。それによると、EBM（Evidence‐Based Medicine歯科であれば、Evidence‐Based Dentistry＝EBD）、つまり科学的根拠に基づく医療（歯科医療）に関する研究は次のような手順の必要な事が示されている。

Step 1：疑問の構造化；不確実な診療上の疑問を回答可能な疑問に構造化する
Step 2：エビデンスの検索；最良の利用可能なエビデンスの系統的な検索
Step 3：批判的吟味；検索したエビデンスの妥当性，臨床的意義，および応用可能性の検証
Step 4：意思決定；得られたエビデンスと臨床の専門的技能，患者の選好に基づく医師決定
Step 5：実績の評価；上記ステップにより行われた決定の評価

Step 1 ではPICO（またはPECO）という要素を考慮して用いて診療上の不確実な疑問をリサーチクエスチョン（研究的疑問）に構造化することが有用である、としている。

PはPatientの略で「どのような患者に対して」を意味する。IはInterventionの略で、EはExposureの略となっている。つまり、「どのような介入をすると」、または「どのような曝露（要因）があると」を意味する。CはComparisonの略で「何と比べて」を意味する。さらに、OはOutcomesの略で「どうなるのか」を意味している。

これにより疑問が具体的かつ明確になり、他者との疑問の共有が容易となる。

Step 2 はその疑問に対するエビデンスを見つけることである。Step 1 でのPI（E）COによる疑問の構造化は文献検索時の適切なキーワードを導き出し、エビデンスの検索時に直接的に有用となる。

Step 3 における情報の批判的吟味は「個々の論文の妥当性、結果および関連性を系統的に検討しながらエビデンスを評価および解釈するプロセス」と定義されている。

以上のようなステップを進めるにあたり、必ず関係する先行論文を読む必要がでてくる。そこで、研究論文を読む際には

1．その研究は信頼できるか？
2．結果は何か？
3．その結果は自身の診療上の疑問に適用可能か？

という三点に着目する必要がある。

同様に、八重垣（2008）[44]は、よい文献をみつけたら次にはその原著論文を読むことをすすめている。また、文献を読むときには、Critical Thinkingが必要であると述べている。文献整理の結果として、検証・反証可能な命題を設定し、観察・測定により、データの分析結果を出し、それを解釈し、その結果の意味付けをし、新しい理論を体系化する。ここで、エビデンスにはレベルがあり、それは研究デザインによって規定されることに注意する。

研究デザインの種類には前掲の図に示すようなものがある。それぞれの研究から導かれたエビデンスは信頼度にレベルがあり、それをエビデンスレベル（科学的根拠のレベル）という。これは、研究の結論の強さを順位付けしたものであり、Dr.Niedermanら文献の定義によるエビデンスレベルは「ナラティブ・

レビュー（一般的な総説）」や「専門家の意見」等から始まり、「コホート研究」、「ランダム化比較試験」、「システマティック・レビュー／メタアナリシス」と順に高くなり、さらにこれらの研究で得られたエビデンスを基に作成される「診療ガイドライン」のエビデンスレベルが最も高くなる[42]。従って論文を参照する際には、研究デザインとそのエビデンスレベルを意識して読み進めることが必要となり、これらを理解することは批判的吟味を行う上で有用となる。

Step 4 ではそのエビデンスが個々の患者に対して適用可能か否かを決定する。同時に歯科医師自身の経験に基づく治療の有効性やコスト評価も考慮する必要がある。

Step 5 としては、繰り返し行われる自身の診療を振り返り、Step 1～4の各ステップにおける改善の必要性について再評価する必要がある。患者の短期的・長期的なアウトカムの評価のためにも、診療上の疑問、情報収集結果、批判的吟味の記録データとして蓄積することが重要となる。

EBDは歯科医師に対して診療上の疑問の解決、文献からの最新情報の収集、診療の質の向上、科学に基づく歯科医療の実践という効果をもたらすのみならず、患者に対しても効果的かつ安全で質の高い歯科医療、歯科医師からのより具体的でわかりやすい説明、患者の意思決定への参加の促進という効果をもたらすものである。また、個々の症例なみならず、診療現場における様々な疑問に対して適応可能であり、歯科医師―患者間のみならず、同僚の歯科医師や歯科医療従事者との間における問題解決を促す効果も期待できる。したがって、EBDは歯科医療全体の質を向上させるためのプロセスといえる。

以上のように、歯科医療（臨床）に関する研究のイメージを示してみた。次に、歯科診療所の経営に関する研究のイメージを示してみる。

5）歯科診療所の経営からの研究例

歯科診療所の経営に関する現象（現場で見られる事項）、例えば患者の経年的減少に対し、その原因と思われる経営学上の文献を整理し、そこから得られた研究可能な理論的仮説を立てる。次に実証研究に必要な経営モデルを作る。そこから操作し易い分析モデルに修正し、研究がすすめられる。

図1-20は、研究の例としてのフローチャートを示している。

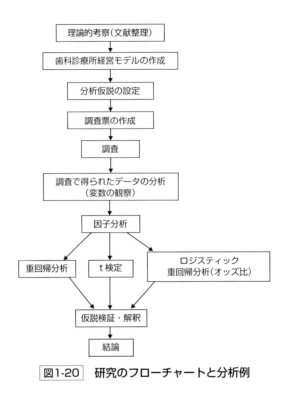

図1-20 研究のフローチャートと分析例

　分析の方法には、単純集計、クロス集計、因子分析、多変量解析があり、それらの分析により、目的を達成する。その結果より仮説を検証し、理論を構築する[45)46)47)]。

　最初に、歯科診療所組織の構成要素（詳しくは後述する）である組織構造、従業員管理、戦略的運営がどのような関係にあるのかを検証する。つまり、検証する関係は次の通りである。

　仮説が、原因と結果の場合は、重回帰分析を使用し、その因果を明らかにする。重回帰分析にあたり、多重共線性の発現に対してはステップワイズ法（stepwise method）等により処理する。重回帰分析における従属変数（目的）は1つが原則なので、それぞれの歯科診療所構成要素を因子分析し、そこから抽出された新しい次元を使用して重回帰分析し、分析結果を解釈する。昨今の経営学会等では、因果を明らかにする分析方法として、共分散構造分析が多く見られるようになってきている。日本歯科医療管理学会雑誌の論文では今まで

ほとんど見られていないが、今後は、多変量解析の拡張として、共分散構造分析（構造方程式モデル）の活用も必要になってくるものと思われる。

しかし、一般的には統計解析として、まず単純集計を実施し、回答に極端な偏りのある質問がないことを確認する（度数分布表）。

次に、組織特性（8問）、従業員管理（14問）、「戦略的運営」（16問）、それぞれの質問群に対して因子分析を実施する（質問項目はここでは省略）。因子分析の数はそれぞれ3つとし、因子抽出法は最尤法、回転はバリマックス回転後、プロマックス回転を使用した（3つとしたのは、解釈可能性と固有値《回転後》が1以上の基準からである）。

次に、従属変数を決め、独立変数を因子とする重回帰分析を実施する。統計的有意性検定の有意水準は5％とする。次に、使用ソフトを記載する。

次に、分析の手順については、以下仮説に対する分析法のイメージとして列挙する。

仮説1 「従業員管理」は「組織特性」に影響を与える。

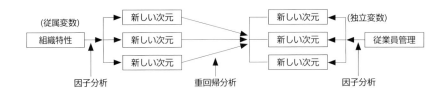

仮説2 「従業員管理」と「組織特性」は各々「戦略的運営」に影響を与える。
　　　仮説3の分析法の中で示す

仮説3 「組織特性」は「戦略的運営」に影響を与える。

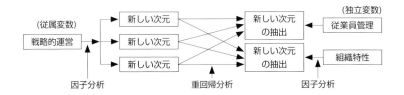

仮説4 「得意治療」、「診療設備」は組織有効性に影響を与える。
　　　「得意治療」は組織有効性に影響を与える。

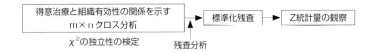

「設備」は組織有効性に影響を与える。

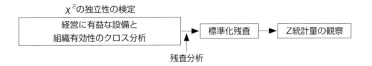

仮説5　「戦略的運営」は「組織有効性」に影響を与える。

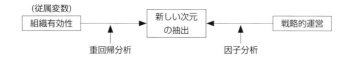

仮説6　「収入を上げるための戦略」は管理者により特徴がある。

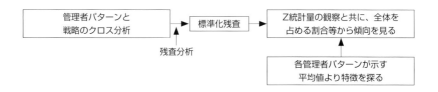

仮説7　管理者行動（管理者パターン）は、組織要素である「従業員管理」、「組織特性」に影響を与える。

仮説8　組織有効性の、優性傾向は、組織有効性に貢献する組織構成上の要因がある。

注）仮説7、仮説8の分析方法は省略　　（組織有効性が優性のグループと劣性のグループとの比較により要因を抽出する）

仮説9　管理者行動のパターンは組織構成要素の影響を受け、組織有効性が異なる。
　　　管理者のパターンの組織有効性の違いから、その原因となる組織要因を検討する。

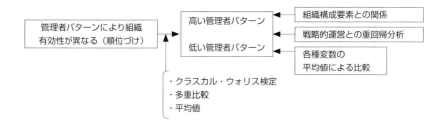

第2章　歯科診療所経営に関する研究蓄積と問題点　◆ 55

6）歯科診療所の経営モデルとビジネスモデル

　歯科診療所の経営を研究するためには、経営に影響を与える要因を見出し、その要因が歯科診療所の医業収益にどのように関わっているかを考える必要がある。そのためには原因と結果を示す経営モデルを作成し考える事が重要である。また、このような経営モデルを考える上で何が問題なのかを見出すこともできる（図1-21）。

　例示として、いくつかのモデルを示し、歯科診療所経営モデルを考えてみる。
　歯科診療所の医業収益（収支差額）は、患者数×診療単価で表す事ができ、その医業収入（売上）より経費を引いたものが医業収益（収支差額）となる。したがって、**医業収入には、患者数が重要な要因**なっている。

　つまり、患者数が医業収益と相関性があり、この2者に関係あるのが患者満足度である。池上（1968）[48]は、病院のパフォーマンス研究において、①経常利益率、②患者数増減、③患者満足度、④看護師の定着率の4つの次元を尺度として使用している。これを歯科診療所に適応すると、①経常利益率、②患者

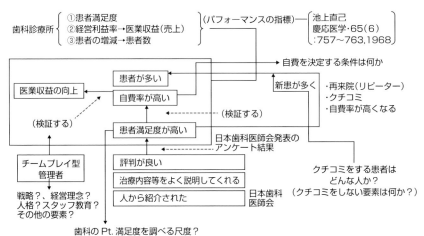

図1-21　ビジネスモデルからの歯科診療所研究の視点

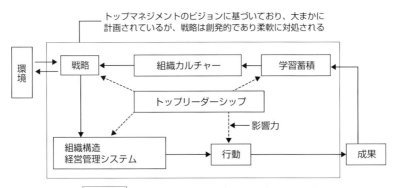

図1-22 管理者と戦略及び組織構造との関係

出所）石井、奥村、加護野、野中（1997）、経営戦略論、有斐閣、p.150

の増減、③患者満足度になる。この医業収益の向上に力を発揮するのが、歯科診療所の管理者分析で示している「**チームプレイ型**」である。**この管理者が、どのような要因により、経常利益率、患者の増減、患者満足度に影響を与えるかを知ることは、歯科診療所のパフォーマンス**（詳しくは後述）**向上要因を知る**ことになる。

　以上のことは、院長である管理者の経営に対する考え方、つまり企業でいえば戦略が大きく関わっている事が、石井ら（1997）[49]の「経営戦略論」等から明白である。その内では、さらに、生産性を上げるための組織構造も大きく影

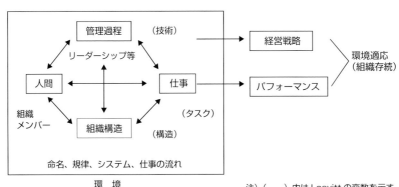

注）（　）内はLeavittの変数を示す

（加藤茂夫、現代組織と人間行動、泉文堂、p.267、1996）を筆者一部改変

図1-23 Leavittと加藤の組織構成要素

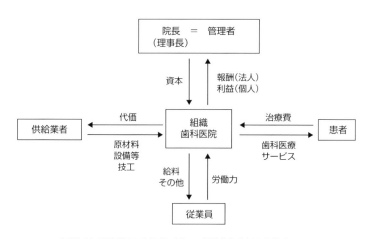

均衡とは、組織がその参加者に対して、継続的な参加を動機づけるに十分な支払いを整えることに成功していること

(March and Simon. 1958. 演者一部改編)

図1-24 組織均衡論

響している事が示されている（図1-22）。

一方、組織論の視点から、Leavitt（1965）[50]の組織デザインを加藤（1996）[51]は、中小企業の研究のために**人間、管理過程、組織構造、仕事の4つの要因を組織構成要素**としたモデルを発表している（図1-23）。

また、March and Simon（1958）[52]は、「組織均衡論」の中で組織が成立・存続するために、組織がその参加者に対して継続的な参加を動機づけるに十分な支払い（貢献）を整えることに成功していること、つまり組織が生存に必要な経営資源の獲得・利用に成功していることであるとして、**資本家、顧客、従業員、供給業者を組織構成要素**としている（図1-24）。以上のことから歯科診療所の組織構成要素を考えた時、**院長**（経営者としての側面を管理者行動とする）、**従業員、組織構造、戦略的運営を歯科診療所の経営モデルの最小限必要な要素**と設定することが理論的整理から可能である。しかし、分析モデルとする場合には、操作性の観点から、管理者は管理者行動、従業員は、従業員管理、組織構造は組織特性とすることが考えられる（図1-25）。

これらに、管理者行動としての戦略的運営（歯科診療所においては企業並の「戦略」を立てる事は少ないので戦略的とした）、が加わり、歯科診療所の成果

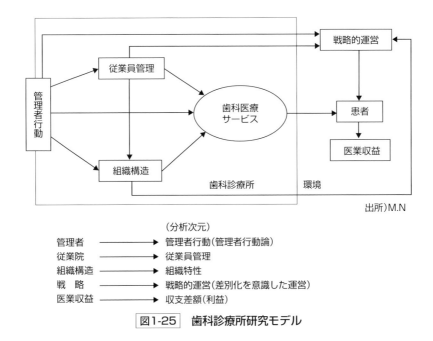

図1-25　歯科診療所研究モデル

である医業収益がアウトプットされる。この戦略的運営には従業員の行動も文献などから多少影響していることが分かる。

したがって、医業収益を上げるためには、従業員管理は重要な要件となる。

実証研究をするにあたり歯科診療所の研究モデルを作る必要がある。歯科診療所の構成要素として、管理者行動、従業員管理、組織特性、そして戦略的運営をMarch and Simonの組織均衡論から導き出したことは、前述してある通りである。ここで因果を分析するにあたり管理者行動が従業員管理、組織特性、戦略的運営に影響を与えることは、一般的に知られているところである。従業員管理と組織特性の関係においては従業員管理と組織特性との関係を全変数を使用する**冗長性分析**（斉藤，2002）[53]を行ったところ、組織特性が従業員管理に影響を与えるのは、0.1618（冗長性係数の3軸の合計）であるのに対し、従業員管理が組織特性に影響を与えるのは、0.2213であった（表1-5）。したがって、経営モデルにおいて、**従業員管理が組織特性**に影響を与えるとした。また、従業員管理が戦略的運営に影響を与えるとしたのは、医業収益を向上させるために従業員管理により歯科診療所を活性化させ、活動を維持する必要があると

表1-5 冗長性分析

[構造係数] (正準相関分析の表)

独立変数（説明変数）：従業員の全変数、
従属変数（目的変数）：組織特性の全変数

	軸1（正準変量）	軸2（正準変量）	軸3（正準変量）
[独立変数]			
仕事上困った時は院長に相談し	−0.6075	−0.4109	0.6095
仕事上困った時は従業員同士が	−0.3353	0.0437	−0.3955
仕事上困った時はマニュアルを	−0.4154	0.5519	−0.0088
従業員が高い満足感を得られる	−0.7957	−0.0641	−0.3103
給与を上げる	−0.2774	0.1258	0.1293
やりがいのある仕事を与える	−0.6784	0.0188	−0.1688
明るい職場を作る	−0.5874	−0.3856	−0.3655
院長と気軽に話せる機会を作る	−0.4659	−0.2893	−0.1827
報奨金を出す	−0.2611	0.3516	−0.0408
実力・能力主義の導入をする	−0.4788	0.6047	0.0639
年次休暇を自由に取らせる	−0.1914	0.1336	−0.2329
夜間勤務を少なくする	−0.1989	0.0411	−0.0385
研修会の出席を多くする	−0.3716	0.1909	−0.1626
[従属変数]			
マニュアル重視	−0.6271	0.3621	0.0409
明確な仕事	−0.7959	−0.2354	−0.1637
決められた手順	−0.6547	0.1676	0.1249
院長に相談	−0.5263	−0.4675	0.5560
定期的な勤務評価	−0.7123	0.4923	0.0824
院長の直接命令	−0.3910	0.1803	0.6466
普段のコミュニケーション	−0.7165	−0.2313	−0.3028
診療の流れが明確	−0.6948	−0.2055	−0.1830
正準相関係数	0.7575	0.4816	0.3580

（分析精度）　1軸：＊＊　　2軸：＊＊　　3軸：＊＊　　（＊＊：P＜0.01）

（冗長性係数）

軸	Re (X/Y)	Re (Y/X)
1	0.1279	0.2431
2	0.0227	0.0233
3	0.0091	0.0145
合計	0.1690	0.2916

注）X/Yは戦略的運営が従業員に影響を与えることを示している（0.1690）。
X/Yは、従業員が戦略的運営に影響を与えることを示している（0.2916）。

考えたからである。組織構造が戦略的運営に影響を与えるとしたのは、一般に言われている理論とは異なる関係を示した。つまり、Chandler（1962）[54]は「**組織は戦略に従う**」という有名な命題を残している。しかし、本書の研究モデルはこの命題に反し、**組織構造が戦略的運営に影響を与える**とした。その理由は、

次のような状況を踏まえて判断した。牧田(2012)[55]は、日本企業の場合には「**戦略は組織に従うという実態がある**」と述べている。同様に歯科診療所においても開業20年近く経営すると従業員や組織構造の影響を受けて戦略的運営を行われていると考えられるからである（図1－25）。

<ビジネスモデルの定義>

　ここで、「研究モデル」を理解するために、経営学やマーケティングで扱っているビジネスモデルについて触れてみたい[56]。

　アレックス・オスターワルダー＆イヴ・ピニュール[57]のBusiness Model Generation（小山龍介訳）を見ると、「**ビジネスモデルとは、どのように価値を創造し、顧客に届けるかを論理的に記述したもの**」であると、している（Alexander Osterwalder & Yves Pigneur, Business Model Generation, SHOEISTA Co., Ltd, 2012）。

　このビジネスモデルは、組織構造、プロセス、システムを通じて実行される戦略の青写真となる。そして、**9つの構築ブロックで構成されている**。それは、①顧客セグメント（Customer Segment）、②価値提供（Value Propositions）、③チャンネル（Channels）、④顧客との関係（Customer Relationships）、⑤収益構造（Revenue Streams）、⑥経営資源（Key Resources）、⑦主要活動（Key Activities）、⑧提携先（Key Partners）、⑨コスト構造（Cost Structure）である。まず、これを歯科診療所に応用すると次のようになる。

①顧客セグメント：これはビジネスモデルの根幹をなすもので、歯科診療所のビジネスモデルと作る時には、まずどのような患者層をターゲットにするかを考える。どのような患者ニーズにも答えられるような広く浅い技術を有している場合、多くの患者層を扱うことができるビジネスモデル（マス市場）が考えられる。

　次に、患者の特殊なニーズに対応するビジネスモデル（ニッチ市場）も考えられる。患者の抱えている課題の微妙な違いに応えるビジネスモデル、例えば、ホワイトニングの内、無髄歯のみ扱うとか、歯肉のメラニン色素沈着症のみ扱う歯科診療所、顕微鏡のみで歯内療法を行う歯科診療所等は、ニッチの中でも細分化されたビジネスモデルになる。一方、多角化のビジネスモ

デルとして、大学病院のように同じビル内にすべての患者ニーズに答えられるような診療料を供えた診療所モデルも考えられる。ターゲットにする患者層（セグメント）によりビジネス・モデルも多様化する。

②価値提供：これは、患者の抱えている問題を解決し、ニーズを満たすもので、患者が何故その診療を選ぶのかという理由になる。これは、診療所が患者に提供できるベネフィットの統合となる。

③チャンネル：チャンネルは、患者セグメント（ターゲットにした患者層）とどのようにコミュニケーションをし、価値を届けるかを記述したものである。つまり認知、評価、受診動機、受診、メンテナンスの患者行動を構築するかを示すことである。

④顧客との関係：これは、各診療所がターゲットにした患者層とどのような関係を結ぶかを示している。つまり、患者獲得、患者維持、患者対応等がある。

⑤収益構造：これは、診療所が来院患者から得られた現金の流れを示している。つまり、患者とどのような関係から収益を上げるかを示したもので、来院順の患者対応、約束診療による患者対応、患者維持型診療（予防）による患者対応等により、収益の流れは異なる。

⑥リソース（経営資源）：これは、ビジネスモデルに必要な資産を示している。ビジネスモデルを考える時は、資産により、設備等も変わってくるので資産は重要な構成要素である。

⑦主要活動：これは、ビジネスモデルを実行する上での重要な活動を示している。つまり、診療所の主な患者への提供は何かを示すことになる。インプラントを提供するための販売促進活動を始め、診療室内のスムーズな受け入れシステム、メンテナンスシステム等が主要活動の例といえる。

⑧パートナー（提携先）：これは、診療所のネットワーク作りを示している。経営に関してはコンサルタント会社、税務は税理士事務所、医療事故は弁護士、医療内容は大学、研究会、友人、知人等との関係構築を示している。

⑨コスト構造：これは、ビジネスモデルを運営するに当たって発生するすべてのコストを示している。例えば、格安航空会社は、低コスト構造によってビジネスモデルが組み立てられている。つまり、診療所のビジネスモデルを実行するに当たってのコスト全体の占める位置割合を示している。

以上の①～⑨までの構造を考えて、現実的実践的なビジネスモデルを構築す

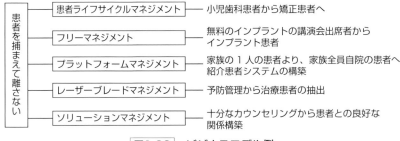

図1-26 ビジネスモデル例

る。研究モデルは、概念的モデルから操作化し易いようなモデルに構築するのが一般的である。

一方、久保（2008）[58]は、ビジネスモデルをもう少し簡単に「**顧客に価値を提供するための事業をおこなう仕組み**」と定義している。

ビジネスモデルを設計し具現化するには次の4つの要素が必要である。その**4つの要素**とは、①誰にどのような価値を提供するか、②どの活動を自社（自院）で担当するか、③経営資源をどこから手に入れるか、④それぞれの活動をどのようにおこない、どのように組み合わせるか（統合するか）、である。これは、前述したアレックス・アスターワールドらのビジネスモデルと類似した内容となっている。

また、ビジネスモデルは模倣困難といわれている。その理由は、一つひとつの活動を模倣するだけでは十分ではなく、すべての活動を模倣しなければビジネスモデルを模倣したことにならないからである。

つまり、ほとんどの既存企業は事業活動の繰り返しを通じてその企業なりのビジネスモデルを確立しているからである。

3．エビデンス（EBMgt）に基づくマネジメントの必要性

1）D.M. ルソーの主張

本書の「はじめに」の中にも示している通り、今後の歯科診療所に関する経営論は、エビデンスに基づく必要性がある。これは、次に示すRousseau教授

の影響を受けたものである。

「エビデンスに基づくマネジメントの必要性」については、Rousseau,D. M.（2012）[59]の"Evisioning Evidence-Based Management"に詳しく述べているが、それらの中から要旨について以下述べてみる。

エビデンスに基づくマネジメント（Evidence-based management, 略語はEBMになるが医学のEBMと区別する為に以下**EBMgt**を使用する）は、**意思決定の内容やプロセスに科学的知識を取り込んだ、系統的かつ実証に基づくマネジメントである**。EBMgtは、マネジメントプラクティスとプロフェッショナルな管理者を育成する方法において発展したものである。

これは、多くのマネジメントに関する書籍が、科学的エビデンスを考慮に入れずに、有名な人物によるポピュラーな論文や意見を信頼し、書かれていることに対する一種の批判から生まれたものである。つまり、多くの書籍が、ピアレビュー（査読）を受けた学術論文を出典に使用していない事に対する批判である。EBMgtを提唱するRousseau（2012）は管理者に対し、書物を読む時審査を受けた知見は信頼に値するが、審査を受けていない成果にも、そこから派生したものにも、もっと疑いの目を受けるべきといっている。同様の事は、前述してある八重垣（2008）[44]もClinical thinkingの必要性の中で述べている。つまり、**批判的思考は、エビデンスに基づくマネジメントの核をなすものである**。この「批判的」という語は、様々な意味が含まれている。しかし、用法では、否定的な意味も反対の意味もない。**自己及び他者の隠された価値や信念、仮説の認識を高めることも含む思考に専念することを意味する**。批判的思考には、仮説に疑問を投げかけ、エビデンスを評価し、アイデア（idea）のロジック（logic）や提案、行動方針（courses action）を分析することも含まれている。

２）何故 EBMgt が必要か

筆者はかつて、約40人もの従業員を雇用し、かつ分院展開をした事がある。当時は、科学的なマネジメントを全く知らなかったので種々の経営上の問題を抱えていた。その中で一番苦労したのが、３年目に入った中堅従業員の退職であった。アンケートや面接によって原因を探ろうとしたが「真意」は分らなかった。

従業員は、退職しようと決心したら「真意」を言わないものである。また、

本人も気づいていない事もある。退職の理由は、①家族(母親が多い)が病気なので看病するため、②他の職場も見たい(経験したい)から、③結婚のため等々であった。これは、スムーズな退職のための口実に使用されている理由でもある(真実は不明であるが)。

結果的に、前述している「**組織の存続に必要な条件**」の中にある**貢献よりも誘因が小さかった**ということができる。そこで、従業員を引きとどめるための対応として、給与を上げることをしたが、他の従業員にも同じように上げる(ベースアップ)ことになり、経費の増大につながった。その対策は一時的に効果を発揮したが、1年程度しか持たなかったのである。ここで、前述してあるハーツバーグ(1968．1975)[60)61)]の動機づけ・衛生要因を見ていただきたい。これは、アメリカのピッツバーグにおいて200人の技師、会計士の面接した結果(実証研究)を基に、次に実施した研究をまとめたものである(図1-27)。これによると、給与は不満を解消する要因であり、衛生要因となっている。つまり、不満を解決する要因ではあるが、満足を与える要因ではなかったのである。**対策としては、内発的モチベーションを持続的に与えることが、継続的な**

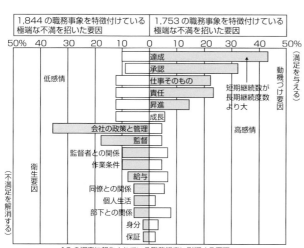

図1-27　動機づけ要因と衛生要因

雇用関係維持に重要であることがエビデンスのある理論として教えている。当時は全くそのようなことに気付かずに、経営者（管理者）として大きな意思決定におけるミスをしたのである。このような事を少なくするためにEBMgtが必要であるとRousseau（2012）[59]らは述べている。**EBMgtの使用は、（1）より一貫性のある決定を下せるようになり、（2）意思決定の帰結として、顧客や従業員の予期せぬ問題が減少するという結果が得られた**、としている。

3）EBMgt の側面と機能

　マネジメントの判断と決定を毎日実践するうえでEBMgtは、4つの基本的な活動を組み合わせて行っている（図1-28）。

　4つの基本的な活動とは、以下のようなものである。

1．利用可能な最高の科学的知見の活用
2．信頼性と有用性を高めるため、系統的方法による組織的事実や指標、基準の収集と着目
3．バイアスを軽減し、意思決定の質を高めるため、批判的・反省的判断と決定エイド（decision aids）の継続的活用
4．意思決定の利害関係者に対する短期的並びに長期的影響を含む倫理的問題の考察

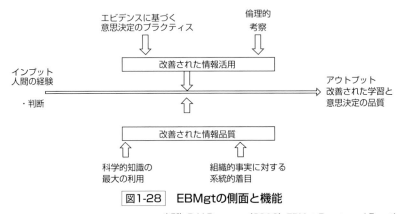

図1-28　EBMgtの側面と機能

出所）D.M.Rousseu（2012）EBMgt Facets and Functions

この4側面は、自発的な判断に影響を与える限界や制約を克服するように実施される（Simon, 1997）。EBMgtの特徴は、実務家の判断を矯正し発展させるために、認知エイドと意思決定ツールを与えながら、情報品質を改善することを意味する。

ここで、科学的知見とは何かについて述べる。**科学的知見は、実証研究だけでなく、経年的な経営実績を示す数値の分析、理論的裏付けを持たないアンケート結果等も含まれている。**

つまり、科学的知見は、世の中がどのように作用しているかに関する実験的観察や大きなサンプルサイズ（n）、有効な測定数、統計的管理、系統的に分析し、蓄積された知見（すなわち理論）に基づいている。管理者が利用する種々の情報は、世の中や我々の経験を解釈する際に、人間のバイアスに制限されている。科学的な知見は、こうしたバイアスを軽減するための抑制と均衡をもたらし、世界（社会）をより深く知ることができるのである。つまり、利用可能な最高の科学的知見を活用するには、こうした限界を克服する必要があるからである。

4）不確実性への対応（不可避な確実性と削減可能な不確実性）

EBMgtの実務家（管理者、コンサルタント、その他のEBMgtを実践する者等）は、多数の観察にもとづく科学的エビデンスによって、不規則な（不可避）変動と系統的な（予測可能かつ削減可能）変動をともに識別することは可能である。つまり、科学的エビデンスや信頼できるビジネス知識を得て利用する方法を知っていれば実務家が毎日組織内で直面する不確実性に、効果的に対応するのに役立てることができる。

例え偶発的であっても、予測能力を高め、知識の信頼性を高めることは可能である。

個々の出来事が予測不能な場合に、集約された出来事は、大抵の場合予測可能である。

5）EBMgtで注意すべきこと

EBMgtは、マネジメントの実践において、考え、実行し、組織し、統率するために知識を集約し、能力を構築する方法である。EBMgtを実践するため

には、次のような事が必要である。①意思決定プロセスとマネジメントプロセスにおける科学的原則の活用、②組織的事実の系統的な着目、③バイアスを軽減し、情報のフル活用を可能にする批判的思考と決定エイド（decision aids）を通した実務家の判断の高度化、④利害関係者への影響を含む倫理的な考察。しかし、エビデンスを扱うには種々の注意点も存在する。以下それらについて述べる。

　一集団から得られたエビデンスを他の集団に適合させるには熟慮のうえで判断する必要がある。例えば、過去の研究に基づいて、一般的な結果を異なる環境にある病院等に適合させた場合、問題解決には至らないことがある。

　むしろ、ある問題に対する答えとなるエビデンスを求め、それを相手に提示し解決の糸口を見つけた報告も見られている。つまり、根本原則に基づいて行動をしながら、実務家の技術は、その状況に合った使い方を導き、解決するものである。例として、獣医が使用する方法であるが、動物に関する臨床研究の不足ゆえに、犬や猫の治療に際し、定期的に人間に対して行われた研究を利用しなければならない。この際エビデンスを適応させるためには、動物の体の大きさや新陳代謝に留意することを含め、その適応において特別な配慮が必要である。**ある領域で得られたエビデンスを、いかにして他の領域に適応するかという問いは、問題を解決する新たな角度の思考と方法を編み出すことにつながる**。一方、新井ら（2014）[62]は、病院管理においてエビデンスに基づくマネジメントの適用を考えるにあたり、一般的なエビデンスとローカルなエビデンスのある事を述べている。つまり、一般的に適合する知見なのか、特定の組織にしかあてはまらないローカルなものか、という区分がエビデンスの中に存在すると述べている。**具体的な例として、多くの病院で直ちに実践に導入可能なものか、あるいは、個々の病院といったローカルな単位で新たにエビデンスを獲得することで有用となるものかを区別して研究することの必要性を報告している**。

6）克服すべき問題

　科学に基づく実践は、質の高い意思決定を推進すると認識されているが、役員や中間管理職、監督者は、これを適用するか否か、いかにして適用するかという点で、一貫していない事が多い。したがって、EBMgtの実践は、認知の

限界やバイアスを克服するために多くの「矯正」を利用している。意思決定との関連で矯正と発展のために、3つの限界を知っておく必要がある。

①限定合理性
人間は同時に限られた量の情報にしか注目できず、処理できないものである。

②過去の経験の過大評価
経験に意思決定を頼ると、不規則になり誤解を生じる少数の問題に陥るおそれがある。人は自分の目で確認したことを信じる傾向にあるため、自己の経験を典型的なものとみなすことが多い。つまり、系統的な認識ではなく、過去の経験に頼ると、とんでもない結果を招くことがある。

③事実を無視し、直感に頼る
直感に頼る意思決定の場合、系統的な場合と比較すると成果は乏しい場合が多い。以上のことから、反省的判断と深慮深い判断を訓練する必要がある。

以上、「エビデンスに基づくマネジメントの必要性」を裏付ける理論と、マネジメントにおける「エビデンス」とは何にかについて説明した。
本書はルソー（Rousseau, D.M.）らのいうエビデンスを基調として、以後、歯科診療所のマネジメント論を展開する。

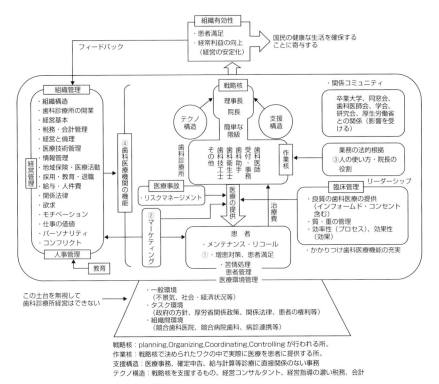

図1-29　歯科診療所のマネジメント

出所）筆者作成

（歯科診療所の組織図は、H.ミンツバーグの「MintzBerg on Management」(1989)に示されているSix Baric Parts of the Organization（p.99）を参考に筆者作成）

　本書で扱っている歯科診療所のマネジメント論は、主に一般環境から遮断されたシステム内部で自給自足している「**クローズドシステム（Closed System）**」として扱っている。つまり、環境から資源をインプットして、その影響を考える「**オープンシステム（Open System）**」の立場での研究をメインにしていない。現実的には、医療環境に歯科診療所経営は影響を受けているが、そのような研究は、医療政策等の研究フィールドに委ね、オープンシステムを意識しつつ、クローズシステムとしての問題点を主に明らかにしたのが本書である。エビデンスに基づくマネジメント構築のため、図1-29に示す歯科診療所のマネジメントの構成要素について、以後順を追って検討する。

4．歯科診療所と管理者（院長）

　歯科診療所のマネジメントを考えた時、**一番影響力のあるのは管理者（院長）である**。そこで、管理者（院長）はどのような特徴があるか、成果を考えた時どうあるべきなのか等について**文献等を通して検討する**。

　歯科診療所の院長は、2つの側面を有している。1つは歯科医師としてのEBMを基礎とした歯科医療提供の担い手としての側面である。もう1つは、歯科診療所を経営とするという経営者の側面である。前者は、いわゆる歯科医師の「腕」が重要であり、「腕」を示すインディケーターがあれば、「腕」が歯科診療所の経営にどのように影響するかを知ることができ、他の診療所との比較も可能となる。

　しかし、残念ながらそのような「腕」を調べるインディケーター（Indicator）も無く、いわゆるデータベースも無いのが実情である。したがって、知り合いの歯科医師の「腕」に関してさえも、正確な情報がほとんど分からないのが実態である。ところが、後者の経営者の側面を示す管理者行動に関しては、先行研究もあり、インディケーターもある程度蓄積されている。

　したがって、管理者行動と歯科診療所の成果（Performance）[63]との関係を研究することによって、歯科医師のブラック・ボックスとなっている「腕」が管理者行動を通してアウト・プットとなって見えてくる。

> 歯科診療所の院長であり管理者の行動
> 特性を知るための視点

　歯科診療所のトップである院長が、経営に一番影響を与えている事は第Ⅱ部で述べている「京セラフィロソフィー」や「アサヒビール社長」、「ホッピー社長」で示している通りである。そこで、院長であり管理者はどうあるべきかを知る目的で毎日なにげなく行っている管理者の仕事を整理してみる。初めに、院長は歯科医師というプロフェッショナル（専門職）の仕事をしている。次に、ほとんどの歯科診療所は数人の従業員を雇用して仕事をしていることから、リーダーシップの視点が必要である。最後に、歯科診療所の管理者として管理者行動論から先行研究を通して理解を深めてみる。

> 歯科診療所経営に一番影響を与えるのは、**院長（管理者）行動** ≒ 器 ≒ 能力といえる。
> 院長の仕事は以下の3つに大別される。
> （1）**プロフェッション**（プロフェッショナル）：医療倫理が含まれている
> 　　　↕ 拮抗する部分がある
> （2）**管理者**（経営管理者）：マネジメント能力が必要
> 　　　マネジメントする側面→組織有効性（performance）[64]
> （3）**リーダーシップ**：チーム医療
> 　　　人を使う側面において重要→生産性を上げる

1）院長行動とプロフェッショナル

　歯科診療所の院長は、開業により、歯科医師というプロフェッショナルでありながら管理者として行動する必要性が出てくる。そこで、歯科診療所の院長行動にプロフェッショナルから接近し、開業歯科診療所の院長の行動を考察する。

　歯科医師は、歴史的に見ると「プロフェッション」と呼ばれていたが、アメリカの職業分類では、現在、プロフェッショナルに分類されているところからプロフェッショナルというのが一般的になってきている。プロフェッションとプロフェッショナルの違いを明確にしながら、歯科医師がプロフェッションの特徴を備えた職業である意義について言及する。また、プロフェッショナルの特徴を示し、院長行動の特殊性（一般企業のマネージャーとの違い）を検討する。

　田尾（1997）[65]は次のような特徴を備えた職業をプロフェッションと述べ、歯科医師をプロフェッションに分類している。**プロフェッション**としての特徴としては、①**専門的な知識や技術を習得している**、②**自立性がある**、③**仕事へのコミットメントが非常に強い**、④**同業者への準拠がある**、⑤**倫理性が重視される**等である。プロフェッションの古典的な定義では、医師、弁護士、神父等がプロフェッション（認知されたプロフェッション）に分類されており、この中には歯科医師はまだ入っていなかったが、1946年頃より歯科医師もプロフェッション（確立されたプロフェッション）と分類されるようになってきた

歴史がある（Wilensky, 1964）[66]。その経緯は、19世紀の初め歯科的治療はDentatureというギルドや徒弟制度により技術が受け継がれていたが、1801年に**ボルチモア歯科医学校**が初めて開校され、1868年にはハーバード大学歯学部等も開校されたことから、専門の機関によって教育が施される条件が加わったことで、歯科医師がプロフェッションとして認知されるようになったと思われる。

一方、太田（1993）[67]は、Carr-Saunders and Wilson（1933）[68]やEliott（1972）[69]およびWilensky（1964）、Shapero（1985）注)等の研究を基に、典型的なプロフェッションとは、①専門的知識・技術に基づく仕事に従事する職業であること。これらは、理論的基礎を必要とし、長期の教育訓練によって獲得されるもの。②これらの能力的および倫理的基準を維持することを主目的とした職業団体が存在すること。③このような専門性、倫理性を保証する内的規制が存在するため、専門の領域においては独占的権限が伴うこと、としている。また、次のような特徴を備えた職業に携わる者を**プロフェッショナル**として扱うことができる、と述べている。

① **専門的知識、技術に基づく仕事であること**（この専門的知識、技術は大学等で体系的教育訓練によってもたらされるもの）
② **一定の理論的基礎と汎用性を有すること**
③ **専門家団体あるいは専門家社会の基準による能力その他の評価システムが何らかの形で存在していること。**

田尾（1997）が特徴づけた①〜⑤と太田の示す内容には多少の違いが見られている。しかし、以上から判断すると、歯科医師は、明確にプロフェッションといえる。しかし、現在ではアメリカの職業分類に基づき、歴史的経過の中でプロフェッションに分類されていることは認識しておく必要がある。

アメリカの職業分類は別として、学問的視点からするとプロフェッションとプロフェッショナルは同じではなく、歴史的背景から次のような違いが指摘されている。**プロフェッションとプロフェッショナルの違いは、クライアントの**

注）Shapero, A.:Managing Professional People, The Free Press, 1985

利益と個人的あるいは、営業上の利益が対立するときには、プロフェッションは前者を優先させるというサービス（奉仕）の理想を信奉することであるといわれている（太田、1993）。つまり、プロフェッショナルの中でも、歴史的にプロフェッションと認知された専門職業人は、クライアントの利益を最優先する志向性の強いことが示されている。

しかし、一般的にプロフェッショナルと呼ばれている職業の特徴は、自立性があり、仕事へのコミットメントが非常に強く、倫理性が重視されていると認識されている。

また、プロフェッショナルが持つ欲求は、主に仕事自体に内在していたり、専門家社会において獲得されるものとなっている（太田，1993）。組織との関係におけるプロフェッショナルは、専門的訓練を受けていることから、スキルが高く、自分の仕事に対して、大幅な権限を委ねられており、作業プロセスも複雑な面もあるが、かなり標準化ができているので、自動的に高い自主性を持った仕事ができている。この標準化があるからこそ、プロフェッショナルは、そのスキルを完全に出しきり、効率よく高い効果を上げうる、としている（Mintzberg, 1989）[70]。

さらに、プロフェッショナルは、顧客と強い相互作用の中で、直接的にサービスを提供し、(Maister, 1993 [71]：田尾，1997)、高度な専門性により他者からの規制も排除可能であるとその特徴が示されている（Mintzberg, 1998）[72]。

以上のことから、院長（歯科医師）を解釈すればプロフェッショナルと呼ばれ、専門的な知識や技術の習得が重要な職業であるが、歴史的経過の中でプロフェッションと呼ばれた職業であり、自立性や仕事へのコミットメントが非常に強く、倫理性が重視されている職業である。さらに、同業者や、歯科医師会、卒業した大学の同窓会、学会等のコミュニティに影響を受ける職業でもある。

つまり、歯科医師は、プロフェッショナルとして患者の健康回復に関する利益を他の何よりも優先して行うという、高い職業意識と、倫理性を持っている職業と分類されている（wilensky, 1964）。

以上、プロフェッショナルとしての院長行動の特徴を述べてきたが、現在ではプロフェッショナルに分類される職業は、会計士、コンサルタント、デザイナー、編集者、建築家等、会社に属する多数のプロフェッショナルが存在している。

本来、「プロフェッショナル論」の追求するところは、企業内におけるプロフェッショナルをいかに企業組織有効性に活用するかということであり、プロフェッショナルに対する組織の要請、社会的要請、仕事の特性、それに、プロフェッショナルの価値や目的及び態度を考慮に入れた新しい統合の理念を追求することである。そこで、プロフェッショナルの中心的課題は、プロフェッショナルの組織に対する帰属をどのように持たせ、組織に定着させるか、ロイヤリティを多く調達するために、組織人としての自覚を促したり、職場作りや、学会活動が職能団体への参加を援助すること並びに報酬体系の整備等が課題になっている。太田（1993）は、組織の成果について様々なプロフェッショナル間の連携が重要であり、そのためには「**間接的統合**」[73]が重要であると述べている。

　歯科医師に対するプロフェッショナルとしての位置付けは、院長行動の側面を分析することで、プロフェッショナルの特徴を歯科診療所の中でどのように発揮できるかにかかってくる。

　そこで、プロフェッショナルの議論を歯科医師に当てはめると、次のようなことが言える。プロフェッショナルとしての歯科医師は、歯科医学（医術）を通じて人々の口腔に関する健康を回復し、維持増進していく事を主要な任務としている。換言すると、プロフェッショナル・ヒューマンサービスがプロフェッショナルによって提供されるということである。**このプロフェッショナル・ヒューマンサービスは質が問題となる**。つまり、島津（2008）[74]によれば「医療の究極の質が、患者満足の達成にある」といわれているからである。

　したがって、**患者満足度を高めるプロフェッショナル・サービスの提供が出来るか否かが歯科診療所の組織有効性に大きく影響をする**。プロフェッショナルの具体的な仕事としては、歯科の三大疾患であるう蝕（むし歯）、歯周病（従来言われていた歯槽膿漏症と歯肉炎等を含む歯牙支持組織疾患を総称している）と歯牙欠損症（歯が抜けている状態に対する病名）に対する治療と予防である。

　つまり、う蝕に対しては、咀嚼、発音、審美的機能回復の為に硬組織の実質欠損部を人工材料で補綴する。その際、硬組織である歯牙の中に存在する歯髄組織をも扱う。

　また、歯周病に対しては、病気の原因であるプラークや歯石の除去を始めと

して、病的歯周組織の除去手術が行なわれる。さらに、欠損症に対しては、歯型を取り、模型上で人工臓器を製作する。これらが、歯科医師のプロフェッショナルとしての仕事の大枠となる。

　これらの仕事は大部分において標準化されているが、細かい部分には多くの裁量の余地が残されているのが特徴といえる。

　以上をまとめると、歯科医師のプロフェッショナルとしての仕事は、専門家がいつでも利用できる標準プログラムを個々の症例に合わせて応用することである。これは、患者の求めているニーズ（疾病・機能の回復とその治療法の選択）を標準プログラムから診察、検査、診断よりどのプログラムを応用するかが選択される。そして次にはプログラムの応用となる。Porter and Teisberg（2006）のいうケア・サイクルということもできる。この場合、**間接的統合**[注1]が標準化、分業化の有効性を高める**暗黙的管理**になっている。その結果、バリュー・チェーンが存在し、価値が積み重なって最終的に成果につながる。このような活動システムによって、歯科診療所の組織有効性は高まる。つまり、**プロフェッショナルとして組織有効性を高めるためには、高度な治療や特殊な治療を、また優れた実績を提供できるだけの経験があれば、それを提供することである。**または、同業者と比較して優れている診療分野があればその部分の提供強化によって組織有効性を高めることができる。但し、**歯科医師(医師)は、プロフェッショナルに分類されているが、その根底には、プロフェッションとしての精神が有る為、組織有効性にマイナスの行為をする場合がある**（医療はボランティアで行わなければならない行為も少なくない）。この事は、無床診療所のマネジメント論の探求には重要な要素として把握しておく必要がある。

　このことから、歯科診療所における歯科医師の仕事は、専門的知識、技術がなければ不可能であるばかりでなく、高い組織有効性は期待できない。また、歯科医師は専門的知識、技術を持つため、職業上の要請に従って仕事を進める自律性がある。そのため、仕事自体の中で、患者の苦しみを解放できる、または、患者に喜んでいただけることによって内発的にその仕事への意欲が動機づ

注1）間接的統合：間接的統合とは個人の専門的能力の発揮を長期的な視点からまた間接的な貢献も含めて組織の利益に結びつけることにより、両者の目的を達成するという理念である。それは、「委任的」リーダーシップ、プロセスよりも（長期的）成果を重視する評価、仕事上の諸条件の整備などによって特徴づけられる。

けられるというコミットメントの可能性は高いであろう。さらに、歯科医師会に多数の歯科医師が加入していることから、同業者へ準拠する医師が多い。加えて、彼らの仕事は人間の身体を扱い、公共的な福利と密接に関係しているため、倫理性[注2]を持っている。院長は、歯科医師というプロフェッショナルの仕事特性に影響を受けて行動するのである。プロフェッショナル[注3]の仕事特性が院長行動を規制したり、促進させたりするといえる。これらの観点から、**院長の行動は専門的な技能の発揮やその獲得、さらには、準拠すべき団体との関係に係る行動として把握される。**

2）院長行動と管理者行動論

歯科医師は開業によって組織の長になる。つまり、独立した組織単位の長としてのポジションに位置づけられる。このことによって、歯科医師のプロフェッショナルとしての側面と管理者としての側面が浮き彫りになる。そこで、**管理者としての院長がどのように行動し、そのことが歯科診療所の組織有効性とどのような関わりがあるか等について文献レビューにより明らかにする。**管理者としての院長の立場を捉える理論は、公式権限に基づく一般的なマネージャーの役割を仮定する管理者行動論に求めることができる（Mintzberg, 1989）[70]。マネージャーの役割として、リーダーシップを発揮して役割を遂行するという部分もあるが、ここでは、リーダーシップを除外（この項目は重要なので別に扱うため）した機能、役割を管理者行動として扱うこととする。

Mintzbergは、「マネージャーとは、公式組織やその構成単位の一部を任されている人をいい、自分の担当する組織単位に対する公式権限を与えられており、この権限がマネージャーに２つの基本的接近をもたらす」と述べている。この定義に従い歯科診療所の院長のマネジャーとしての側面をも捉えることができる。マネージャーの活動と**マネジャーの役割は３つのカテゴリーに分類されている。それは、１．対人間関係に関するもの、２．主に情報処理を扱うも**

注2）倫理性：日本医師会、日本歯科医師会には「医の倫理綱領」があり、「この項目に違反したものは、退会を命ずることがある」としている。その中に、「医師は医業にあたって営利を目的としない」という条項がある。

注3）プロフェッショナル：アメリカの職業分類によると専門職（プロフェッショナル）は次の通りである。建築家、会計士、技師、科学者、医師、歯科医師、看護師、薬剤師、法律家、教育者、デザイナー、図書館司書、編集者、聖職者、新聞・雑誌記者など。

表1-6 ミンツバーグの管理者の役割

対人関係の役割	対人的	対外的
1. シンボルとしての役割（フィギャーヘッド）	○	○
2. リエゾンとしての役割		○
3. 監督者としての役割（リーダー）	○	
情報関係の役割		
4. モニターとしての役割	○	○
5. 周知伝達者としての役割	○	
6. スポークスマンとしての役割		○
意思決定の役割		
7. 起業家としての役割	○	○
8. 障害処理者としての役割	○	○
9. 資源配分者としての役割	○	
10. 交渉者としての役割		○

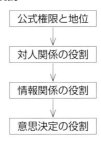

（獲得される順位）

注）ここで使用しているマネージャーは仕事の責任者、例えば病院では院長、歯科診療所では院長、歯科衛生士のチーフ、会社の社長、重役、部長等を指している。

出所）H. Mintzberg（1989）：Mintzberg on Management, p.10-24を基に筆者作成

の、3．重要な意思の決定に関するもの、となっている（表1-6）。

さらに、管理者の活動には3つの役割があり、フィギュアヘッド、リーダー、リエゾンがある。但し、リーダーの役割は、管理者行動としては重要な役割であり、リーダーシップとも強く関係していると思われるが、ここでは、前述している通りにリーダーシップに関する役割及び機能を除外した管理者行動として扱うこととする。また、情報関係の割合も同様にモニター、周知伝達者、スポークスマンの3つの役割を示し、意思決定の役割として、企業家、障害処理者、資源配分者、交渉者の4つの役割を示している。

Mintzbergのマネージャーの役割を歯科医師の行動に適用して考えてみると次のようになる（表1-6）。

まず、対人関係の「1、シンボル」としての役割は、歯科診療所の代表（責任者）として、押印をする役目がある。あるいは、従業員の結婚式に歯科診療所を代表して挨拶する等がある。つまり、歯科診療所組織の顔の役目（フィギャーヘッド）である。これによって、組織有効性に直接影響を与えないが、疎か（対応を間違う）にすると、組織有効性にマイナスの影響を与える要素も含んでいる。

次に「2、リエゾン（Liaison）」としての役割は、所属する歯科医師会、学会、大学、近隣の医療機関等、ステークホルダー等の自院の組織以外の人と交流し、好意的援助と情報を得る役目である。つまり、外部にいる膨大な数の人やグループとの関係から作られている重要なネットワークをさばくものである。これは、後述する永山の管理者の類型化における重要な要素となっている。これらの役割は、外部環境と自院の組織を連結させる意味あいがある。

このような連結の重要性についてKotter（1982）[75]は、管理者として、**対人的なネットワークが重視され、かつ対人的なスキルが不可欠であるとしている。**このネットワークを利用して、モノやカネ、情報を機能的に1つにまとめあげることが管理者の仕事である。

次に「**3、監督者（リーダー）**」としての役割である。この行動は、リーダーシップに直接関係し、良質の歯科診療提供及び患者満足の向上に影響を与える行動と思われるのでリーダーシップのところで詳述する。この対人関係の役割は、要するにマネージャーの肩書きと権限に結びついており、本質的に対人関係の展開に関っている。

また、情報関係の役割としては、情報の受信と発信の2つを併せ持つ。マネージャーの職務にある2つの特徴、すなわち外部情報への独自のアクセスを持っていること、および内部情報への網羅的なアクセスを持ち、組織内では明らかに中心的な位置を占めていることである。

これには、表1-6の「**4、モニター（Monitor）**」としての役割がある。マネージャーは絶え間なく情報を探索し、また情報責めにもあいながら、その情報により自分の組織とその環境になにが起こっているかをとらえようとする役割がある。

歯科医師にあてはめると、保健所の立入検査の情報を得、スムーズに検査を終了させるための準備をする。これは、歯科診療所を健全に維持するために重要な行動である。

続いて「**5、周知伝達者（Disseminator）**」では、マネージャーが組織に必要な情報を部下に周知徹底する役割を担っている。歯科医師は、保険診療の新しい解釈について情報を得、入力ソフトを調整する。従業員に、情報内容を徹底させている。これは、医業収益に大いに影響を与える行動である。

「**6、スポークスマン（Spockesman）**」の役割は、周知伝達が情報の内部に

対するものであったが、スポークスマンは組織の外部環境に情報を伝達することが求められる。外部環境とは、納入業者や、業界団体や、同業者、行政、報道関係者が考えられる。

　この点を歯科医師にあてはめると、歯科診療所が個人から法人に変わった時、新しい診療内容を始めた時等に行い、自院の認知と存在をアピールする行動である。反対に、医療事故等が起こったときには、その事実を伝え、理解をしていただくこともある。

　次に、意思決定の4つの役割について、歯科診療所の管理者にあてはめてみよう。

　1つは「**7、企業家（Entrepreneur）**」としての役割である。これは、マネージャーが、組織におけるコントロールされた変革の大部分について創発者と設計者を演じている。つまり、みずからの組織の中で、革新的な意識決定を実施しなければならないこともある。そのために、マネージャーには、委譲、権限付与、監督等の力が与えられているのである。

　歯科医師としての役割があり、医療システムの改善、変更、診療内容の変更等時代の流れに合わせた組織運営をしなければならない時に発揮される。

　2つ目に「**8、障害処理者（Disturbance handler）**」としての役割がある。組織内には障害が発生すれば、事態の修正が必要になる。つまり、部下の急な辞職、施設の火事、従業員同志の反目などに対する処理の役割である。

　歯科医師は、従業員の急な退職に対する役割分担の変更、従業員の採用基準等、組織運営上の緊急対応を行っている。

　そして3つ目は、「**9、資源配分者（Resource allocator）**」がある。これは、組織の資源である、金、時間、原材料や設備、労働力、世評等の配分をする役割である。つまり、マネージャーの意思決定でこれらの資源を使い切ることも保存することもできるのである。

　資源配分者としての院長は起きている時は常に、給与、材料費等の支払が滞りなくできるように医業収益や資金繰りを考え、従業員が患者満足を高めるように動機づけをし、診療時間を有効に使用するための調整機能を発揮する等、健全経営の維持のためにはどのようにすべきかについて考え、行動している（永山，1999）[76]。**この役割は歯科医師診療所における管理者行動の中で一番重要であり、この行動によって優れた歯科診療所となるための条件の大半は決まる**

といっても過言ではない。

4つ目には、「10、交渉者（Negotiator）」としての役割がある。これは、組織が他の組織や個人とのあいだで重大で非定型的な交渉を行う場合があるが、このような場合に発揮される役割である。

歯科診療所の場合は、少ないと思われるが、隣の土地を購入し、駐車場を広げる必要が出た時等に役割を発揮している（永山，1999）[76]。

以上のように、Mintzbergのいうマネージャーは10の役割を行っている。これら一つひとつの役割は独立しているのではなく、有機的に結びついて、状況に応じてそれぞれの役割が果たされている。歯科診療所経営における管理者の仕事にも全く同じ役割が課せられている。

また、周知伝達者として、医療法や保険のルール等を従業員に徹底させる。さらに、患者とのトラブルがあった時には、その解決をするために行動しなければならない。患者との関係においては、シンボルとしての役割として、すべての責任を負うことになる。

対外的な役割としては、他科との連携や材料商との取引に関係し、新しい材料を仕入れるための意思決定をしたり、従業員を採用したり、給与を決定する役割を演じている。これらを適確に判断し行動することが管理者には求められている。

当然、業態が異なれば、10の役割はそれぞれの業態に応じてウェイトは変化する。たとえば、歯科診療所においては、リエゾンやモニター、スポークスマンの役目等はまだ少ないと思われるが、これらの10の役割がバランスのとれた内容で発揮されていることが望ましいと考える。

まとめ

院長は管理者として、Mintzbergの10の役割を日々行い、健全な歯科診療所経営を行っている。具体的には従業員、患者、その他のステークホルダーとの人間関係の他に、モノやカネ、情報など様々な要因を統合できるような働きがなければならない。

つまり、管理者として、与えられた経営資源をどれだけ有効活用できるかが、管理者の資質や能力ということになる。

特に、チーム医療による歯科医療提供には、Mintzbergのマネージャーの10

の役割が果されており、リーダーの役割として個人の欲求を組織の目標と統合するという重要な役割を演じている。これらの行動は管理者自らの動機づけと深く関係している。Miner（1975）[77]は、管理者としての役割に強く動機づけられる管理者ほど、その役割をよく果たして、より多くより高い成果（組織有効性）を得ることができると指摘している。このように高い成果を得る管理者は次のような行動をとっている。

　院長は第一に従業員との「信頼蓄積」を基にして、歯科診療所の目的に対して「達成基準の連動化」という行動をする。これは、Mintzbergの10の役割で表現すると、「リーダーとしての役割」「シンボルとしての役割」「モニターとしての役割」「企業家としての役割」が１つに集まって関係している。

　その他に、「ネットワーキング」という行動が必要である。これには「シンボルとしての役割」「リエゾンとしての役割」「スポークスマンとしての役割」「交渉者としての役割」が１つに集まって関係している。以上のような管理者の行動によって高い成果が導かれている。

3）管理者行動の類型化および組織有効性との関係

　歯科診療所においてもMintzbergの10の役割が日常行われている。

　つまり、院長は開業により、組織単位と外部環境の間に立つことになる。その結果、Mintzbergが示すマネージャーの仕事のように対人関係の役割に加えて、情報関係や意思決定関係の役割など多様な役割を果たさなければならなくなってくる。もちろん、このような管理者の立場には、プロフェッショナルとしての立場が作用していることは言うまでもない。そのことは、院長の行動には一般的な管理者の行動の中でも、優先順位の高い行動があることを示唆している。つまり、院長行動は、Mintzbergの言うマネジャーの行動以外の行動をしているようにも思える。換言すると、Mintzbergのパターンの捉え方では把握できないパターンの存在が考えられるのである。このことは、**歯科診療所という独自の組織の中で、プロフェッショナルでありながら管理者として行動している所に起因しているように思われる。**

　また、院長が特定状況に適合する複数の行動次元を収斂させていると予測できる。要するに、**特定状況に対する複数次元の一貫した行動パターンが組織の有効性を高めていると考えられる。**

そこで、永山（1999）[76]は、歯科診療所の管理者行動と組織有効性の関係を知る目的で実証研究を行い、複数次元の一貫した行動パターンを発見し、管理者行動の類型化を行なっている。

その結果から、次のようなことを明らかにしている。

つまり、調査結果を管理者行動に対する因子分析により、管理者行動を示す主な要因次元となる5つの因子を抽出している。

表1-7 管理者のパターン

行動パターン	特徴	主たる行動
チームプレイ型	達成基準への連動化、支持関係の獲得の因子が強いグループであり、従業員に向けた行動を重視する院長のグループである。ネットワーキングや業績評価も弱い訳ではないが、前者の行動をより重視している。これらのグループは、従業員に依存することを明確に認識し、協働的に高い基準を達成しようとする院長の行動パターンである。チーム医療を得意とする。	達成基準への連動化（タスク志向、育成、モデリング、活用）支持関係の構築（配慮、信頼蓄積）
個人プレイ型	革新的志向の因子が特に強い院長のグループである。院長は個人レベルを先行させた形で新しい医療活動の適用に努める傾向がある。しかし、支持関係の獲得は弱い。要するに、院長の行動パターンは個人レベル（常に院長行動が先行し、従業員に十分なるコンセンサスを得ず、いわば自分勝手と思われる行動を特徴としているように思われる）での医療改善活動を中心とした経営管理志向を示している。自費収入に力を入れている。	革新的志向（新しい治療方法を積極的に取り入れ適応を図る）
状況順応型	ネットワーキングと業績評価が強いグループである。ネットワーキングは、一般に変革と結びつく行為であると考えられている。しかし、開業歯科診療所というコンテクストで考えると、外部の専門家集団との関係や医療業務に必要となる業者との関係の構築は、開業医にとって当然の活動である。現状の環境を理解し、その流れに合わせようとする。	ネットワーク行動（外部環境との関係構築）業績評価（定量化されたアウトプットを評価）
業績評価型	業績評価が強い院長のグループである。開業に伴う医療活動から派生する形式化された書類などの結果をきちんと評価することを重視している。ネットワーク行動は最も弱い。要するに、専門家及び管理者として必要な外部との関係構築が欠如し、アウトプット評価の側面だけの自分の仕事を位置づけてしまっている院長の行動パターンである。外部とのつながりが弱いので、独り善がりの医療提供をする傾向がある。	業績評価
成り行き型	院長行動についての全次元が相対的に弱いグループである。このような行動パターンは、院長が必要とする管理者としての活動にそれほど熱心でないことを示している。	なし

注1）上記の基本型の他に、基本型に他の型が加わったハイブリッド（H）5型がある。したがって、管理者は10のパターンとなる。

注2）ハイブリット（Hybrid）：本論文で使用しているハイブリットは、組織論で示されているMintzberg（1989）の言う移行型ではなく、また異形型（Variant）でもない（Doty, 1993）。現存する歯科診療所組織のように、管理者が長い間に合理的になろうとした結果、環境への適合を可能にした管理者行動として扱っている。

表1-8　5つの管理者に対する将来展望

行動パターン	厳しい時代における経営的評価
チームプレイ型	存続、発展する。
個人プレイ型	小規模の内は成功する、また開業始めの内は成功することもある。マンネリ化や組織が大きくなると問題を抱えるようになる。患者満足度が低くなると先細りになる運命にある。
状況順応型	横ばいでそこそこの収入が見込める。
業績評価型	医療保険の根本改革等診療報酬改定の内容により右肩下がりになる。
成り行き型	自然に先細りになる。院長の高齢化とともに経営の先細りになる。

(筆者の推測による見解)

　それぞれの行動の特徴を捉えて「**チームプレイ型**」「**個人プレイ型**」「**状況順応型**」「**業績評価型**」「**成り行き型**」とネーミングした。

　5つの管理者行動のそれぞれの特徴と主たる行動を示したのが表1-7である。はじめにこの分類の全体の概要を示し、次にそれぞれの管理者行動とMintzbergの10の役割との関係について述べる。

　5つの管理者行動の比較によって導き出した患者満足度の高いパターンは、「チームプレイ型」、「状況順応型」、そして、「業績評価型」、「成り行き型」、「個人プレイ型」となっている。

　したがって、「チームプレイ型」の行動は最も患者満足度が高く、「個人プレイ型」との差も明確になっている。一方、「個人プレイ型」は、患者満足度が5つのパターンの中では一番低い。これは、医療サービスのプロセスと結果のうち、結果のみを重視する傾向を有しているからと考えられる。つまり、良い義歯は入れられるが、それまでのプロセスにおいて、「患者に対する扱い方が丁寧でない」、換言すれば、「患者の心理的ニーズを満たしていない」といえる。

　次に、患者数は、「チームプレイ型」と「個人プレイ型」が多く、「成り行き型」と「業績評価型」は少ない結果となっている。その中間に「状況順応型」が位置している。

　医業収益（売上）を見ると、「チームプレイ型」がいちばん多く、「個人プレイ型」、「状況順応型」、「成り行き型」、「業績評価型」と平均値では、順位が付くものの1つのかたまりとなって「チームプレイ型」に対して劣勢を示している。

　これらのことから、「**チームプレイ型**」は、従業員1人あたりの売上の多い

ことが推測され、さらにレセプト1枚あたりの点数の高いことも考えられる。つまり、「チームプレイ型」は、院長の中核業務の委譲が行われていると推測される。さらに、「チームプレイ型」は常勤者数、スペシャリスト（歯科衛生士、歯科技工士等）の数が多くなっていることからも院長の中核業務の委譲の推論を裏付ける。

以上のことを要約すると、「チームプレイ型」の院長の行動は理念型として考えられる。

つまり、「チームプレイ型」の主な行動である「達成基準への連動化」、「支持関係の獲得」および「ネットワーク行動」が組織有効性に影響することが示されている。

チームプレイ型に示した「達成基準への連動化」の管理者行動は、金井（1994）[89]の示しているタスク志向、育成、モデリングの集約である。つまり、**育てる行動と活用する行動が同時に行なわれている因子である**。Mintzbergのマネージャーの役割で見ると「**監督者（リーダー的）の役割**」と「**起業家の役割**」、「**資源配分者**」の役割が集合された行動と解釈できる。次に、「**支持関係の獲得**」の管理者行動は、「**人間関係を志向した配慮**」と「**信頼蓄積**」の一部が結びついた行動である。つまり、従業員の心情的な配慮を加えて、従業員の失敗を助けたり、従業員の優れた仕事をきちんと認めることによって信頼を高めたり、従業員が職場に持ち込んでくる価値や期待に対処し、仕事に対する重要性を認める行動である。これを、マネージャーの役割でみると、「**監督者の役割**」と「**障害者排除者の役割**」「**リエゾン的役割**」が関係している。しかし、この部分のMintzbergの研究はミドル及びトップ、マネージャーからの研究であり、「従業員への心情的な配慮」行動は見られていない。

前述した「達成基準への連動化」の目的を達成させるためには、「支持関係の獲得」は重要行動であるが、Mintzbergのマネージャーの10の役割の中には、明確に示されていない。

組織有効性を高める管理者行動として、「ネットワーク行動」があるが、これは、従業員に対する行動因子ではなく、**外部環境との関係の構築や維持の側面を持つ**。Mintzbergのマネージャーの役割においては「リエゾンの役割」と、「モニターの役割」、「スポークスマンとしての役割」がネットワーク行動となる。その他、個人プレイ型の革新的志向は、「起業家としての役割」、「資源配分者

としての役割」が関係している。

　また、業績評価型の業績評価の行動は、永山（1999）[76]が独自に開発したもので、定量的なアウトプットを評価する側面を示している。これは、Mintzbergのマネージャーの役割の中にも見い出すことができない行動である。

　永山（1999）の研究によれば、「チームプレイ型」の管理者行動において、重要な「達成基準への連動化」行動のためには、人間関係を志向した「配慮」と「信頼蓄積」の一部の因子が結びついた行動が必要である。この行動は、「愛」の定義を明確にはできないが、いわゆる「愛」とか「愛情」を従業員に感じさせる行為とも考えられる。Blau（1964）[78]のいう社会的交換[79]のような従業員に好意を抱かせる行為とも考えられる。

　以上のことから歯科診療所の組織有効性が高い「チームプレイ型」の管理者行動もMintzbergの10の役割でほぼ説明することができることから、**院長の管理者行動はマネージャーの行動に依拠した行動の集約と捉えることができる**。

5．院長行動（管理者）とリーダーシップ

　前述したプロフェッショナルの視点は、院長の行動特性の一部を射程に入れているにすぎない。なぜなら、院長のプロフェッショナルとしての仕事は個人レベルを超えて完結するという側面があるためである。歯科医師の診療活動は一人の仕事だけでは完結せず、他者を利用することで完結するのである。つまり、全体として診療は一人で遂行できない、もしくは１人で遂行することは効率的ではない。**したがって歯科衛生士や歯科技工士、歯科助手の人々と連携するために、リーダーシップを発揮しなければならないのである。**

　リーダーシップについて、Koontz and O'Donnel（1959）[80]は「**共通の目的の達成のため、従う人たちに影響を及ぼすことである**」と定義している。また、Robbins（1997）[81]は、「**リーダーシップとは、集団に目標達成を促すよう影響を与える能力である**」と定義している。さらに、三隅（1995）[82]は、リーダーシップとは何かという定義については研究の数だけあると述べ、リーダーシップの定義は多岐に渡っているが、次のような定義づけをした。

「リーダーシップとは、特定の集団成員が集団の課題解決ないし目標達成機能と、集団過程維持機能に関して、他の集団成員達よりも、これらの集団機能により、著しい何らかの継続的な、かつ積極的影響を与えるその集団成員の役割

行動である」としている。

これらの定義から、「リーダーシップの定義」には2つの視点が存在する。Koontz and O'DonnelとRobbinsは、リーダーシップを行動として捉え、また、三隅は、自発的に集団に貢献させるプロセスとしてリーダーシップを扱っている。このようにリーダーシップには、リーダーシップ行動と、リーダーシップが集団に影響を与えるプロセスと考える解釈がある。

これらの解釈からすると、**リーダーシップは、歯科診療所の目標に対し、従業員を目標達成に自発的に協力（貢献）したくなるような院長の働きかけ（行動）が必要**ということができる。また、三隅の定義を解釈すると、歯科診療所の目標に対し、従業員全員を集団とみなし、集団全員の自発的協力を引き出し、集団が歯科診療所目標の到達に協力する従業員の行動、つまり、プロセスと考えられる。結果から、歯科診療所は従業員が約5人の職場においては集団と捉える考え方よりも通常は個人、個人に対して（時として集団になる場合もある）影響を与える院長行動をリーダーシップと捉える定義の方が、歯科診療所に適用できる。なぜなら、歯科診療所の場合には集団に対するよりも個人にリーダーシップを発揮することが多いからである。それは、院長の要求度は受付や診療室での仕事内容によって異なり、歯科衛生士と歯科助手の職種の違いによっても変わるからである。さらに、勤務年数によっても評価基準が変わるときがある。歯科診療所の場合は、対個人への指示や評価が多くなる。

一方で、定義に見られるように、「自発的に協力したくなる機能」あるいは、「従業員の自発的行動」は具体的にどのような院長の行動（リーダーシップ）が必要なのかについては、次のような1）〜4）の行動理論の蓄積がある。

1）第1のリーダーシップ行動論（理想システムの提示）

Likert（1961，1967）[83]は、官僚的な管理機構が人間の素質や可能性の多くを失わせていることに関心を寄せ、人間をより効果的に活用し得る管理システムとは何かを追求し、**実証研究により、高い生産性を上げている部下の管理者は、部下の人間的側面と目標志向的な作業チーム形成に意を注いだ「部下中心型」のマネジメントを行なっている者に多く、反対に部下に生産を上げるように圧力をかけようとした「仕事中心型」のマネジメントには、生産性の低いこと**を明らかにした。

この分析から、Likertは集団のリーダーのマネジメントの仕方による組織の管理スタイルを４つのシステムに分類している。つまり、システムⅠ（独善的専制型）、システムⅡ（温情的専制型）、システムⅢ（相談型）、システムⅣ（集団参画型）に分けた。管理スタイルがシステムⅣに近いほど、その組織は高い生産性を示し、逆にシステムⅠに近いほど、生産性は低いとしている。

　LikertのシステムⅣは、部下に対する、支持的関係の原則、集団的意思決定、高い業績目標を示す監督行動あるいはリーダーシップが、高い生産性と低い原価によって高い収益を得ることができたという結果を提示した。**生産性の高い部門はシステムⅣに近いことが多くのデータから示されている**。これによってシステムⅣは、理想的な管理システムとして評価を受けるようになった。また、Likertは、リーカート・スケール（Likertscal：リーカートの５点法）という態度調査法を用いて、企業のみならず多数の現場組織において種々の実証研究をした事で有名である。

　このシステムⅣは、従業員中心的、ないし民主的であることが指摘され、生

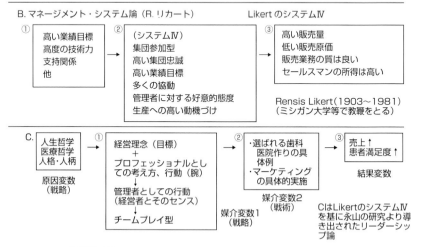

図1-30　リカートのシステムⅣの歯科診療所への応用

出所）筆者作成

産性の向上を考えた理論としては、優れたものと評価できる。

これらの研究結果から、優れた歯科診療所として成果を上げるためには、院長のリーダーシップは**システムⅣの管理システムが一般的に理想**と思われる。この理由は第1に、**結果変数として示されている高い生産性、少ないミス、低い原価が期待できるからである**。同時に前述しているリーダー行動の特徴から、このリーダーシップは、歯科診療所の目標に到達するために、従業員と院長の支持的関係の構築行動、重要な意思決定において従業員を参画させる行動、そして高い業績目標を従業員に示し、協力させる行動を採用することができる。第2に、従業員中心、民主的なリーダーシップが指摘されているので、人的資源管理（定義等は後述する）を反映したリーダーシップと考えられる。第3に、経営改善をする場合の行動目標にすることができる等である（図1-30）。

一方、このシステムを採用するためには、院長の従業員に対する管理意識をMcGregor（1967）[84]のX理論からY理論への転換が必要であり、さらに、報酬制度の修正（及び目標管理の実施）、コミュニケーションの実践の変革等が必要である（加藤，1996）[85]（図1-31）。

そのためには、リーダーシップとしてあらゆる事柄について従業員を十分信

X・Y理論は、マズローの思想を直接受け継いだ形の管理論としてマクレガーによって発表された理論である。マクレガーが唱えた"X・Y理論"とは、表に示すように、X理論については人間は本来怠惰であり、自己中心的な要素が強く、それに伴って生じてくる経済的な欲求によって支配されたという考え方である。Y理論は下に示す。(ハーバード大学、マサチューセッツ科大学等で教鞭をとる)

X理論（伝統的管理論）	Y理論（新しい管理論）
1. 普通の人間は生来働くことが嫌いで、できれば働かないですませたいと思うものである。	1. 仕事で心身を使うのは、遊びとか休息と同じように、人間の自然の行動である。
2. したがって、たいていの人間は強制したり、統制したり、処罰するぞとおどしたりしなければ、組織目標を達成するために十分な力を出さないものである。	2. 外部から統制したり、おどしたり、処罰したりするということは組織目標達成のための唯一の手段ではない。自分が進んで身を委ねた目標のためには、自らムチ打ち、自己統制するためのものである。
3. 普通の人間は命令されるほうが好きで、責任を回避したがり、あまり野心をもっていないし、なによりもまず安泰を望むものである。	3. 献身的に目標達成に努力するか否かは、それを達成して得る報酬しだいである。
	4. 普通の人間は条件次第で、責任を引き受けるし、自ら進んで責任をとろうとする。
	5. 組織内の諸問題を解決する為の必要な比較的高度な想像力などの能力はたいていの人がもっているもので、一部の人だけのものではない。
	6. 現代の組織は、普通の人間がもっている潜在的知的能力のほんの一部しか生かしていない。

(The Human Side of Enterprise, 1960, The Professional Manager, 1967)

Douglas McGregor（1906～1964）

図1-31　マクレガーのX・Y理論

頼すること、モチベーションの視点から従業員に対して報酬制度に基づいた経済的報酬、目標設定、方法改善、目標への進度の評価等における集団的参加と関与が必要である。目標設定や命令の性質の視点からは、緊急の場合を除いて、目標は集団の参加によって設定される。これらは、採用にあたっての前提条件になる。こうした前提条件が満たされない場合、システムⅣのリーダーシップを発揮することは難しいと考えられる。

以上のことを、**プロフェッショナルの影響を強く受けている院長自身がオペレーションの中心的業務をやりながら従業員に対してリーダーシップを発揮することには困難が伴う**。なぜなら、一つは時間的な制約の問題である。特に、目標管理を中心としている場合には、従業員と目標の設定、修正等を何度もやりとりする必要があり、院長が従業員1人1人ときめ細かな打ち合わせをする時間が一般的にはないと判断される。

したがって、理論的には優れていると思われるが、システムをそのまま採用し、実行するには困難性がある。筆者自身の経験によるものであるが、歯科診療所で採用できるのは支持的関係の構築だけで、システムの変更及び新しい機械の導入等の時に、導入に対する採否についての意思決定に参画してもらう程度のことだけである。ただし、この意思決定に参画してもらうことで、診療室に大きな変化をもたらすことは可能である。これによって、経営に対する参画意識が高まり、さらに高い業績目標を示すことで、協力を求める行動も可能となる。

そこで、どのような面を捉える理論が歯科診療所に必要なのかを2次元モデルから、有効なリーダーシップを探求する。

2）第2のリーダーシップ行動論（優れた概念化の2次元モデル）

Blake and Mouton（1964）[86]は、健全な組織によって仕事の能率をあげるための条件として、組織がもつ共通要素を効果的に管理することが大切であるとした。その**共通要素として、①目的・業績、②人間、③階層の3つ**をあげている。そして、管理者は、組織の目標である高い業績を上げるという関心と、同時に、その業績を担う人間の欲求の満足に対する関心を持たなければない。この2つを両軸にとり、人間に対する関心度を示す縦軸と業績に対する関心度を

示す横軸によって、管理者の管理行動に対する関心度合いを座標上に位置づけ、管理スタイルを分類しようとするものである。これは、集団理論をベースにしたリーダーシップ行動論となっている。

この理論においては、管理者の5つの基本型、つまり「1・1型」から「9・9型」までを分類し、タイプをまとめたマネジリアル・グリッド（managerial grid）を示し、**9・9型タイプを理想型**とし、次のようなリーダーシップを特徴としている（図1-32）。つまり、9・9型の管理者の特徴として目標設定を基本に、第1に高い業績をあげるという関心を持ち（生産への配慮）、第2には人間の欲求の満足に対する関心を持ち（人への配慮）、両者の統合を考え、目標設定や計画策定に部下を参画させ、業績達成に対し、高く動機づけられた集団形成が図られる管理者タイプである。この理論は、種々の管理場面、管理要素によって、自らを理解することができる客観的で科学的な尺度によって、自分自身を知り、個人の改善をするとともに、組織全体の改善をする足掛りとすることができる理論として評価できる。

しかし、managerial gridのように、各人を単純に類型化し、5つのスタイルの中に当てはめてしまったことを批判的に捉える考え方もある。つまり、人はmanagerial gridの基本的スタイルのすべてを、多かれ少なかれもっているため、単純に5つのパターンに分けるには無理があると考えられる。また、9・9型は従業員中心としながら、部下支持の必要性を訴えており、かつリーダー

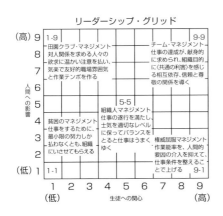

図1-32　**マネジリアル・グリッド**

が業績の評価吟味をするという一見矛盾する内容となっている。したがってBlake and Moutonは、**優れた概念化の枠組みを提供したことは評価できる**が、それが有効であることは認められない。

そこで、この理論から歯科診療所におけるリーダーシップを筆者の経験の中から考えてみると次のようになる。

医療や経営に関する理念、目標（目的）に対する取組み方と従業員に対する必要な関心度から、9・9型の院長が理想的である。1・9型の院長は、従業員の人間関係がうまく行くように注意を行き届かせ院内における和気あいあいとした雰囲気を作り、仕事の足並みを揃えようとしている。しかし、歯科診療所の業績（目的、患者の評価、収入等）に対する関心が薄く、従業員には嫌われることは少ないが、本当に尊敬されることはなく、仕事に対する勤労意欲が出ない職場になってしまうと思われる。

9・1型の院長は、業績（とくに収入）中心の権力型を示し、従業員の人間関係等には無関心に振る舞い、能率本位に仕事をするタイプである。したがって、人間関係の悪さから退職者が出たり、従業員本来の能率を引き出すことができない。**9・9型の院長は人間の欲求と最高の業績を統合しようとする最も理想的なリーダーである。**

9・9型の場合、仕事に打ち込んだ従業員によって業績も上がり、歯科診療所の目標も「良質の歯科医療」を能率よく患者に提供することができる。院長とは信頼と尊敬による人間関係ができ上がる。したがって、**この理論で重要と考えているリーダーシップ行動は、人間の欲求と最高の業績を統合する行動である。**しかし、歯科診療所において、9・9型のリーダーシップを理想として近づく努力行動は重要であると思われるが、**9・9型リーダーシップを発揮することは現実的には難しい。**前述したように、**人間の欲求と最高の業績を同時追求するという一見矛盾する内容を、同時に行わなければならないからである。**

3）第3のリーダーシップ行動論（部下から見た2次元モデル）

次に、もう一つの2次元モデルとして、部下から見たリーダーシップ研究を中心に分析した三隅（1966）[87]の理論がある。三隅は、管理者の機能を課題遂行機能（Performance）と集団維持機能（Maintenance）の2次元と考え、それぞれを次元として、その機能に対する志向状態によって4つのタイプに分け

ている。これを元に理論構成を行い、いわゆるＰＭ理論を発表している。この中でＰ機能とは、集団の目的達成ないし課題解決機能であり、英語の"Performance"からとったものである。Ｍ機能とは、集団の過程維持を志向した機能であり、英語の"Maintenance"からとったものである。この理論によれば、両軸の中間を境にして４つの区画を作り、それぞれの区画の両機能の強弱を示し、４つの組合わせを導いている。

「ＰＭ型」というのは、生産性が最も高く、集団内の相互関係や満足の状態も最良となることを示している。組合わせによって、「ＰＭ型またはＰ型」、「Mp型またはＭ型」、「Pm型」となり、「Pm型」が生産性集団内の状況も最も悪いとしている（図1-33）。

この結論で導き出されている「ＰＭ型の生産性が高い」ということは、リーダーがそれらの要因に応じてＰ機能とＭ機能を用いる必要性を示している。

また、Ｍ機能はそれ自体の単一機能としては生産性を上げる力は弱いが、Ｐ機能に対し、触媒的な効果を発揮する時、最も生産性が上がり、同時に部下が最も満足して働ける現状が生まれると考えられる。つまり、従業員に単に「働け」というのではなく、人間関係の維持強化を基礎とするリーダーシップの必要性が示されている。

以上の理論を歯科診療所で見てみると筆者の経験によるものであるが、次のようなことがいえる。

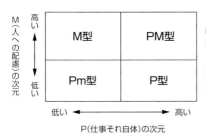

生産性について　：ＰＭ型 ＞ Ｐ型 ＝ Ｍ型 ＞ Pm型
まとまりの良さ　：ＰＭ型 ＞ Ｍ型 ＝ Ｐ型 ＞ Pm型
モラール　　　　：ＰＭ型 ＞ Ｍ型 ＝ Ｐ型 ＞ Pm型

図1-33　リーダーシップのＰＭ理論

出所）三隅二不二、1995、p.116、p.164、p.169より筆者作成
（1949～：九州大学、大阪大学等で教鞭をとる）

三隅の理論において、PM型のリーダーシップは、高い生産性、高いモラールを期待できる。
　したがって、歯科診療所においても、PM型のリーダーシップが望ましいと思われる。それは、仕事の成果を上げることも直接的に強い関心をもち、医療では緊急性が必要な時もあり、仕事を急がせたり、正確に仕事をするよう圧力をかけることも時には必要である。
　一方では、仕事上の相談にのったり、手助けをしたり、従業員との人間関係を良好に保つための努力をすることも必要である。
　したがって、PM型の院長はチームの雰囲気を友好的に作り、P機能とM機能を交互に使いながらチーム医療の推進によって組織有効性の向上に役立つようなリーダーシップを発揮する。しかしながら、歯科診療所に適用する場合には次のような問題点が考えられる。
　PM型に分類されたり、PM型に近い行動や考え方を持っている院長はよいがP型、M型、Pm型に分類される院長が、生産性の高くなるリーダーシップを発揮するためにPM型を採用する場合、**意識改革による行動変容が必要**である。しかし現実的には、プロフェッショナルの側面を持つ院長が行動変容することは非常に難しい。
　マネジアル・グリット、**PM理論と２次元によるリーダーシップを見てきたが、相反する次元を使い分けるという難しさが存在している。**

４）第４のリーダーシップ行動論（状況適応理論）

　次に、２次元以外のリーダーシップ論として、House（1971）[88]のパス・ゴール理論がある。
　このパス・ゴール理論（Path-Goal Theories of Leadership）は、リーダーシップの条件適合理論の１つであり、「構造作り」と「配慮」に関するオハイオ州立大のリーダーシップ研究および動機づけの期待理論から主な要素を抽出している。**この理論の本質は、従業員の目標達成を助けることはリーダーの職務であり、目標達成に必要な方向性や支援を与えることは集団や組織の全体的な目標にかなうというものである。**
　このパス・ゴール理論では、リーダーの行動として、指示型、支援型、参加型、達成志向型の４つを規定した。これには同じリーダーでも状況によっては、

いずれをとる可能性もあり、すべてに当てはまる可能性もあることを示している。これは、リーダーの支配権（環境的条件即応要因）と、部下の個人的特徴（部下の条件即応要因）の２種類の条件適合変数によって、リーダーシップの結果（業績、満足度）が変わるという理論である。

そうなると、従業員あるいは業務環境に欠けているものをリーダーが補完する場合には、従業員の業績と満足を上昇させる可能性が高くなる。

反対に、従業員がリーダーの干渉を受けなくても仕事ができる能力と経験を持っている場合は、補完を必要とする従業員と同じように扱っていては、リーダーシップは効果を発揮しないという結果（欠点）が示されている。

また、この理論においては、リーダーの行動が従業員に受け入れられるのは、即時的あるいは将来的な満足をもたらす場合である。また、従業員にとってリーダーの行動が仕事への動機づけとなるのは、それが従業員に効果的な職務遂行による満足を与える場合と、職務遂行に必要なコーチング・指導、支援、及び報酬を提供する場合、としている。

この理論を歯科診療所で適用すると次のようなことがいえるだろうか。歯科診療所の目的を達成するために、従業員の質の向上と、やる気を引き出す動機づけは院長の日々の職務である。

そのためには、**指示をしたり（指示型）、支援をしたり（支援型）**、種々の決定を下す前に従業員に相談したり、従業員の提案を活用したりする（参加型）、また、少しハードルの高い仕事を時として与え、全力を尽くすように求めることもある（達成志向型）。

したがって、パス・ゴール理論は、歯科診療所でも適用可能なものと判断される。

但し、前述した理論と異なり、どのようなリーダーシップを採用した時に組織有効性が上るのかについては、７つの仮説が設定されており、その内高業績をもたらす仮説は次の２つである。１．支援型リーダーシップは従業員が明確化されたタスク（課業）を遂行している時、高業績と高い満足度をもたらす。２．達成志向型リーダーシップはタスクの構築があいまいな時に、努力すれば高業績につながるという従業員の期待を増加させる。

このように、**パス・ゴール理論は、環境的条件と部下の条件に即応した要因**

に対して適切なリーダー行動やリーダーシップが業績を上げ、従業員満足度も高くなるというのが基本的な考え方である。また、この理論では、リーダーシップを発揮するタイミングを問題視している。

この理論において、リーダーの行動として、指示型、支援型、参加型、達成志向型の4つの型のリーダーシップを発揮するタイミングの重要性は理解できるものの、全体としてどのようなリーダーシップ行動が有効なのかは明確になっているとはいえない。

次に、金井（1991）[89]の主張をまとめてみよう。金井は、マネジリアル・グリッド理論等が示すようなタスク指向と人間関係指向という単純な2次元では、リーダーシップの理解に関し決して十分でないと述べている。これは、リーダーシップの行動の複雑さとパス・ゴール理論のような新しい視点の必要なことを示唆している。

さらに金井は、**唯一最善のリーダーシップ・スタイルがあるとは限らない**と前置きした上で、従来のリーダーシップが不要というわけではなく、「**人間的な配慮や不確実性が高まるとともに要請されるのは、信頼蓄積である**」と述べている。また、リーダーシップに必要な対内的要素は、**信頼蓄積・育成、モデリング促進を通じた上下間の良好な結びつき**が重要であると主張している。このことは、**リーダーシップ行動は、部下に依存される側面を有している**ことを示している。

この金井の理論を歯科診療所で見てみると、従業員との信頼蓄積はチーム医療における協働機能のベースであり、従業員に思い切って院長の中核業務を（法律の許す範囲で）任せることも必要である。そのためには日頃からの育成や院長のノウハウを見本として行動に示すばかりでなく、モデリング促進を重要視することが求められる。例えば、歯周病治療においてはプラークコントロールという病因の除去に歯科衛生士を配置させる。これまでは、院長の指示の下に、歯磨き指導や歯石除去、生活指導をしていた。このように、院長が描いたプログラムを歯科衛生士がいかに実行できるかは、院長のリーダーシップにかかっている。その他の行動として、**高い業績を上げている管理者は、対外的活動と戦略的課題の提供**の両面を熱心にこなしている（金井）。

以上のことから、歯科診療所の院長は、従業員との関係を良好に保つ行動を重視し、戦略的課題（当面の目的達成圧力）を従業員に提供し、その目的を達

成するためにリーダーシップを発揮する。

次に、リーダーシップが組織有効性にどのように影響しているかについて探求する。

これまで述べてきたようにリーダーシップは院長の重要な機能であり、成果に強い影響を及ぼすことが知られている。Mintzberg（2002）[90]は、「マネジメントとはリーダーシップにほかない。私の偏見の1つに、人間への影響力のほうが、業績や金銭的インセンティブよりも優位であると考えている」と述べ、リーダーシップが組織有効性に影響を与えている強い因子であることを明確にしている。

金井は、従業員との支持的関係の構築、信頼蓄積、育成、モデリング促進、対外的活動（連動性の創出と活用）、戦略的課題の提示（達成圧力等）等のリーダーシップ行動は、高い業績を上げていると結論づけている[89]。

これによると、歯科診療所の院長行動においても、金井等の理論を応用し、それぞれの診療所環境に合ったリーダーシップを発揮することによってチーム医療が遂行され、さらには医療の質が維持されて、高い成果の可能性が期待で

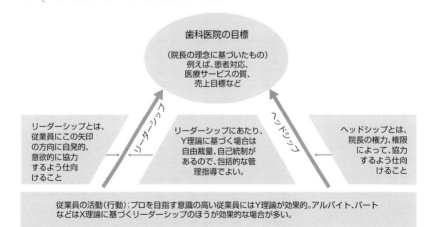

図1-34　歯科診療所に必要なリーダーシップとヘッドシップ

<リーダーシップ論の系譜>

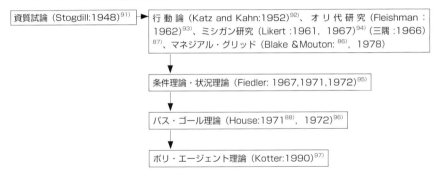

きる。

6．従業員（行動）に対する人的資源管理

　歯科診療所は、ヒトがヒトに対して、いわば対人的サービスを提供している組織である（田尾，1997)[65]。したがって、今まで述べてきた患者に直接医療を提供している院長と共に従業員が重要な位置づけになる。

　それは、院長と協働している従業員が対人的サービスを直接、間接に提供していることになるからである。このことから、院長行動（リーダーシップや管理者行動等）の他には、従業員行動が組織有効性に大きな影響を与えると思われる。そこで、従業員を歯科診療所の組織有効性に影響する資源と考え、人的資源管理から従業員行動にアプローチしていく。

　企業組織は従業員や労使関係を対象として「人事管理」および「労務管理」として扱っているが、歯科診療所の場合には、従業員管理に対し、実務家が使用している「人事・労務管理」として扱っている場合が多い。

　人事・労務管理は、アメリカにおいて、1930年後半から労働組合の発達に伴って、「人事管理と労使関係」の必要性から生まれた管理法である。そこで、次に「人事・労務管理」と「人的資源管理」についての議論を整理する。

1）人事・労務管理

人事・労務管理の定義について森（1991）[98]は、「人事・労務管理は近代産業の発展の一定の段階で、企業の主体が、長期にみて企業の目的達成に役立てることを終極的目的として、また直接的目的としては、経営内における社会秩序を安定・維持し、それを基礎として個々のおよび集団としての労働力の効率的な利用をはかろうとする一連の体系的・民主的・合理的な管理であって、その具体的あり方は、歴史的・社会的諸条件に応じて、発展変化するものである」と述べている。

この定義から、**人事・労務管理には、終極的目的としては、企業の目的達成に役立てることであり、直接的目的としては組織の安定・維持と労働力の効率的利用であることが分かる。**

この定義を、歯科診療所に当てはめてみると、当該組織の人事・労務管理は、「健康の回復」、「患者満足」という目的を達成するために役立てることであり、**直接的目的としては、歯科診療所でおこなっている歯科医療提供の維持・安定に労働力の効率的利用をすると言い換えることができる。**具体的な内容として、人事・労務管理は、人を採用し、仕事につけ（配置）、その仕事に必要な就業教育・訓練をし、賃金を一定の制度に従って支払い、従業員の勤労意欲を向上させるための諸施策を行うことである。

つまり、①雇用管理、②教育訓練、能力開発管理、③賃金管理、④作業条件管理、⑤福利厚生管理、⑥労働組合対策、⑦従業員対策等が人事・労務管理といえる（森，1987）[99]。

歯科診療所においては、平均5人前後（多くても10人前後）の従業員を雇用しているので、人事、労務管理は行なわれているが、通常は労働組合がないため、森（前掲書）の示す6と7は扱われていない。したがって、**歯科診療所における人事、労務管理は、①雇用管理、②教育訓練、③賃金管理、④福利厚生管理、⑤働く意欲（モチベーション）管理等が一般的な内容となっている**（大林，1986）[100]。

しかし、開業歯科医師のほとんどが人事・労務管理の知識や実務に不馴れなため、賃金管理等は社会保険労務士や税理士事務所に依託する傾向にある。

その他の人事・労務管理の内容についても企業のように人事課を置いて専門

的におこなうということは無理な状況であり、院長の経験や知識の範囲内でおこなっているのが現状である。このような人事管理は従業員の不満につながる場合が多い。例として、歯科衛生士は次のような不満を持っていることがアンケート結果で示されている。①仕事の内容 ②給与手当 ③歯科医師と人間関係 ④労務時間 ⑤仕事の進歩向上が難しい、となっている（日本歯科衛生士会、1992)[101]。特に給与に関しては、「同じ仕事をしている人と同じ賃金がほしい」という賃金の相対的妥当性が問題になっている（大林、1986）。

日本歯科衛生士会（1992）のアンケート調査による、歯科診療所における人事・労務管理の実態として、次のようなことが明らかになった。
①の仕事の内容としては、歯科衛生士の専門性を無視する使い方をしている、能力を発揮する場を作っていない等である。②の給与手当としては、同じ年齢の公務員や有名企業の給与と比べ低い傾向がある、③歯科医師と人間関係としては、院長の仕事内容、従業員に対する叱り方等が納得できないとしている。したがって院長との信頼蓄積ができないことに繋がる。④労働時間としては、残業が多く、有給休暇が自由に取れない等となっている。それによって、従業員が働く動機づけを欠いてしまい、組織有効性を得るような従業員の使い方にはなっていない。
従来の人事・労務管理は、従業員としての労働者をどのように取り扱うかという一連の理念、計画、実践があったものの、従業員は生産性を上げるための１つの手段、つまり、**機械の歯車の１つと見ていたのである**。しかし、1970年以降の行動科学の発展に伴い、人間として尊重し、組織の資源として育てるものであるという人的資源管理による従業員へのアプローチが注目されるようになってきた（馬場，2008)[102]。
そして、2000年以降の厳しい時代に突入してから、このような歯科診療所の院長の人事・労務管理は、組織有効性の観点から好ましくない管理であるとの反省から、人的資源管理の考え方に移行している。

２）人的資源管理

Marciano（1995)[103]によれば、「**人的資源管理とは、人事労務管理論、人事関係論、業者関係論の不十分さを解決すべく、組織の有効性と個人の満足が最**

大化されるために組織は人間をいかに取り扱うべきかに関する方向性を与えるものである」としている。これは、それ以前の人事・労務管理等の議論を不十分なものと認識した上で人的資源によって新たな方向性を見い出すことで生成し、かくして**組織の目的と個人目的の統合**を主張している。

同様に、岩出（1989）[104]は、人的資源管理について次のように主張している。つまり、「人的資源管理とは、1960年代以降の人的資本理論と行動科学の同時代的発展の中に形成された新たな労務管理の考え方である。企業の経済的資源として従業員の生産能力に着目し、これを教育訓練・能力開発によって育成し、その有効活用を従業員の高次欲求の充足を通じて達成する」といったものである。

この**人的資源管理には、2つの要素で構成されている**。1つは、従業員の生産能力に着目し、それは、企業の成功にとっても最も重要な経済的資源であるとする「**経済的資源としての人的重視**」の理念である。もう1つは、従業員を人間人格として理解し、従業員の生産能力の有効活用における動機づけのための個人目的と組織目的の統合を管理原則とする「**人間的存在としての人間重視**」の理念である。

岩出の基本的な考え方は、人的資源がもつ生産性能力として人的資本に投資してその原価を高めることが重要であり、そのために、教育・訓練及び健康などを通じて人的資源の生産能力を高めることで、企業の人的資源・すなわち従業員を企業の成長にとって最も重要な経済的資源であると認識することである。

この理論の背景にある行動科学は、人間は生来的に行動の知的能力をもち、現在の人間は高次元の欲求充足をもとめる存在であるとしている。そして、Maslow（1943）[105]の「自己実現人」、McGregor（1969）[84]の「Y理論的人間」等といった人間モデルは、人間の成長、開発、達成への無限の能力をもつ存在として理解されている。

副田（1981）[106]の解釈によると「**労働能率＝労働能力×労働意思**」が、成り立つとしている。

つまり、労働能力と労働意思を同時に高めようとする管理である。

ハーツバーグの動機づけ要因・衛生要因とマズローの欲求段階説との関係

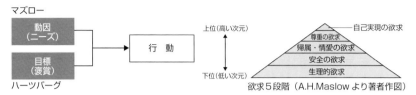

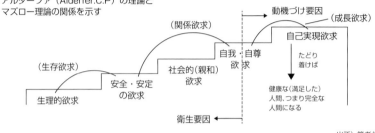

出所）筆者作成

図1-35　人的資源管理の背景

・Frederic I.Herzberg（1923〜2000）：ケース・ウェスタン・リザーブ大学等で奉職

・Abraham H.Maslow（1908〜1970）：ブランダイス大学等で教鞭をとる。1967年にはアメリカ心理学会会長マズローの欲求階層説は、マクレガーの「X理論—Y理論」に大きな影響を与えた。

・Alderfer,C.Pは、マズローの欲求5段階説を修正し、生存（E:Existance）、関係（R:Relatatedness）、成長（G:Growth）という3つの欲求に分け、「ERG理論」と名づけている（アルダーファは産業カウンセラーとして活躍した、人間の欲求を3つに集約した、1972年）。

　一方、French（1994）[107]が示した組織業績の要因モデルには、外部要因と内部要因があり、内部要因において人的資源管理を中央に置き、その重要性を説いている。

　この理由は、**人的資源の効果的活用は組織の生存や長期にわたる成功にとって最も重要性が認識されている**からである。つまり、人的資源がいかにうまく管理運用されるかが組織の全体的な業績において、最も重要な要因となる（西川，1997）[108]。

　また、Hackman and Oldham（1980）[109]は、職務特性モデルを示し、職務特性は、動機づけや満足などを含めた組織業績に直接的に影響を与えるのではなく、仕事の特性が喚起する**臨界的心理状態**（注）を想定し、それを介して、高い仕

事成果が得られていると仮定した。

つまり、このような心理的状態が従業員の反応、仕事への内的な動機づけ、「成長」充足、職務満足、仕事効果性などに影響を及ぼすことになる。

この内的な動機づけはDeci（1975）[110]によって提唱されたもので、あくまでそれ自体の楽しみが動機の源泉となって活動を行い、これを通じて自己の有能さや自己決定の感覚が得られる場合に、個人の内部に強く発生するモチベーションである。金銭的インセンティブによって動かされる経済学的モチベーションの対極をなしている。**モチベーションとは、「行動を一定の方向へ向けて発動させ推進し、持続させる過程」**を意味する（藤永，1981）。

また、モチベーションには、前述している**内発的モチベーション**（intrinsic motivation）と後述している**外発的モチベーション**（extrinsic motiration）がある。内発的モチベーションの要因は、仕事のやりがい、達成感、自律性などのように個人が仕事遂行上あるいは仕事自体の内容から知覚する報酬あるいは満足度要因である。（Katz and kahn, 1987）[111]外発的モチベーションの要因としては、給料、昇進、労働条件などのような努力→業績の関係によって組織から得られる報酬あるいは満足要因である（Katz and Kahn, ibid）。

Hackman and Oldhamnの職務特性を強化する計画的なプログラムは**職務充実**と呼ばれ、労働者の動機づけ、生産性、満足を増加させる強化プロセスとなっている（French, 1994）[107]。同様のことは、Mintzberg（1989）[112]も指摘しており、組織が社会的に向けて送り出すアウトプット（製品やサービス）の水準を押し上げる（高める）ためには、「インプットの増強」とアウトプットに向けた「インプットの効率的変換」という2つの方策（取り組み）のいずれか、または両方が満たされる必要があるとしている。つまり、人的資源管理は、組織の成果である、製品、サービス、顧客満足を向上させることに役立つことが示されている（Mahoney, 1988）[113]（図1-36）。

以上のことを歯科診療所で見ると、次のようなことがいえる。

人的資源管理によって、**歯科診療所の各部署における従業員が、仕事の中に**

注）臨界的心理状態（Critical Psychological）とは、仕事の意義感の経験、仕事の結果に対する責任感の経験、そして、職務活動の実際の結果についての認識を得る状態の3次元で現すことができる。このような心理状態が従業員の反応―仕事への内的な動機づけ、「成長」充足、職務満足、仕事効果性などに影響を及ぼすことになる。

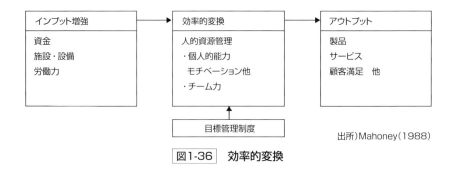

図1-36　効率的変換

生きがい、やりがいを見い出し、その結果として、**患者満足度が向上し、患者数が増加し、医業収益が増加する**。その資源が設備投資や従業員の給与、賞与に反映する好循環が行われる。そのためには、従業員を育て、向上させることが必要であり、普段から従業員の仕事に対し、叱ったり、励ましたり、手伝ったりすることによって信頼蓄積を構築する必要があることを示している（図3-43参照）。

　以上を要約すると次のようなことがいえる。
　どのような組織においても**従業員の管理法は、組織有効性に影響することは明白である**。歯科診療所においても同様で、2000年以前の従業員の存在は、組織の成果を上げるための1つの手段として扱われており、ヒトがヒトに対して行うヒューマン・サービスにおける患者満足度や組織有効性は低かったと思われる。しかし、2000年以降においては時代的背景から人的資源管理が採用され、従業員一人ひとりが仕事に対する価値観を持ち、歯科診療所のミッションを理解し、仕事の中に生きがい、満足感を見い出すようになってきた。**人的資源管理は、目的達成に必要な手段を持つことであり、人間を価値ある資源と見る人間重視の考え方より成り立っている**。この考え方による管理によって従業員満足を得ることができ、従業員自らが患者満足向上に対し積極的になり、患者満足が高まると患者数が増加し、医業収益が高くなり、歯科診療所の組織有効性に良好な影響を与えることになる。

　以上のことから、歯科診療所における、従業員行動に関し、人的資源管理の

視点から組織有効性に影響を与える要因は、**人を育てる要素、つまり教育・訓練による能力開発を基本として、人間重視の理念が基本である。そのため第1には、動機づけ管理であり、第2には、職務満足管理である**と捉えることができる。このことによって、従業員の労働能力が向上し、さらに、モチベーションが高まり、労働意思が高くなり、その結果、労働能率が高まることから**組織有効性に人的資源管理は関係している**といえる。

7．歯科診療所と組織

　ここでは、歯科診療所を「組織」として扱うことの妥当性について、これまでの議論（定義）から明確にし、組織と組織有効性（成果、業績含む）との関係を検討する。

　Barnard（1986）は、「**組織とは、２人以上の人々の意識的に調整された活動や諸力の体系である**」と定義している。また、Daft（2001）[114]は、「**組織とは、①社会的な存在で、②目標によって駆動され、③意図的に構成され、調整される活動システムであり、④外部の環境と結びついている**」と定義している。

　これらの定義から歯科診療所を見てみると次のようなことがいえる。

　歯科診療所の従業員数は、すでに述べているように平均で約５人（目的を遂行するために意図的に構成したと考えられる人数）であり、その職種は一般的に①受付、②歯科衛生士、③歯科助手等があり、④歯科医師（院長）と協働して、患者の健康回復の目的のために、直接的、間接的に歯科医療提供を行っている（社会的な存在）。次に①〜④のそれぞれの役割を示し、協働関係を明らかにする。

　①受付は、カルテの準備や治療後の会計等のいわゆる受付業務によってスムーズに患者が診察、治療を受けられるように協働している。

　②歯科助手は、待合室から患者を診療室に誘導したり、治療の簡単な介助及び治療後の器具の片づけや消毒の補助業務等の協働によって、診療所の目的のために行動している。

　③歯科衛生士は、④院長（歯科医師、以下院長とする）の検査、診断の結果、歯周病の原因の１つである歯石除去のオーダーが院長からあれば、専門性と診療所の標準化に従って歯石除去をしたり、歯周病・う蝕予防の指導等による協働をしている。

したがって、①〜④に見られるように歯科診療所には協働システム（活動システム）が働いており、その中には、Barnardの定義にある共通目的、従業員の貢献意思、コミュニケーションが見られている。以上のことから、歯科診療所は、Barnardの定義である「2人以上の人々の意識的に調整された活動や諸力の体系」が存在すると判断されるので、**Barnard及びDaftの定義から歯科診療所は組織といえる**。Barnardは、公式組織の存続の条件として、誘因と貢献の関係として誘因≧貢献が必要であると述べている。この関係を歯科診療所に適応すると図1-37のような関係になる。

歯科診療所が組織として扱うことの妥当性が明らかになったところで、その歯科診療所の組織有効性に影響を与える院長行動について、その役割を明確にしておきたい。

歯科診療所における院長は、歯科医師としての側面と管理者としての側面の両方の役割を果たしている。つまり、前者の役割は、歯科医療を患者に提供するというプロフェッショナル（専門職業）としての重要な側面である。この専門職の部分が、歯科診療所の組織有効性に影響すると考えられる。

動機（または欲求）は目標に向かわせる原動力となるもので、行動を引き起

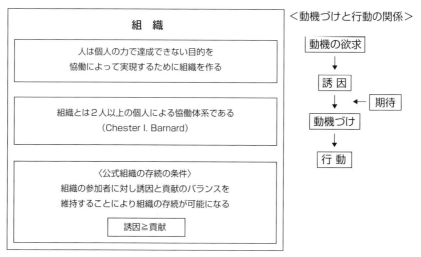

図1-37　**公式組織の存続の条件**

出所）Chester Barnard,「The Functions of Exeuitive」を参考にして筆者作成

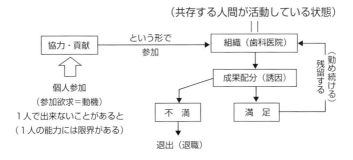

図1-38

(Chester Barnard, 1886～1961.「The Functions of Executive」を参考にした」)

出所）筆者作成

こし、方向づけ、持続させる機能をもっている。この動機を満足させてくれるものが**誘因**である。

　これは、**報酬**としてのお金とか、**直接の昇進**とかいうように有形のものから、**誇りとか、同僚とか、承認**というような無形のものもある。**貢献**は、従業員の**労働、コミットメント（一体化、関与、忠誠心）**等である。

8．組織構造と専門職業的組織としての歯科診療所

　歯科診療サービスを効果的、効率的に運用し、組織有効性を高めるためには、歯科診療所の構成員である院長と従業員から組織構造を明らかにする必要がある。

　また、院長、従業員行動が明らかになったところで、両者が歯科診療サービスを効果的、効率的に運用し組織有効性を高めるため、歯科診療所の組織構造を明らかにする必要がある。

　歯科診療所の日々の仕事は、患者が来院すると、受付業務が開始され、次に

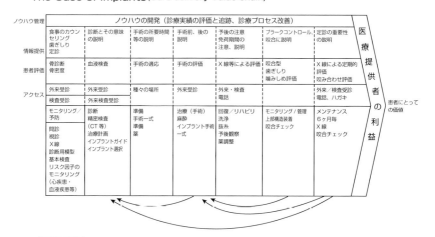

図1-39 歯牙欠損症に対するインプラント医療のバリュー・チェーン

出所）Micheal E.Porter & Elizabeth O.Teioberg：Redefining Health Care：山本雄士訳「医療戦略の本質」（p.308、日経BP社）を歯科用に筆者改変

　患者は診療室に入る。そこでは、問診→検査→診断・治療計画→治療（投薬）→治癒・メンテナンスという活動がある。これらの要素は、有機的に繋がっているところからシステムと見ることができる。

　つまり、Porter and Teisberg (2006)[30]のいうケア・サイクルということもできる。このケア・サイクルについて、Porter et al は病態に対する一つひとつの流れとして捉えているが、本書においては、活動のつながりを総体としてケア・サイクルを考えている。Porter et alのいうケア・サイクルは、基本と

して、バリュー・チェーンが存在し、価値が積み重なって最終的に成果につながる活動システムを示している。しかし、このシステムを支えるためには、分業と統合（Lawrence and Lorsch, 1967）[115]が必要であり、この観点から歯科診療所のケア・サイクルを組織構造と捉えることができる。

そこで、歯科診療所の組織構造における有効な要素を明らかにしたい。そのためにも、組織構造と組織有効性との関係から組織構造の諸説を次に整理する。

1）定義から歯科診療所組織の全体像を見る

「構造」とは、システムにおける要素間の連結パターンを意味する（桑田、田尾、2010）[116]。ここでは、組織構造の定義について検討してみたい。

March and Simon（1958）[117]は、組織構造を「比較的安定し、変化の遅い組織における行動パターンの側面である」と定義している。つまり、人間の行動からなる組織がinputの総和より大きいoutputを生み出すには、何らかのメカニズムが必要である。このようなメカニズムの１つが分業と統合のメカニズムであるとしている。Hall（1977）[118]や野中（1980）[119]は、「組織構造とは一般的には、組織有効性における分業、権限配分コミュニケーションのパターンであり、組織の成員の行動をコントロールし、組織内のパワー行使、意思決定、組織活動実行の枠組みを作り出す機能を果たす（坂下、1996）」[120]と定義している。つまり、March and Simon及びHall, 中野は組織構造を１つのパターンと捉えている。また、Scott（1981）[121]は、「組織構造は、組織内で各職位が一貫した関係を保っているシステムである」と定義している。一方、Galbraith and Nathanson（1978）[122]は、「組織構造とは、生産、財務、販売といった役割へと職務を分割したり、さらに、機能、製品、地域、市場別に部門とか事業部へと職務を再配置し、この役割構造これは、企業を管理するためのデザインであるという立場をとっている。このような定義に基づいてDaft（2001）[123]は、組織構造には３つの重要な要素があるとして、次のような定義をしている。１．組織構造は、階層構造の階層数やマネージャーおよび監督者の監督の幅（Span of control）など、公式の職制関係を決める。２．組織構造は、人々を事業部門としてくくり、事業部門を全体の組織へとまとめる。３．組織構造には、各事業部門の有効なコミュニケーションをはかり、調整し、活力を確実に統合するためのシステムの設計も含まれる。つまり、1、2は人間の骨格に似た構造上

の骨組みであり、垂直の階層構造をしている。3は従業員による相互作用のパターンに関係している。そして、組織構造は組織図に反映され、組織図はある企業がどのような機能で仕事をしているかを理解するのにきわめて便利なものであると述べている。

　これらの定義から、組織構造の解釈を大きく3つに分けることができる。つまり、**組織構造を1つの行動パターンと見る考え方**（March and Simon, Hall, 野中）及び**システム**（Scatt）**と見る考え方、人間の骨格に似た骨組**（Daft）**と見る考え方**である。これらはすべて**組織のデザイン**（Galbraith and Nathanson）に関係している。定義の違いは、どのような組織構造を研究したか、または時代的組織構造の変化によって若干現象に対する表現方法が違っているだけで本質は同じである。たとえば、製造業のように仕事の流れがほとんど変化の無い場合は、パターンと認識され、販売を主とする組織においては、表面的には複雑な面もあるが、大きなステップとしては変わらないことからシステムと判断される。また、近年の大企業のような組織は職位が明確に分かれており、骨組と判断される。このように、様々な立場から組織を理解することができる。どのような形であれ、部分と集合が基礎となっており、その中にあって持続的な相互作用が重要であり、それが組織の成果に影響を与えている。

　歯科診療所をこれらの定義に当てはめると、日々の診療所の仕事において、受付、診療室、技工室のタスク内容は異なるが、これらの一連を総体として見ることができる。ケア・サイクルで述べたように、**仕事の流れは1つのパターンと捉えることができる。**
　具体的に、受付は、受付事務のマニュアルと院長から口頭で言われているルールに従って（標準化）、初診の患者に対する保険証の提示とカルテへの転記、問診票への記入の依頼によってスムーズに診療が行なえるように書類上の準備をする（分業）。患者は診療室に歯科衛生士より誘導され、院長の診察、検査の結果から治療方針が決定され、院長のオーダーによって歯周病の原因の1つである歯石除去を歯科衛生士に委譲する。歯科衛生士は、専門性と診療所の標準化に従って歯石除去をする（分業）。その後、院長の診察を受け総合的判断から薬が必要と判断され投薬される(統合)。このような流れがシステムとなっ

て行われている。したがって、組織構造があるといえるが、どのような組織構造によって組織有効性が高まるか、また、組織構造を構成する要素は何かについて知る必要がある。この理由は、歯科診療所がプロフェッショナル組織に分類され（Mintzberg, 1993）[124]、院長、歯科衛生士の職業意識が強く反映された組織でありながら、ある程度の医業収益を必要とする一見矛盾する組織だからである。そこで、組織有効性を示す組織構造に関する文献的整理をする。

2）官僚的構造と歯科診療所の関わり

　初めに、現在でも病院組織に影響を与えているWeber（1947）[125]の**官僚制システム**に注目する（田尾，1997）。これは、組織に正当性を賦与し、合理的に管理運営できるように仕組まれたシステムである。この特徴としては次のようなものがある。**1．規則と手続　2．専門化と分業　3．ヒエラルキー　4．職務活動を行う為に専門的な訓練が必要　5．文書による伝達と記録**である。これは、合理性の追求のためには、最も適切な構造とされたが、硬直し易い組織であることも指摘されている（Selznick, 1949 [126]：Gouldner, 1955）[127]。それは、Simon（1957）[128]の限定された合理性のように、限られた範囲でしか情報の収集ができない。その処理能力にも限界があることが指摘されている。さらに、Burns and Stalker（1961）[129]は、官僚制的構造は、安定的な環境下では機能的であるが、不安的な環境下では機能的でなくなると指摘している。

　Hall（1961）[130]は、官僚制概念の主要研究サーベイから、**官僚制概念の主要次元として次の6次元を選択している**。つまり、**1．分業　2．権限階層　3．規則体系　4．手続体系　5．人間関係の非人格性　6．従業員の選択と昇進**である。この次元により官僚制度の程度に関する研究がされたが、非人間的な扱いに対する否定的な見解が多く見られている（Argyris, 1964 [131]；Likert, 1967 [132]）。

　このような官僚制研究の進展の中、田尾（1997）[65]は、歯科診療所を含めたヒューマン・サービス組織は官僚制システムを管理（特に医療安全管理等）のために採用せざるを得ないとしている。ところが、自立性等を特徴とするプロフェッショナル、パラ・プロフェッショナル[注1]が働いているプロフェッショナル組織においては官僚制システムを強化すると必ず硬直化が起こり、組織有効性に影響を与える（Salznick, 1949：田尾，1997：Goulder 1955）。歯科診療所に

おいては、規則と手続の遵守は、医療安全のために重要なことであるが、医療提供以外の行動に関し、官僚制システムを強化すると働く意欲を低下させてしまうことがある。仕事の価値や診療所のミッションの理解によって自ら律することができる組織構造が望ましい。そこで、**官僚制システムをどのように取組み、硬直しない組織構造にするべきかが課題となる**。歯科診療所の有効な組織構造を知るためには、官僚制とは異なる組織構造からのアプローチが必要になってくる。

3）機能的組織構造から歯科診療所を見る―専門職業的組織―

　官僚システムは、ピラミッド型の階層をなしているが、合理的な組織運営のためには横から支える支援組織も必要である。そのため、縦のラインに対して横のスタッフによる連携機能も重視されなければならない。つまり、官僚制システムは形からの発想であったが、「組織はどのように機能するか」という機能面からの発想から組織を考える必要がある。

　Mintzberg（1989）は、組織構造の研究から組織構造を一般モデル化し、5つの組織部分を示している（図1-40）。すなわち、Mintzberg（1989）の「プロフェショナル組織」から組織構造の特性について整理する。**Mintzbergの類型から歯科診療所は「プロフェッショナル組織」に含まれる**。

　Mintzberg（1989）によれば、組織は「それが属する種（Configuration）の他のメンバーに類似してはいるが、しかし基本的に他とは異なるそれぞれ独自の諸属性の論理的結合体と見ることができる」という考え方を示している。この**コンフィギュレーション**（相対的配置）[注2]による考え方は、効果的な組織は何もかもうまくこなそうとするのではなく、数々の属性をそれらがコンフィギュアできるようなある特殊なテーマに集約させることによって自らを環境に適応させることができるという理論である。

　このコンフィギュレーションアプローチは、組織がどのように機能するかを

注1）パラ・プロフェッション：田尾（1997）は、プロフェッションに対し、Hall（1975）の研究を基に、プロフェッションを補助し、しかも、プロフェッションによって統制される職業をパラプロフェッションと呼んでいる。つまり、歯科衛生士、准看護師がこれに当る。

注2）コンフィギュレーション：日本語訳は「相対的配置」とされており、組織の構造、権力システム、仕事を整合する機制、および文脈に関連した諸要素がさまざまな方法でコンフィギュア（布置）する傾向を捉えた組織のさまざまな類型（7つ）をコンフィギュレーションと呼ぶ（Mintzberg, 1989）

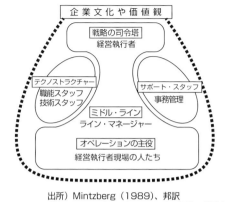

出所）Mintzberg（1989）、邦訳
コンフィギュレーション（Configuration）：組織の構造を相対的配置と考えた
（相対的：物事が他との比較において、そうであるさま）

図1-40　５つの構成部分を一般的な図案にしたもの

理解するために役立っている。つまり、多数の基本的属性が様々な方法でコンフィギュアする傾向を持つのである。

　この考え方におけるコンフィギュレーションは、その基本においてシステムであり、本質において調和である。この考え方の視点は、組織がどのように機能するかを理解することである。

　以上のような観点から、Mintzbergは、組織の６つの基本的類型を示している（図1−40）。これによると、歯科診療所について想定されるのは病院という組織である。病院という組織は、専門職業的組織にあてはまる。専門職業的組織は、基本的に外部で獲得された技能によって協働される組織である。

　歯科診療所は、専門職業的組織の多くの面で近似的な特徴を有しているように見える。しかし、専門職業的組織とは異質な側面も有している。

　歯科診療所では、院長が開業により公式権限を維持していること、また、院長がオペレーションの中核的業務を果たしていることが通常の慣習であると考えれば、専門職業的組織として成立しているとはいえない。つまり、**歯科診療所はトップマネジメントとオペレーティングコアが同一（院長）になっていることから専門職業的組織とはいえないという見解**である。

　このことから、コンフィギュレーション（相対的配置）の観点から考えると、

歯科診療所は、専門職業的組織に収斂していない移行段階にある組織（Mintzberg、1989）であり、一般病院に比べ有効性の劣る組織であるという見方もでてくる。

そうなると、歯科診療所は、企業家的組織と専門職業的組織の中間に位置すると思われるハイブリッドタイプ（Doty, et. al, 1993）[133]としての組織である。一般的にハイブリッドタイプとは、理論的に考えられる有効な組織ではなく、何らかの条件で異質化している組織である。そこで、歯科診療所の特徴をMintzbergのプロフェッショナル組織を代表する病院との比較によって再度検討を加えたい。

病院と歯科診療所の違いは、Mintzbergの示す各要素と形態から次のような差異が見出される（表1－9）。①病院の人員規模は歯科診療所より多い。歯科は、人員規模が平均で約5人であり、院長のリーダーシップが直接統合作用となる。②主な統合・調整の手段としては、病院がスキルを予め設定しておくようなスキルの標準化、すなわち大学及び専門学校での医学教育、さらに、各医療機関における教育・訓練等によるマニュアルの実行であるのに対し、歯科診療所は、従業員を直接管理（教育）しうるような直接監督（院長のオペレーション中は

表1-9　病院と歯科診療所の比較（ミンツバーグの組織論）

比較項目	病院（専門職業的組織）	歯科診療所
主な調整手段	スキルの標準化 （従業員のスキルの標準化を通して）	間接監督（教育・命令含）とスキルの標準化（個人的統制）
組織の中核	オペレーションの主役	オペレーションの主役
職務の専門化	水平的専門化が進んでいる	弱い水平専門化
訓練と教育	訓練と教育が実施されている	少ないが訓練と教育が実施される
分権	水平および垂直分権	中央集権（院長に権力が集まっている）
環境	複雑だが安定的	単純で変動的
権力	専門化による統制	間接監督（1部直接監督もある）による個人的統制
行動の公式化	公式化はほとんど官僚的	公式化は官僚的と有機的が混在

出所：Mintzberg（1989）p.117、p.174を参考に筆者作成
（解説）・主な調整手段（多種多様に分割された仕事を調整する場合の手段：いかなる方法？）
　　　　・組織の中核（オペレーションの主役は、専門訓練を受けたプロフェッショナル）
　　　　・職務の専門家（程度と状態）　　　　・環境（組織の統制）
　　　　・訓練と教育（実施されているか）　　・権力（組織の統制）
　　　　・分権（裁量、分権が与えられているか）・行動の公式化（官僚的か有機的か）

直接監督はできない）とスキルの標準化である。③各スタッフの仕事の仕方としては、病院が分業関係の中で仕事を行なっている。（沢山の専門職が独自性をもって仕事をしている）しかし、歯科診療所も分業関係の中で仕事をしているが、個々の独立性、専門性が小さい（歯科衛生士のみ）。④環境特徴としては、病院が不確実性（対応として多様性がある）なのに対し、歯科診療所は、守備範囲が狭く、来院する患者へは一様の技術提供になる。⑤権力（病院・医院内でのパワー発揮の所在）としては、病院が、専門家による統制に対し、歯科診療所は、直接監督（教育・指導）による個人的統制（1人1人に目が届く）になる。⑥行動の公式化の程度としては、病院の方が公式化の程度が高いが、歯科診療所は、公式化の程度が低いといえる（Mintzberg, 1989）。

これらのことから、**歯科診療所は、Mintzbergの専門職業的組織とはいえず、トップマネジメントがオペレーションコアに降りてきてオペレーションをするハイブリットタイプの組織であり、官僚的な面も有しながら技能の標準化による裁量をある程度認めた（暗黙的管理）分権化が行われている組織**といえる。

歯科診療所は外科系と分類され、内科系の診療科（内科、小児科、皮膚科、精神科等）とは異なり、医療提供のほとんどがオペレーションを必要とし、その中核に必ず歯科医師が必要となる。そして、歯科医師を補助する歯科衛生士、人工臓器である補綴物を作る歯科技工士と受付秘書業務を行う人たちがユニットとなっている。さらに、一般開業の歯科医師は大きな手術をすることもなく、硬組織疾患、すなわちむし歯に対する治療と、歯周組織病変に対する治療がメインであるため、病院のような大きな設備も特に必要とすることもない。このことは、開業歯科診療所がハイブリッドタイプ[注]として成立する理由になる。

したがって、Mintzbergが言う中間的とか移行的な組織ではなく、**現存する歯科診療所組織はDoty（1993）などの言うように長い間に合理的になろうとした結果、選ばれた組織的コンフィギュレーションの適合を可能にした組織**といえる。したがって、ハイブリットタイプに高い組織有効性を発揮する可能性

注）ハイブリッドタイプ：ハイブリッドタイプモデルは、多くの異なる効果的なハイブリッドの組み合わせが構築された環境と選択された組織構造との結合から生じる可能性があることを示唆している。実現可能な効果的組織形態には、学説で同定された理想タイプ内の無限数のハイブリッドが包含される。これらのタイプ内における組織の選択は、環境要因により制限されない。よって、組織は、最初の理想タイプの中からいずれのハイブリッドを模倣しても、効果を維持することができる。(Doty, 1993, p.1203).:A Test of two Configurational Theories, ACademy of Management Journal, 36（6), 1196～1250, 1993

が生じる[12]。

4）技術の側面から歯科診療所組織を見る

　前述した通りに歯科診療所は病院とは異なる構造を持っている組織として特徴づけられる。歯科診療所の組織有効性は患者に提供する歯科医療技術に影響されることが多い。そこで、**技術と組織構造の関係**を考察する必要がある。

　Woodward（1965）[134]やThompson（1967）[135]，Perrow（1970）[136]らは、どの技術を採用するかで、組織構造（管理システム）が決まると指摘している。
　しかし、対人的サービスを提供するヒューマン・サービス組織（田尾、1997）の技術は、企業組織における技術と若干相違するところがあり、独自の分析が必要となる。なぜなら、ヒューマン・サービス組織の技術は、「ヒューマン・サービス組織の対象者である人間を、どのように扱うか、どのように変えるかを中心にさまざまな技法が技術として体系化される」とされているからである。

　したがって、この技術の前提として、人間の扱い方に関する深い知識と技法が必要である。そこで、ヒューマン・サービス組織としての技法や技術が、歯科診療所ではどう解釈できるか、次に検討してみる。
　初めに、技術の定義として、Perrow（1967）[137]は「**ある対象（人間含む）に何らかの変化を生じさせるために道具ないし機械的手段の助けを借りるか、もしくは借りずに、人間がその対象に対して遂行できる行為**」と定義している。
　この定義から、歯科診療所も含めたヒューマン・サービス組織の「技術」は、サービスの送り手である提供者と受け手としてのクライアント（患者）の間の対面的な相互作用であり、その作用を通して具体的な「健康回復」等の成果を得るものである。この技術が他の技術と違う所は、それが自ら意志を持って行動し、独自の価値を主張する人間そのものを素材とし、原材料としているところにある（田尾，1997）。
　このサービス組織は、Daft（1978）[138]によれば、外部からの組織の動揺を防ぐために技術核と管理核の二つの核心を持ち組織を管理運営するといわれている（図1-41）。

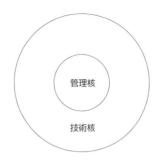

組織における2重構造

図1-41 ルース・カップリング理論

出所：Daft(1978)、p.206

　これは、**組織における二重構造で、二重核をもった組織で、外円の技術核は外からの影響を受け、それらの対応に追われることもあるが、内円の管理核までにその影響が届くことは少ないとしている。**

　ヒューマン・サービス組織では、このように二重核を備えた組織ということができる。このような組織の1つとして、Weick（1976）[139]は、ルース・カップリング組織を発表している（図1-41）。これは、それぞれの作業単位が穏やかに、ルース（Loose）に結びついた組織であり、個々の作業単位は自由に行動することができる。つまり、個々の部分が緩かに結びつくような組織である。組織がルース・カップリングの状態の場合、1つの変数が乱されても、その乱れは、波及しないで閉じ込められるが、波及するにしても他の変数に伝わるまでに時間がかかり、その効果も小さくなる。したがって、**ルース・カップリングは変動や撹乱から組織を安定に保つといえる。**つまり、組織はインプットの多様性に対応するために組織化のプロセスを多義的にしなければならず、ルースな組織はタイトな組織よりも多義性があり、それだけ適応的といえるからである。

　ヒューマン・サービス組織では、クライアントの不確実でわがままなニーズに対応しなければならない。そのためルースの組織の方が、状況適応性が高いといわれている。そこで、歯科診療所の歯科疾患のむし歯を治療する時の技術を例にとると、次のようになる。

　むし歯治療における、治療の目的は、失った機能を元にもどす（回復させる）

「機能回復」であり、まず患者に状態を知らせ、治療内容を説明し、治療の同意を得てから治療を開始する（Informed-Consent）。この間の歯科医師の補助役である歯科衛生士が協働して患者に分かるように説明する。そして、歯科医師は痛くないように患者の状態を見ながら麻酔をする。この間、歯科衛生士は患者の肩に触れたりしながら、緊張を和らげる。次に、歯科医師は、患者に苦痛を与えないようにむし歯に罹患した部分を除去する。この間、歯科衛生士はタービンから噴出した水を患者に苦痛を与えないように素早く吸い取る。このように、常に患者の反応を見ながら歯科医師はハードコアの技術を駆使して、「機能回復」という目的を達成させている。ここでは、組織の2重核は、技術核の中心が院長であり、管理核の中心も院長であるところから、ルースな組織であるということができる。

　もう一つ組織構造は、組織の目的に応じて作られるもので、システムととらえることもできる。Weberの官僚制システムは前述している通り今でも、病院・診療所では多くの部分的採用をしているシステムであり、非能率的な部分もあるが、保険診療における算定基準や医療安全の面からも有益な影響を残している。

　また、歯科診療所において、日々行なっているPorter and teisbergのいうケア・サイクルがシステムとしても認識され、それらが組織有効性の向上に影響を与えるような組織構造になっている。そのため、歯科診療所の組織有効性が高いということになる。

　そこで、**診療報酬の算定に必要な部分、医療安全に係る手続等の部分においては官僚制を導入し、かつ合理的にケア・サイクルが回るように組織構造をデザインすることが重要となる**。これを現実化するためには院長がオペレーションの中心にいるため、受付の仕事を直接見たり、指導することは出来ない。また、歯科衛生士の歯石除去はまかせっきりになる。歯科助手の消毒も、適正に行われているかわからない。そこで、マニュアルが必要になる。つまり、標準化、それに基づいた分業化、最後に院長が機能回復や健康回復に至っているかを判断し、不足の部分があれば再度治療をするという統合化が必要であり、Mintzbergの示す現場作業集団での院長と従業員との水平的調整が重要である。時には、院長の直接監督により問題解決や統合化が行なわれ、通常は、歯科診療所のマニュアルや理念や目標に従って、スムーズに診療が流れ、合理的

にケア・サイクルが回ることが組織有効性を向上させることになる。この管理を暗黙的管理と称する。

これらのことから、**歯科診療所の組織構造は作業組織構造をチーム化させたチーム型作業組織**（奥村ら、1994）[140]と捉えることもできる。

以上のように、歯科診療所の組織構造が明らかになった。

5）組織有効性から歯科診療所の組織構造を考える

最後に、歯科診療所の組織構造と組織有効性の関係を考える。

組織構造の有効性に関しては、1960年代頃から「**どんな組織構造が最高の業績をもたらすかは、その組織がおかれた状況ごとに相違してくるのではないか**」という仮説の下に種々の研究が生まれた。このような研究枠組の理論を「**コンティンジェンシー理論**」といい、外部環境の変化に適応することを特徴としている。

初めに、Burns and Stalker（1961）[141]は、イギリスのエレクトロニクス企業の事例研究から組織構造には「**有機的組織**」と「**機械的組織**」があり、相互に異なった対照的な環境の中で高業績をあげていることを発見した。機械的組織は安定的な環境の中で高業績をあげ、有機的組織は、不安定で変化に富む環境の中で高業績を上げることを明らかにした。これは、環境の不安定がコンティンジェンシー要因であることを示したものである。

続いて、Lawrence and Lorsch（1967）[115]は、環境の不確実性が異なれば、有効な組織特性も異なることを発見した。

ここでの組織特性とは「**分化**」「**統合**」である。この研究における不確実性が低い環境下では「公式的な権限関係」が機能し、不確実性が高い環境下で高業績を達成している場合は、「統合チーム」といった高度な統合装置が使われていた。

これらの研究から、**どんな状況下でも普遍的に有効である組織は存在せず、環境の不確実性の程度が異なればそれに応じて有効な組織構造も変化させなければならない**という結論が導き出された。

一方、技術と組織構造の関係から、Woodward（1965, 1970）[142]は、イギリ

スの「サウス・エセックス研究」から技術と組織構造の間には、適合・不適合の関係があることから、**技術が組織構造のコンティンジェンシー要因**となっていることを発見した。コンティンジェンシー理論では、企業から高業績をあげられるようにその組織構造を設計しようとする時は、必ずその組織のおかれた環境、および採用している技術を考慮し、それとの相対的な関係の中で組織構造を設計していかなければならないことを示した。

これらの研究結果を歯科診療所に当てはめて考えると次のようなことがいえる。Burns and Stalkerの研究からは、プロフェッショナル組織としての歯科診療所には専門的パワーがあり、情報伝達においては水平方向の傾向があり、忠誠の対象が仕事や技術への忠誠であり、患者は比較的不安定で変化あると判断されるので、有機的な組織が有効と思われる。但し、官僚的な部分も使用しているところから、機械的な部分も適用しているといえる。また、Lawrence and Lorschの研究からは、**不確実性があまり高いとはいえない歯科診療所においては、分化、統合の程度は低くても組織有効性は影響しないと思われる。**

また、Woodwardの研究からは、歯科診療所の技術が、大量生産に不向きであり、小規模の生産に類似しているところから、有機的組織の方が有効と思われる。

以上のことは、ほとんどがMintzbergのプロフェッショナル組織に示されている内容と同じであり、**企業家的組織と専門職業的組織の特徴をとらえたハイブリット型の組織が組織有効性が高く、高業績を上げる組織**と思われる。

以上のように、組織構造を歯科診療所の関係から見てきたが、次に、組織のデザイン(構成要素)から歯科診療所として有効な組織構造を明らかにする必要がある。

6) 組織デザインから組織構造を考える

組織デザインの最も古典的な視点としての前述しているLeavitt (1965)[143]のダイヤモンド・モデルから組織構造を示す構成要素を検討する。

Leavittは産業組織 (Industrial Organization) は次に示す4つの相互作用からなる変数で構成される複数システム (Complex Systems) であると述べている。それは、**①タスク変数、②構造変数、③技術変数、④人間変数**である。

この4つの変数の意味するものを見てみると、タスクは財やサービスの生産に関するもの、技術は作業測定の技術やコンピューターや機械やプログラム等を含んでいる。構造はコミュニケーションや権限のシステム、ワーク・フローシステムを意味している。これを加藤（1996）[51]は、その後の研究を加味し発展させ、中小規模の企業を中心に企業組織の実態調査を実施し、その分析を通して新しい研究モデルを発表している（図1-23）。

そこでは、Leavittの「技術」を「組織構造」の中で取り扱い、組織のトップを扱う「管理過程」を入れている。その他の組織構成要素として、「人間」、「仕事」を使用している。この4つの変数は、共に環境に影響されると同時に4つの相互作用によっても変化すると述べている。この相互作用から経営戦略（定義は後述する）が形成され、組織有効性が生まれると述べている。但し、Leavittはあるユニットの問題を解決しようとする場合、例えばタスクを改善しようとする場合には、構造的解決、技術的解決、人間的解決方法が存在すると述べている（Leavitt, 1972）[144]。

以上について歯科診療所で見てみると次のようなことがいえる。

歯科診療所の組織構造要素として、加藤（1996）の「管理過程」のところに意思決定をし、他の要素に影響を及ぼす、「管理者（院長）」を入れ、「人間」のところには「従業員」を入れる。管理者と従業員は互いに組織構造に影響し合い、それらの相互作用によって、「仕事」と位置づけしている「歯科医療サービス」を患者に提供する。それが歯科診療所の組織有効性になる。したがって、組織有効性を高める管理者行動、従業員行動が重要であり、その影響下で出来あがる組織構造の優劣が提供する歯科医療に影響する。以上の構成要素が影響して組織有効性が生まれる（但し、本書では、パフォーマンスを組織有効性の指標で扱っている）。

1）～6）をまとめると、次のようなことが言える。

組織構造からアプローチすると、歯科診療所においても各定義に沿った組織構造が存在する。Mintzbergの類型化から判断すると、ハイブリットタイプの組織であり、官僚的な面を有しながら、技能の標準化による裁量をある程度認めた分権化が行われている組織といえる。また、ヒューマン・サービス組織の

特徴を備えており、技術核と管理核がルース・カップリング組織と捕らえることもできる。さらに、歯科診療所の構成要素として組織有効性の関係から組織構造は重要な位置づけをしていると捉えることができる。

また、「管理過程」は、院長の意思決定やリーダーシップを示しているので「人間」の位置にいる従業員に影響を与え、院長行動、従業員行動が組織構造を作り、それが「仕事」である歯科医療提供に影響する。「組織構造」は前述の中で見てきたように、管理の面では官僚制システムを使用している。専門性の行為に関しては、自由裁量をある程度認めた有機的組織の考えを取り入れ、標準化により仕事の価値、診療所のミッション、仕事の中に満足を見つける動機づけによる分業を基礎とするチーム医療によって、医療の質・量があがり、組織有効性が高まる組織構造となる。

9．歯科診療所と戦略論

現在の歯科医師の供給過剰問題から**優れた歯科診療所経営**[注1]を考えた時、患者から選ばれるような歯科診療所の運営が必要となっている。そのためには、他の診療所と差別化（選ばれる特徴）できるように歯科診療所独自の戦略[注2]が必要である。

歯科診療所は、院長行動並びに管理者行動から影響を受ける従業員のモチベーションやシステムが戦略と関係している。そこで、歯科診療所の組織構造が生み出す戦略的特徴を明らかにするために競争戦略論の観点から、歯科診療所に接近し、戦略と組織有効性の関係について明らかにする。

経営における**戦略についてChandler（1962）**[145]**は、「一企業体の基本的な長期目的を決定し、これらの諸目的を遂行するために必要な行動方式を採択し、諸資源を割り当てること」**と定義している。

Daft（2001）[146]は、戦略について、「戦略とは、組織目標を達成するために競争環境と相互作用していくための計画である」と定義している。

注1） 優れた歯科診療所は、医業収益が向上している診療所をいう（本書では、3年間程度経年的に同じか、向上していることを規準とする）。但し、その背景には、患者より歯科診療所の患者満足向上が評価され、従業員満足も確保され、健全経営が出きていることを想定している。

注2） 本書では、歯科診療所には、戦略論で扱われているような戦略を立てて経営しているところは非常に少ないと考え、戦略的運営を歯科診療所の戦略として扱っている。文献整理においては、戦略論における「戦略」を扱い、区別している点をご理解頂きたい。

白石（2005）[147]は、これらを包括的に定義すると「**目標達成のために企業活動に指針を与えるもの**」と述べている。そして、企業の究極的目標は、「存続し成長する」ことであり、これを実現するために、「企業は収益を獲得しなければならない」と述べている。

戦略と収益の関係については、Drucker（1974）[148]も「収益は存続の条件である」と述べている。一般に、**経営戦略の意義**は、「**変化する環境**」と「**厳しい存続競争**」という2つのキーワードによって説明される。

つまり、企業は変化する環境と他社との厳しい競争関係のなかで収益を獲得し、存続と成長を図らなければならないのである。

そして、**企業を存続と成長に導くのが経営戦略**である（白石，2005）。

以上の定義から歯科診療所を見ると次のようなことがいえる。

歯科診療所がおかれている経営環境は第Ⅰ章にも示している通り、歯科医師の過剰等によって厳しい状態が続いている。Chandler,Daft等が示している定義のポイントには、競争環境に対応する計画であり、生き残るための諸資源の使い方といえる。これを実践するためには、選ばれる歯科診療所作りが必要である。そのためには、**患者ニーズを把握し、それに対応した歯科医療提供をデザインすることである**。具体的には、よく説明する、痛くない治療、最終的にはよく噛めて、審美的にすぐれたものを提供することといえる。このプロセスの中に従業員の対応、院長の対応が患者の評価として重要になってくる。これらの実現には、教育・訓練等の標準化によって、一定のレベルのものを提供できるようにすることが必要である。

このような戦略は、組織構造や経営管理システムを作り、組織行動により成果が生まれ、その結果が学習蓄積されて、さらに、次の戦略がトップリーダーシップの影響を受けて作られる（石井，奥村，加護野，野中，1997）[149]。しかし、伝統的には、トップ・マネジメントまたは1人の院長が、戦略のデザインを行い、これを組織が執行するという考え方が一般的である。

このような観点は、小規模な歯科診療所においても院長である管理者のリーダーシップとそれに影響を受けた従業員の行動から戦略が生まれると考えられる。歯科診療所のような専門職業的組織においては、自立性が高く、プロフェッ

ショナルとしての権限があり、組織の長としての院長の個性が戦略（学問的には戦略的運営と表現した方が正しいかも知れない）を規定している。

Chandler（1962）は「組織は戦略に従う」という命題を残しているが、組織が成熟するにつれて、むしろ「戦略は構造に従う」という可能性も高まってきている（Mintzberg, 1989, 邦訳）。このことは、零細組織の戦略を考えた時重要な視点となる。

以上のように、戦略はChandler（1962）を始めとして、従来から数多くの研究が発表されている。但し、多くの歯科診療所は、学問的な「戦略」というより「戦略的運営」と表現した方が正しいと内容のものが行われている。

Porter（1980, 1985）[150]は、競争戦略の目標を、競争的な脅威を寄せ付けないところに位置づけるべきだと考えている。その代表的な分析手法が、**ファイブフォース分析**（Five Forces Analyzing）である。これは、競合他社、買い手、供給業者、新規参入者、代替品という５つの競争要因に従って、業界の構造や魅力度を分析するものである（図3-32）。この分析ツールを活用しながら、Porterは意図的に**競争優位に導く３つの戦略**を以下のように類型化している。

ポーター（M.E.Porter）は、著書『競争の戦略』（1980年）のなかで「企業が採用する競争戦略は、基本的に①コスト・リーダーシップ、②差別化、③集中のうちのどれかである」と分類している。これを歯科医院経営に応用してみると図表のようになると思われる。

コスト・リーダーシップ	①保健診療では、療養担当規則（厚生労働省令）から不可	
	②自費治療においては可（技工料との問題あり）	
	③その他	
差別化	①イメージ	・削って詰める 健康を維持する（予防歯科）、楽しく学ぶところ ・痛いサッパリ、スッキリ（暗い・マイナス 明るい・プラス）
	②サポート	・リコール、保証、各種DM、予約（待たせない）、駐車場
	③品質	・治療 痛くない、長持ちする、美しい（似合う）、よく咬める ・対応 よく説明してくれる、やさしい
	④デザイン	・治療環境（入りやすい、清潔、明るい、快適：アメニティ） ・消毒臭のしない建物（悪いイメージを払拭する）
集中	①訪問診療（寝たきり患者） （バスによる循環診療は不可）その他小児、高齢者、予防志向患者、女性など	
	②スポーツ歯学、ホワイトニングなど マウスガード、いびき、歯ギシリ、予防グッズなど	
	③図書館、船、無医村、歯科後進国、外国人の多いところなどでの開業	

歯科的応用は筆者作成

図1-42　歯科医院に応用できる"差別化"

つまり、①**コスト・リーダーシップ戦略**、②**差別化戦略**、③**集中戦略**、である。Porter流の戦略論は、ポジショニング・アプローチと呼ばれる（図1-42）。

　Porterの３つの戦略から歯科診療所の戦略を見ると、歯科診療所のおこなっている医療と保険診療という枠組みの中では応用しづらい部分もある。何故なら、保険診療は、診療行為に対し一定の評価（診療報酬が決められている）が決められており、勝手にその評価を変えることが出来ない仕組みになっているからである。したがって、一般論として経常利益の低い価格決定がされている保険診療においてはコストを下げるコスト・リーダーシップは難しいと思われる。しかし、自費診療においては、コスト・リーダーシップは適用可能性を有している。また、③の集中戦略は歯科診療所では特殊な適応となる。

　このように、歯科診療所における戦略は差別化戦略が有効であり、自費診療においては、コスト・リーダーシップも適用できると考えられる。次にコスト・リーダーシップ戦略と、差別化戦略がどう歯科診療所に適用できるかを検討する。

①**コスト・リーダーシップ戦略**は低コストが体質を実現して、競争する他診療所よりも低価格で歯科医療サービスを提供する戦略である。本質として、どのような競争者よりも低いコストを実現することにある。流通業界では、これを実現するために、大量生産や、大量販売により商品の単位あたりの平均コストを低下させることをしている。歯科診療所においては、自由診療分について、技術料金や材料費等の経費の工夫によって実現できる。

②**差別化戦略**は、業界内の多くの買い手が重要だと認める特性を１つまたはそれ以上選び出して、このニーズを満たすのは当社以外にはないという体制をつくることになる。差別化の次元としては、製品の機能、製品の品質、製品のデザイン、ブランド、アフターサービス等がある。歯科診療所においては、治療が良い、補綴物が審美的で機能的である。アフターサービスが徹底している。保証期間がある。その他、従業員の患者の対応を良くする、待合室や診療室の空間を演出して競合歯科診療所との差別化を図る、ということが考えられる。

　以上のような戦略は、歯科診療所にも有効な部分もあるが、市場原理を意識した企業戦略としての行き過ぎた部分も現実的には見られている。医業経営における戦略は、もっと異なる視点からの発想が必要ではないかと思われる。

先行研究では、Porter and Teisberg（2006）[151]の「医療戦略の本質」（山本雄訳）が唯一医療機関を研究対象としており、医療の特徴を捉えた戦略論を展開しているため、歯科診療所に適用可能なものと思われる。そのため、歯科診療所に適用したらどのような戦略が有効かについて検討する。

Porter et alは、医療（病院）には戦略が無いと指摘している。この指摘は医療において競争が欠如しているからではなく、競争がうまく機能していないからであり、競争の種類が間違っているからであると述べている。

Porter et alが指摘した、間違った競争とは、誰かが儲けると他の誰かが損をするようなゼロ・サム競争のことである。この戦略による競争は医療の価値を低下させ、効率の悪さを助長し、過剰設備を生み数々の悪影響を及ぼすと指摘する。**有効な競争とは、診療の実績を評価して広く公表し、実績に基づく競争をすることである。**

つまり、有効な競争をする場合には、医療の提供に関わる全員が、個別の目標ではなく患者を中心とした共通目標を持ち、診療実績全体に対し努力することが大切であると説いている。このような医療の価値を向上させるシステムでは、優れた実績によってより多くの患者が集まり、効率が上がり、利益幅が増すのである。具体的に、医療の価値に基づく競争をするには次のようなことが必要となる。即ち、一般企業で問われる顧客は誰か、どのようなニーズに応えようとしているのか、どのような組織にすべきかなどに対応することである。

Porter et alは、医療において従来から、医師中心、処置中心、施設中心の発想が定着し、患者中心の発想が無かったことを指摘し、「医療の価値は各々の病態において医療提供者がどのくらい適切に医療を提供できるかによって決まり、個々人の役割やスキル、職能ではなく、全体での実績によって決まるものである」と述べている。その上、「予防医学や指導を継続することで、治療がほとんど、あるいは全く必要が無くなれば、その価値はさらに大きくなる」と述べている。

つまり、医療提供で対象となる事業とは、ケア・サイクル全体（検査、診断、治療、メンテナンス）を通して診る病態である、といえる。さらに、医療提供者の戦略上最も基本的な決断は、どのような診療を提供するかである。この時、

気をつけなければいけないことは、従来の慣習で全てのニーズに対応しようとすることでなく、優れた医療価値の提供によって、その分野のリーダー的存在になることが重要である。つまり、同業者と比較して優れている診療分野でのみ診療を行えば、医療価値に対する影響は極めて大きくなる。また、その部分はPR（Pubric relations）すべきである。**患者が望んでいるのは、腕のいい医療提供者による効果的な医療なのである。つまり、医師、医療機関の技術指向に裏づけされた医療提供のことである。**

次に重要なことは「患者満足志向」についてである。企業においては、顧客の満足度が高いということは、一般的にリピート率（再購買率）が高いことを意味し、リピート率が高いということは、企業の収益の安定化につながり（上田〔1999〕[152]）、医療経営において、松尾（2010）[153]は「**患者満足志向が良好な経営状態を維持する**」と述べているが、Porter et alは違う見解を示している。それは、患者満足度に関するデータは医学的な実績ではなく、医療サービスの体験を中心としたものになりがちであり、病院内のサービスや職員が親切かどうかなどの情報は、患者の体験全体としては大切だが、より重要なのは「**診断の早さや正確さ、治療や継続的な疾患管理の医学的アウトカムなどの情報である**（Porter and Teisberg、2006）」と述べている。その一方で、このアウトカムの情報の収集に関しては、①診療に対する満足度、②治療に対する全体的満足度についておこなっている医療機関もあり、この結果は、「病院組織の反省や学習で役立たせている」とも述べている。したがって、**患者満足度に関わる資料は、使い方次第では経営に有効なものと判断される。**

最後にコストについての考えが述べられている。その中で、**注目すべきことは、「医療提供において、コストを理解し、削減するよりも、収益を最大にするような方法を重視すべきだ」**とも述べている。

そして、正しいコスト意識は急速なイノベーションを生み、新たな技術や優れた手法が一気に普及する原動力になる可能性を有している。つまり、**他院では簡単に真似のできない特徴ある医療、システムの採用等によって、競争優位者になり成功し成長する**と指摘している。但し、「ヒトは誰でも間違える、より安全な医療システムを目指して」と1999年に米国医学協会（IOM）がメッセー

ジを発しているように「医療の安全と質」は、正当かつ必須の課題である。したがって、この部分へのコストは戦略の一つとして考える必要がある。

　以上のことから、コストの使い方は戦略の一つと考えることが重要であり、他院では簡単に真似のできない特徴ある医療システムを採用（持つこと）することの重要性が示唆されている。さらに、医療機関の実績と特徴についてはPRも必要であることが分かった。

　以上のことから、歯科診療所にあてはめて考えてみると次のようなことがいえる。
　企業論から導かれた差別化戦略やコスト・リーダーシップは競争優位を促す戦略であるから、ゼロ・サム競争になるものと思われるが、Porter et alの「医療戦略の本質」では、実績に基づく競争をすべきであると指摘している。
　したがって、歯科診療所においては、診療提供する患者層を明確にし、どのような歯科医療を自信を持って提供できるかを決める必要がある。また、歯科医療提供においては、院長、従業員が１つの目標に向かって、患者が求めている歯科医療をチーム医療として提供することの重要性が理解できる。これらは、ケア・サイクル（Porte et al）の中で行われ、バリュー・チェーンが生まれる。結果として組織有効性に影響を与える。ケア・サイクルから生まれる歯科医療のバリュー・チェーンの例として、インプラント治療を示してみる（図1－39）。
　また、**患者満足度を高めることも大切であるが、それ以上に診断の早さや正確さ、治療や継続的な疾患管理の医学的情報を発信することが重要であること**から、ホームページ等に実績を載せ、その内容によって患者に選んでもらうという戦略が必要であると思われた。

　また、Porter et alの戦略論から、図1－23における歯科診療所の構成要素において、戦略も構成要素として扱うことの妥当性が示唆された。また、戦略は、組織有効性に影響を与え、経営戦略と組織有効性は環境適応（組織存続）と関係していることが示されている（加藤，1996）。

まとめ

　Porter et alの「医療戦略の本質」は、アメリカにおける医療システムについて膨大な医療文献等による検証により構築されたものであり、他の多くの産業での経験から影響を受けている。したがって、内容に関しては、一般産業からの研究の影響を受けていること、またアメリカの医療システムは、マネジド・ケア（管理型の医療の総称）が中心であり、民間主導の色合いが濃く、かつ世界で最も競争が激しいとされている環境下での研究成果である。

　さらに、高いコスト、質の低下、制限付きアクセスという3つの問題を抱えている医療システムの中で、医療を真に改善する唯一の方法は、競争の本質そのものを改革することであるとの視点に立って、医療に関わる戦略論が述べられている。したがって、内容に関しては、本質的なことが述べられており、日本の医療機関においてもほとんどの内容が十分適用可能と判断される。そこで、歯科診療所の組織有効性に関わる戦略として、差別化戦略は必要であり、そのためには、第1に優れた実績を持つこと、また他院では簡単に真似のできない特徴のある医療または、システムを採用すること、そして、それについてはPRすることが重要である。この戦略は、企業において、かなり浸透と実施されているものである（Hamel and Prahalad, 1994）[154] さらに、患者が求めている歯科医療をチーム医療として提供することが必要である。これは、Porter et alのいうケア・サイクル全体の価値を高めることである。Porter et alは、ケア・サイクルを病態に対する一つひとつの流れとして捉えて論じているが、本論文においては、**活動のつながりをケア・サイクルとして使用している**。それは、歯科疾患がむし歯、歯周病、欠損症として大きく3つの病態に大別することができ、3つの流れとして捉えることができるからである。

　ケア・サイクルは、基本として、バリュー・チェーンが存在し、価値が積み重なって最終的に成果につながる活動システムと捉えることができる。以上のように、どのような組織においても「資源および能力を用いることで収益を獲得する（Chandler, 1962）」のである。

　また、Porter（1985）は、競争戦略の効果を「業界平均以上の収益を得ることができる」と述べていることからも「戦略」は組織有効性に影響を与えることが分かる。**第1に、技術指向に裏づけされた医療提供をすること、第2に、**

患者満足度を高めること、第3に、コストを理解し、適正なコストの使い方により急速なイノベーションを生み、新たな技術や優れた手法を取り入れる力にすること、第4に、医療の安全と質は戦略の基本として押える等が組織有効性を高める戦略と捉えることができる。これらは、第Ⅱ部で展開する実証研究結果とも一致している。

第Ⅰ部　第2章　歯科診療所経営に関する研究構築と問題点
引用文献及び注釈

注：文献の記載法として、①著者、②本の題名（論文の場合は論文名）、③雑誌名、⑤出版者、⑥参考頁、⑦出版年としている。成書、論文雑誌等を区別しないまま記載している事をご了承下さい

1) Hoffman,D.A,:Time and Motion Study in Dentistry,Bull Greaten Milwaukee,D.A.32,1957
2) 増田勝美『歯科医療管理学』，日本歯科評論社，1987
3) Kilpatric,H.C.:Work Simplification in Dental Practice,America,W.B.Sanders Company,1965
4) 山内六男，尾賀稔：前装冠形成時の歯肉損傷，日本歯科医療管理学会雑誌，33（1），p.3-8，1998
5) 瀬川洋，斎藤高弘：新たな病診連携システムの構築，日本歯科医療管理学会雑誌，35（4），p.330-335，2001
6) 川渕孝一，宮武光吉，石井拓男，岡田真人，診療群別・包括支払方式（DRG／PPS）の試行と歯科診療への導入，日本歯科医療管理学会雑誌，35（4），p.336-345，2001
7) Barmard,C.I.:The Functions of the Executive,Cambridge Massachusetts, Harvard University Press,1981
8) 外山敦史，森田一三，外山康臣，中垣晴男：歯科医療機関ホームページにおける歯科情報の掲載状況とユーザーが利用する歯科情報，日本歯科医療管理学会雑誌，39（4），p.301-308，2005
9) 佐ల満：自費診療に対する歯科医師誘発需要仮説の検討：日本歯科医療管理学会雑誌，37（4），p.390-398，2003
10) 高橋登世子，網干博文，小室歳信，印南知弘，安齋勲，宮城圀泰，歯科診療所における自己機能評価の分析，日本歯科医療管理学会雑誌，40（3），p.156-169，2005
11) 日野陽一，歯科保健行動が口腔保健状態に及ぼす影響，日本歯科医療管理学会雑誌，38（4），p.264-273，2004
12) 永山正人，玉井健一「開業歯科医院院長の管理者行動分析」，商学研究（小樽商科大学），49（4），p.139-165，1999
13) 達成基準への連動化（タスク志向、育成、モデリング）、支持関係の獲得（配慮、信頼蓄積）、ネットワーキング（外部環境との関係の構築や維持の側面）、業績（アウトプット）評価（開業に伴う必然的に生じてくる定量化されたアウトプットを評価）革新的志向（院長自ら新しい診療方法を積極的に取り入れ適用を図る）：以上は、日本歯科医療管理学会雑誌，2001，35（4）「開業歯科医院における院長の管理者行動分析」に発表した歯科診療所院長の行動次元を示している。また、（）内は、調査次元を示している。
14) 成果は広辞林によれば「できあがった（よい）結果」となっている。これによると、広い概念として捉えられているが、本論文においては、医業収入及び医業収益をひっくるめたものと定義する。
15) 木村義久「患者さま満足度No１成功する歯科経営　最強のマーケティング」，日本医療企画，2006
16) 菅留視子，「患者の継続受診を促すマーケティング―歯科の事例における戦略とサービス設計」日本医療学会誌，4（1），p.21-28，2010
17) Mc Carthy,E.J.:Basic Marketing,A Management Approach,Richard D,Irwin,1964
18) 管理者のパターン割合と、パターンによる売上に関する調査結果：平成10年9月25日より平成10年10月19日の期間、北海道歯科医師会2998名にアンケートを実施した（回収率47.2%（n=1168））

結果、ハイブリットパターンのあることが確認された。北海道歯科医師会，2000　医療管理調査報告書（調査室長永山正人）より
19) 小原啓子，土細土美佳，鈴木瞳，森川佳苗，沖野美奈穂，伊藤尚史：経営理論を取り入れ歯科医院の独自性を引き出す―歯科医院を変革させる戦略経営―，日本歯科医療管理学雑誌，46（1），p.27，2011
20) Levitt,T., Marketing Myopia, Harvard Business Review：July-August,45-56,1960
21) Levoy,R.P.,The Successful Professional Practice, Englewood Cliffs,NJ：Prentice Hall,Inc,115-137,1970
22) Anderson,J.L.,et al.,Consumer's Dental Bible,Neenah,ProjectP,1974
23) Howerd,.O., Dental practice planning, St.Louis：C.V.Mosby Company,Chapters 10 and 15,1975
24) King,A.F., Managing Tomorrow's Dental Practice Today, Cave creek,AZ：The Nexus Group,1978
25) Milone,C.C,W.C.Blair and J.E.Littlefield,Marketing for Dental Practice,Canada W.B,Saunders Company,1982
26) Pollack,B.R., Law and Risk Management in Dental Practice, Quintessence Publishing co.Inc.,2002
27) Domer,L.R.,Snyder,T.L.,and Heid,D.W.,Dental Practice Management,St.Lovis：The Mosby Company, chapters12 and 13,1980
28) Pankey,L.D.and W.D,Davis,A Philosphy of the practice of dentaistry,Mchigan,Willex Garp,Get in Inc,1985
29) Finkbeiner,B.L., C.A.Finkbeiner：Practice Management for the Dental Team, Mosby.Inc.,2001
30) Porter,M.E., Teisberg,E.O., "Redefining Health Care；Lreating value-Based Competition on Results", Harvard Business Press, 2006
31) ケア・サイクル（care cycle）：porter et allは、病態（medical condition）レベルの診療のプロセス1つ1つの行動をケア・サイクルと捉えている。つまり、モニタリング・予防から始まり、診断、準備、介入、回復・リハビリ、モニタリング・管理、アクセス、患者評価、情報提供等の連係を示している。しかし、本論文においては、ケア・サイクルを活動のつながりとみて総体的に考えている。
32) Hall,R.H.,Organizations:Structure and Process,2nd ed.,Engewood Cliffs,N.J.:Prentice Hall.1997
33) Fayol,H.,General and Industrial Management,Condon:Pitman,1949（都築栄訳，「産業並びに一般の管理」風間書房，1958）
34) 野中郁次郎：組織と市場，Lawrence–Lorschの「分化」と「統合」モデル，p.121-122，2004
35) 中垣晴男，尾崎哲則，末高武彦，三嶋顕，永山正人，笠井史郎，白土清司，鴨志田義功，高津茂樹：日本の大学歯学部・歯科大学における社会歯科学系、教育の現状，日本歯科医療管理学会雑誌，45（1），p.37-45，2010
36) Perrow,C.:The Analysis of Goals in Complex Organizations,ASR（American Sociological Review）26,854～866,1967
37) 松尾睦：学習する病院組織，同文館，2009
38) 猶本良夫，水越康介：病院組織のマネジメント，碩学舎，2010

39) 丸山啓輔：経営学基礎，同友館，p.9〜10，2004
40) 沼上幹：行為の経営学，白桃書房，p.78-95，p.248-254，2006
41) 藤田誠：スタンダード経営学，中央経済社，p.8-9，2011
42) 角舘直樹：米国におけるEvidence-Based Dentartry教育の展開，日本歯科医療管理学会雑誌，48（2），p.175，2013
   (参) 歯科診療に基づく研究，英語論文執筆ガイド，医歯薬出版，2011
43) 藤本隆宏，高橋伸夫，新宅純二郎，阿部誠，粕谷誠：経営学研究法，有斐閣アルマ，p.2-37，2009
44) 八重垣健：「若干歯科医師へ伝えたい歯科医療の本質─文献の重要性」、ザ・クインテッセンス，27（2），p.35-37，2008
45) 北村信隆：臨床論文を読む際に役立つ医学統計学の知識，日本歯科医師会雑誌Vol67 No6，p.37-44
46) 清水信博：論文が書ける統計，オーエムエス出版，2009
47) 五十嵐中，佐條麻里：医療統計わかりません，東京図書，2010
48) 池上直己：慶応医学，65（6），p.757-763，1968
49) 石井淳蔵，奥村昭博，加護野忠男，野中郁次郎，経営戦略論，有斐閣，1997
50) Leavitt,H.J.Applied Organizational Change in Industry；Structural,Technological and Humanistic Approaches, in J.G.Morch,ed., *Handbook of Organizations*, Rand McNally & Company, p.1141, 1965
51) 加護茂夫：現代組織と人間行動，泉文常，1996
52) March,J.G., A.A.Simon, *Organizations*, NewYork：John Wily and Sons, 1958（土屋守章訳，オーガニゼーションズ，ダイヤモンド社，1977）
53) 斉藤堯幸，ランク回帰と冗長性分析，森北出版，2002
54) Chandler,A.D.Jr., "Strategy and Structure", Cambridge Mass., M.I.T. Press, 1962
55) 牧田幸裕：ポーターの競争戦略を使いこなすための23問，東洋経済新報社，p.13，2010
56) 今枝昌宏「ビジネスモデルの教科書」，東洋経済新報社，2014
57) Osterwalder.A,Y.Pigmeur;A Handbook forVisionaries,Game Changers,and Challengers,John Wiley & Sons Intinational Rights,Inc,2010
58) 久保亮一：マネジメントを学ぶ，ベンチャー企業とビジネスモデルのイノベーション，ミネルヴァ書房，10章，2008
59) Rousseau,D.M.,The Oxford Handbook of Evidence-Based Management,Oxford University Prass Paperback,3〜22，2014
60) Herzberg,A.,（北野利訳）：仕事と人間性，東洋経済新報社，東京，1968
61) Herzberg,A.,（北野利訳）：能率と人間性，東洋経済新報社，東京，1978
62) 新井康平、福嶋誠宜、前平秀志、後藤励：医療機関における従業員満足度の決定構造、日本医療・病院管理学会誌、51（9），p.153，2014
63) 成果（Performance）は広辞林によれば「できあがった（よい）結果」となっている。これによると、広い概念として捉えられているが、本書では、次に示す経営学上の意味をベースに、医業収益及び医業収入をひっくるめたものとして使用している。経営学の中でのパフォーマンスは、活動しているプロセスと結果の両方を指している。組織行動や産業・組織心理学においては、個人レベルでのパフォーマンスは、結果よりも振る舞い（仕事の遂行行為そのもの）の側に力点がおかれている。しかし、今日では、個人レベルにおけるパフォーマンスの議論は、成果と導く行

動と成果そのものの両方、さらに両者の間の関係を見据えている。個人レベルでは、Outcome（結果）と呼ばれたものかつ、集団レベルや組織レベルでは、effectiveness（有効性）という言葉で表明される。一般に、「成果」は、包括的に捉えられている。

64）組織有効性は、Katz and Kahn（1966）によれば、短期の最終目標は、「利益」であり、長期のそれは「存続」であるとしている。一方、Mott（1972）は、「より多量に生産でき、高品質のアウトプットが生産でき、環境および内部の問題により有効に適応できる組織を指している」また、Mottは、管理者のリーダーシップが組織有効性にとって、きわめて重要であると述べている。この言葉、極めて興味深い。本書においては、組織有効性とパフォーマンスを同意義語として扱っている。パフォーマンスは、組織有効性を示す1つの要素であると思われるが、歯科診療所の場合は、組織有効性が高くなければパフォーマンスも高くならない特性があるからである。但し、組織有効性を使用する場合には、広い概念で優れた歯科診療所を示し、パフォーマンスは、患者満足度に裏付けされた医業収入を示している。

65）田尾雅夫『ヒューマン・サービスの組織』、法律文化社、1997
66）Wilensky,H.L., "The Professionlization of Everyone?" American Journal of Sociology, 70, 137-158,1964
67）太田肇『プロフェッショナルと組織』、同文舘、p.17、1993
68）Carr-Saunders,A.H., P.A.Wilson, *The Proffessions*：Oxford Univercity Press, 1933
69）Elliot,P., *The Sociology of the Professions*, Macmillan, 1972
70）Mintzberg,H, "Mintzberg on Management", New York, Free Press, 1989
71）Maister,D.H., *Manageing the Professional Service Firm*, New York：the Free Press,1993
72）Mintzberg,H., B.Ahlstrad, J.Lampel, :Strategy Safari:Aguide d toun Theroug The Wilds of Strategic Management, The Free Press,1998
73）間接的統合：プロフェッショナルと組織の統合は、組織目的とは直接一致しないプロフェッショナルの試行に基づく活動と、長期的にまた間接的な貢献も含めて組織の利益へと結び付ける弁証法的なプロセスが必要になる。このようなパラダイムに基づく統合の理念型を「間接的統合」と称する。つまり、診療所または、病院の目的達成のための貢献の過程で、プロフェッショナルとしての医師個人の高次の欲求を充足するという統合の方法には限界がある。プロフェッショナルと診療所または病院の統合は、その目的と直接一致しないプロフェッショナルの試行に基づく活動を通じて、結果的に直接、間接的に組織の利益へと結びつける統合法が必要である。この統合は、病院、診療所、規模の大きい弁護士事務所、会計・税理士事務所等に見られる。したがって、クリニックの管理（チーム医療の管理）は「間接的統合」を基礎とする「**暗黙的管理**」が成功のカギとなる。
74）島津望『医療の質と患者満足』、千倉書房、2008
75）Kotter,J.P., *The General Managers*,New York：Free Press,1982
76）永山正人，玉井健一：①開業歯科医院院長の管理者行動分析，商学討究，49（4），p.139-165, 1999
　　（参）永山正人，玉井健一：②「開業歯科医院における院長の管理者行動分析」経営学論集70，千倉書房（日本経済学会），p.122-127，2000
77）Miner,J.B.:The Uncertair Future of the Leadership Concept:Am Overview,in J.G.Hunt Kent,Ohio:Kent State University Press.1975
78）Blau,P.M.:Exchange and Power in social life, NewYork：Wiley, 1964
　　（参）Blau,P.M.&Scott,W.R.,Formal Organizatcbr,Acomparatine Approach, San Fransco,

Chander

(参) Blau,P.M.:The Dynamics od Bueaucracy,Chicago:University of Chicago Press,1955

79) 社会的交換とは、何か一つに特定できない、広い意味での「将来の義務感を生じさせるような好意（Lovers）」であり、その果報性は相手との交渉によって調整されるものではなく、本人の自由意思に任せられているものである（Blau,1964, p.93）。恩義に近い感覚と思われる。

80) Koontz,H.and C.O'Donnel:Mnagement,A systens and Contingency Analysis of Manageial Function.6th ed,New York,McGraw-hill,1976

81) Robbims,S.P., Essentials of Orgamizational Behavior,5th ed, Prentice-Hall,Inc.,1997

82) 三隅二不二：リーダーシップ行動，有斐閣，1995

83) ・Likert,R., *New Patterns of Management*, McGraw-Hill, 1961
　　・Likert,R., The Human Organization,Its Management and Value,McGraw-Hill,1967

84) ・McGregor,D., The Professional Manager,Ledited by C.MacGregor and W.G.Bennis, New York：McGraw-Hill, 1967
　　・McGregor,D.,:The Human Side of Enterprise, McGraw-Hill,1960（高橋達夫訳「企業の人間的側面（新版）」，産業能率大学，1970）

85) 加藤茂夫：現代組織と人間行動，泉文堂，1996

86) Blake,R.R., and J.S.Mouton, The Managerial Grid：Key Orientations for Achirving Production Through People, Bouston, Texas：Gulf, 1964（上野一郎監訳「期待される管理者像」，産業能率短期大学出版部，1965）

87) 三隅二不二：新しいリーダーシップ集団指導の行動科学，ダイヤモンド社，1966

88) House,R.J., "A Path-Goal theory of Leadership Effectiveness", Administrative Science Quarterly16, September, 21-38, 1971

89) 金井壽宏：変革型ミドルの探求，白桃社，p.123，1991

90) Mintzberg,H.:Educating Managers beyond Bordes,DIAMOND Harverd Business Review,2002（2002年8月に開催されたアメリカ経営学講演草稿をDIAMONDハーバードビジネス・レビュー2002年12月号）

91) Stogdill,R.M.：Personal Factors associated with Leadership,Journal Of Psychology,25,35～71,1948

92) Katz,D and Kahn,R.L.:Some recent findings in human relations research,In E.Swanson,T.Newcomb,and E Hartly 3eds,Readings in Social Psycholgy.New York,Holt,Rinehart and Winston,1952

93) Fleishman,E.A.,and Harris,F.A.:Patterns of leadeaship bahavior related to employee grievances and turnover personnel Psychology,15,43～56,1962

94) ・Likert,R., *New Patterns of Management*, McGraw-Hill, 1961（三隅二不二訳「経営の行動科学」，ダイヤモンド社，1964）
　　・Likert,R., The Human Organization,New York,McGraw-Hill,1967（三隅二不二訳「組織行動科学」，ダイヤモンド社，1968）

95) ・Fiedler,F.E.:A Theory of Leadership Effectiveness,New York,McGraw-Hill,1967（山田雄一監訳「新しい管理者の探求」，産業能率短期大学出版部，1970）
　　・Fiedlev,F.E.:Validation and extention of Contingency model leadership effectiveness,A review of empirical findings.Pycholgical Bulletin,76,128-148,1971
　　・Fiedlev,F.E.:Personality,motivational sytstens, and the behavior of high and low LPC

persons,Human Relations,25,291-412,1972
96) House,R.J., Strong Inferrnse in the social Sciences, An Explanation and an Ilustration form Leaderhip Research,in J.H.Turner,AC.Filley,and R.J.House eds,Studies in Manageial Process and Organizational Behavior Glen View,Ill.Scott,Foreman and Company,403 〜 410,1972
97) Kotter,J.P.:A Force for Change,How Leadership Differs From Mnagement,New York,Free Press,1990
98) 森五郎：人事・労務管理の知識，日本経済新聞社，p.10-43，1991
99) 森五郎：人事・労務管理の知識，日本経済新聞者，p.39-43，1987
100) 林茂夫：マンパワーマネジメント，医歯薬出版，p.2-5，1981
101) 日本歯科衛生士会：診療所に勤務する歯科衛生士の実態に関するアンケート調査，月刊デンタルパワー，1992
102) 馬場昌雄，馬場房子，岡村一成，小野公一：産業・組織心理学，白桃書房，p.283-293，2008
103) Marciano,V.M., "The Origins and Development of Human Resource Management", Academy of Management Journal, Best Papers Procedings, 223-227, 1995
104) 岩出博：アメリカ労務管理論，三嶺書房，1989
105) Maslow,A.H., : A Theory of Human Motivation,Psychological Review,50,370 〜 369, 1943
106) 副田光輝：経営労務論，ミネルヴァ書房，1981
107) French,W.L., Human Resources Management,3nd ed, chap.4, Houghton：Mifflin Company, 1994
108) 西川清之：人的資源管理，学文社，1997
109) Hackman,J.R.,and G.R.Oldham.: Work Redesign,Addison-Wesley Publishing Company, Inc.,1980
110) Deci,E.L., Intrinsic motivation, NewYork.NY：Plenum Press, 1975（安藤延男，石田梅男訳「内発的動機づけ―実験社会心理学的アプローチ」信書房，1981）
111) Katz,D and R.L.Kahn, : The Social Psychology of Organizations, 2nd ed,John Wiley and sons, 1978
112) Mintzberg,H. Mintzberg on Management, Inside Our Strange World of Organizations,New York, Free Press, 1989（Oiginaly 1987 in Harvard Business Review）
113) Mahoney,T.A., Productivity defined:The relativity of efficacy,effectiveness,and chang.In J.P.Cambell,R.J.Cambell and Associates（Eds.）,Productivity in Organizations:New Perspectives from industrial and organizational Psychology, SanFrancisco,CA：Jossey-Bass, 13-39,1988
114) Daft,R.L., Essentials Organization Theory and Design（2nd）, South-Western College Publishing, 2001
115) Lawrence,P.R. and J.W.Lorsch, "Organization and Environment", Managing Differentiation and Integration, Harvard University Press, 1967（吉田博訳「組織条件適応理論」産業能率大学，1968）
116) 桑田耕太郎，田尾雅夫，組織論，有斐閣アルマ，p.58，2010
117) March,J.G., A.A.Simon, Organizations, NewYork：John Wily and Sons, 1958（土屋守章訳「オーガニゼーションズ」ダイヤモンド社，東京，1977）
118) Hall,R.H.:Organizations,Structine and Process,2nd ed,Englewood Cliffs,N.J.Prentice-

Hall,1977
119) 野中郁次郎：経営管理、日本経済新聞社，1980
120) 坂下昭宣：経済学への招待，白桃書房，p.85-87，1996
121) Scott,W.G., T.R.Mitchel, P.H.BirnBaum, Organization Theory:A Strucital and Behavioral Analysis,4th・ed,1981, Rihard D.Irwin,Inc,Homwood Illiness, 1981
122) Galbraith,J., D.A.Nathanson, Strategy Implementation：The Role of Struture and Process, West Publishing, 1978
123) Daft,R.L., Essentials Organization Theory and Design（2nd）, South-Western College Publishing, 2001
124) Mintzberg,H. Structure in Fives,Designing Effective of Organizations, Prentice-Hall, Inc,190〜196,1993
125) Weber,M.:The Theory of Socialand Economic Organization,New York,Free Press,1947
126) Selznick,P., TVA and the Gross Roots, Berkely：University of California Press, 1949
127) Gouldner,A.W., Patterns of Industrial Bureaucracy, Glencoe,New York Free Press, 1955（岡本秀昭，塩原勉訳，「産業における官僚制」，ダイヤモンド社，1963）
128) Simon,H.A., Administrutive Behavior, Free,Press,1957（松田武彦・高柳暁・二村敏子訳「経営行動」ダイヤモンド社，1989）
129) Burns,T. and G.M.Stalker, "The Management of Innovation", London, Tavistock, 1961
130) Hall,R.H., An Empirical Study of Bureaucratic Dimensions and Their Relation to Organizational Characteristics On Published, ph.D. Dissertion：Ohio state University,1961
131) Argyris,C.：Integrationg the Individual and Organization, New York, John Wiley and Sons,1964（三隅二不二，黒川正流訳「新しい管理者会の探求」産業能率短期大学出版部，1969）
132) Likert,R.:The Human Organization,Its Mnagement and Value,New York,McGraw-Hill（三隅二不二訳「組織の行動科学―ヒューマン・オーガニゼーションの管理と価値―」ダイヤモンド社，1968）
133) Doty,D.H., W.H.Glick, G.P.Huber, "Fit Equifinality and Organizational affectiveness；A Test of Two Configurational Theories", *Academy of Management Journal*, 36,6, 1196〜1250, 1993
134) Woodward,J."Industrial Organization, Theory and Practice", London：Oxford University Press, 1965（矢島・中村共訳『新しい企業組織』，日本能率協会，1970）
135) Thompson,J.D.:Organizations in Action,New York,McGraw-Hill,1967
136) Perrow,C., "Organizational Analysis,A Sociological View", Belmont, California：Wadsworth、1970（岡田至雄訳『組織の社会学』，ダイヤモンド社，1968）
137) Perrow,C., "*A Framework for the Comparative Analysis of Organization*", American Sociological Review, 32, 194〜208, 1967
138) Daft,R.L.,"A dual-Core Model of Organizational Innovation",Academy of Management Journal, 21, 2，193〜210,1978
139) Weick,K.:Educational Organizations as Loosely Coupled Systens,Administrative Science Quarterly,21,1〜19,1976
140) 奥村康司，庄村長，竹林明，森田雅也，上林憲雄：柔構造組織パラダイム序説―技術と組織構造，文眞堂，p.56-62，1994

141) Burns,T. and G.M.Stalker, "The Management of Innovation", London, Tavistock, 1961
142)・Woodward,J."Industrial Organization, Theory and Practice", London：Oxford University Press, 1965（矢島・中村共訳『新しい企業組織』、日本能率協会、1970）
　　・Woodward,J."Industrial Organization, Behavior and Contral,London,Oxford University Press（都築栄、宮城治裕、風門視三郎訳「技術と組織行動」、日本能率協会、1971）
143) Leavitt,H.J."Applied Organizational Change in Industry；Structural,Technological and Humanistic Approaches", in J.G.Morch,ed., *Handbook of Organizations*, Rand McNally & Company, 1141, 1965
144) Leavitt,H.J.:Managerial Psychology,third ed,The University of Chicago Press,1972
145) Chandler,A.D.Jr., "Strategy and Structure", Cambridge Mass., M.I.T. Press, 1962（三菱経済研究所訳『経営戦略と経営組織』、実業之日本社、1967）
146) Daft,R.L., Essentials Organization Theory and Design（2nd）, South-Western College Publishing, 2001
147) 白石弘幸：経営戦略の探求・創成社、2005
148) Drucker,P.F., Management：Tasks – Responsibilities – Practices, Harper & Row, 1974（野田一夫、村上恒夫監訳：マネジメント、ダイヤモンド社、1974年）
149) 石井淳蔵、奥村昭博、加護野忠男、野中郁次郎：経営戦略論、有斐閣、1997
150)・Porter,M.E.,：Competitive Strategy, Technique for Organizations, New York, Harper and Row, 1978
　　・Porter,M.E., "Competitive Advantage；Creating and Sustaining Superior Perfomance, New York, The Free Press, 1985（土岐坤訳「競争優位の戦略」、ダイヤモンド社、1985）
151) Porter,M.E., Teisberg,E.O., "Redefining Health Care；Creating value-Based Competition on Results", Harvard Business Press, 2006（山本雄士訳「医療戦略の本質－価値を向上させる競争」、日経BP社、2009）
152) 上田拓治：マケティングリサーチの理論と抜法、日本評論社、1999
153) 松尾睦：学主する病院組織、同文館出版、2010
154) Hamel,G. and C.K.Prahaland, "Competing for The Future", Harvard Business School Press, 1994（一條和生訳「コア・コンピタンス経営」、日本経済新聞社、1995）

お詫び

同じ文献を使用した場合には、（前掲書、頁数）とすべきところを同じ引用番号を掲載したところがあります。また、文中に使用した語句の説明を頁下段に出来るだけ加えましたが、文献と一緒にした箇所もあります。時間的な制約もあり、統一できなかったことをお詫びします。

第 II 部

実証研究を基礎とする歯科診療所のマネジメント論

第Ⅱ部　実証研究を基礎とする歯科診療所のマネジメント論

1. 歯科診療所経営には何が重要か（経営管理者の役割） ……… 142
1）瀬戸社長のリーダーシップから学ぶこと ……… 143
2）「社長が変われば会社は変わる」から学ぶこと ……… 146
3）管理者の重要な仕事は意思決定である ……… 147
4）管理者パターンの特徴（実証研究から最適管理者を考える） ……… 149
5）管理者パターンの分析（自己分析をしてみよう） ……… 155

2. 歯科診療所の経営健全化の指標（経営上の重点目標） ……… 160
1）利益と存続 ……… 160
2）パフォーマンス ……… 161

3. 歯科診療所のパフォーマンス向上要因を探る ……… 164
1）歯科診療所の経営に関する組織構成要素（何が重要か） ……… 165
2）歯科診療所経営におけるパフォーマンス（組織有効性を示す指標） ……… 167
3）歯科診療所経営における標準化、分業化、統合化に
　　影響を与える要因 ……… 169
4）戦略的運営に影響を与える従業員管理（表 2-7 からわかる事） ……… 172
5）戦略的運営に影響を与える組織特性（組織構造の操作化） ……… 173

4. 組織有効性に影響を与える要因 ……… 175
1）組織有効性に影響を与える「規模」、「技術」の検討 ……… 177
2）「規模」と組織有効性（「医業収益」は何に影響されるか①） ……… 179
3）「技術」の具体的な次元としての「得意治療」と
　　「治療設備」と組織有効性（「医業収益」は何に影響されるか②） ……… 180
4）「戦略的運営」は「組織有効性」に影響を与える ……… 184
5）「戦略的運営」の「技術志向」は組織有効性に影響を与える ……… 185
6）組織有効性に影響を与える変数群の検討 ……… 186
7）利益の高いグループと低いグループとの変数比較から得る
　　収益向上要因 ……… 187

5. 管理者行動と組織有効性 ……… 194
1）「収益を上げるための戦略」には、管理者行動（管理者のパターン）
　　により特徴がある ……… 194
2）管理者のパターンは、組織構成要素の影響を受け、
　　組織有効性が異なる ……… 200

6. 組織有効性と患者満足度 ……… 208
1）患者満足度の測定（病院研究から） ……… 209
2）患者満足度は診療所経営に貢献するか ……… 211

7. 歯科診療所の患者満足度 ……… 214
1）患者満足度を高める要因（歯科診療所の場合） ……… 214
2）患者満足度を高める歯科医師の対応能力の意味 ……… 219

3）患者満足度は医業収益に寄与するか―患者満足の問題点― ……………… 219
　　　4）患者満足度と施設環境との関係 …………………………………………………… 221
　8．受療行動に影響を与える要因 …………………………………………………… 222
　　　1）増患対策としての歯科のイメージを考える ………………………………… 222
　　　2）歯科の保険外治療の選択を想定する社会的要因について
　　　　（自費治療の拡大）……………………………………………………………… 222
　　　3）受療行動分析（インプラント治療に関する患者心理）……………………… 223
　　　4）ホームページ（HP）と受診行動 …………………………………………… 223
　9．ミッションマネジメント ………………………………………………………… 224
　　　1）ミッションマネジメントとは ………………………………………………… 224
　　　2）経営改善の方法（経営理念の重要性）……………………………………… 226
　　　3）ミッションマネジメントのすすめ方（MM:mission management）… 227
　10．歯科診療所の成功要件を考える ………………………………………………… 228

1．歯科診療所の経営には何が重要なのか（経営管理者の役割）

　1997年、札幌市内において、日経BP・札幌セミナーが開催され、アサヒビールの当時の社長であった瀬戸雄三氏が「入社後、『地獄』と『天国』を経験した」というタイトルで講演された。

　これは、1950年から60年にかけてアサヒビールの年間シェアが30％以上であったものが1987年には10％を下回ることになった話である。業績が落ち込んだ1965年頃より5年毎に何人もの社長が交替している。樋口廣太郎氏が社長になって始めて20％以上にはなったものの、それ以上にはならなかったので、1992年に瀬戸雄三氏が社長に就任し、1996年始めて年間シェアが30％を上回った。このように企業は、業績が落ち込んだり、テレビ等の報道でも理解できるように、不祥事を起こした会社のほとんどは、社長が交替する。これは、環境不適合体質を改善させる為の手法と考えられる。つまり、企業が環境に適合するための1つの方法である。この事は、図2-2に示しているように市場環境変化に会社が不適合になった時に、衰退の起こる事を示している。

　さて、日本航空の経営再建を行った京セラの現名誉会長である稲盛利夫氏の

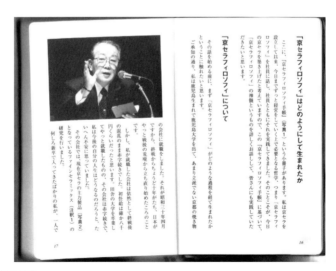

図2-1　稲盛和夫：京セラフィロソフィ、盛和塾事務局、2009

（株式会社日本経営　藤沢功明（現代表取締役会長）氏より提供）

経営者としての意識（経営センス）の問題

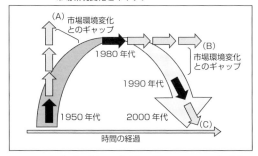

1960年代に成功した会社は、時代の変化（顧客ニーズの変化）にもかかわらず、1960年につくりあげた構造的成功のしくみを変えようとない。したがって、1980年代になると市場環境変化により顧客ニーズとの間にギャップが生じ1960年代成功した会社は倒産する。

出所）嶋口充輝、石井淳蔵　現代マーケティング　有斐閣

図2-2　顧客のニーズと経営者の意識の乖離

「京セラフィロソフィ」（2009年、盛和塾事務局）の中に「**会社というのはトップの器以上にはならない**」という文章がある（図2-1）。トップが持つ人生観・哲学・考え方、これがすべてを決めるのです、と述べられている。

つまり、会社等の組織はトップで決まるといっても過言ではない。歯科診療所は小さな組織ゆえに、大きな会社以上にトップの影響力は絶大であり、歯科診療所の経営は、管理者である**院長の器で決まる**ということができる。したがって、歯科診療所のマネジメント論は、「器」を具体的に示した管理者の考え方、行動が重要であり、これらに関する研究が今後、必要となる（表1-7参照）。

1）瀬戸社長のリーダーシップから学ぶこと

ここで、トップの「器」を示すリーダーシップに触れてみたい（第Ⅰ部第2章の「5．院長行動（管理者）とリーダーシップ」参照）。

1992年5月、アサヒビール社長に瀬戸雄三氏（現在会長）が就任した。以下トップはどうあるべきかを考えるために、瀬戸氏の基本的な行動スタンスを学ぶ事にする。

| お客様のために
①基本に忠実になる
②積極的なものの考え方をする
③心のこもった行動をする | | これらはお客様に教わった経験則である。 |

初めに、なぜ、シェアが落ち込んだかを考察してみる。それを理解するためには、まず**時代の変化を見る必要がある**。つまり、1960年代の特徴として、(1) 価格競争の波、(2) 共稼ぎの家族が多くなってきた。それに伴い (3) ライフスタイルの変化が見られるようになってきた（これにより販売スタイルが変化し、容器の変化も見られるようになってきた）。(4) 生活関連の情報を一般の人が十分持つようになってきた。(5) 自己主張する消費者行動が見られるようになってきた等が挙げられる（国民のグルメ志向）。

これらのことから、ビールにおいても、従来販売店に行って消費者が「ビール」と注文していたものが、「銘柄」を主張するまでに変化してきた。この環境の変化している最中、アサヒビールでは、「シェアの落ち込みは、良いビールを製造しないから売れないのだ」と製造を責め、製造は「営業をしっかりやらないから」と営業を責めていた。さらに管理職は、製造や営業をしめつけ、社員の豊かな感性を閉じ込めてしまっていたのである。

しかし、社員の一人ひとりは、一生懸命に仕事をしていたことは間違いのない事実であるが、自分達が原因を作っているとは思えなかったのである。さらに、問題は売上を延ばすためにパワーマーケティング（メーカーの力づく）によって、ビールを流通に押し込めて、一時的な売り上げを上げていたことである。ところが、ビールのおいしい味は、時間がたつと悪くなっていくことに気がつかなかったのである。つまり、流通に押し込めた売れないビールは古くなり、まずいビールに変化していったのである。消費者が「味の」の違いをあまり問題にしていなかった時代はそれでも良かったが、自分を主張する消費者行動が見られるようになってからは、「味」というのは大切な売上を上げる条件となってきていることに気付かなかったのである（この頃からグルメブームが始まっている）。そこに気が付くまでに長い時間がかかったようである。

以上が、アサヒビールのシェアが落ちた主な理由である。つまり、**消費者志向、消費者行動を読めないという環境不適合性**が、このような結果を招いたと

いえる。

さて、瀬戸社長の経営改善のポイント「お辞儀は商売の原点である」を社員の基本とした。また、感度の良い人間は環境の変化をつかみ、変化に対応するベースであるとし、一人ひとりを強い社員にするためには、感性の良い社員にすることだと考えた。そのためには、**アンテナを高くし変化の"きざし"を早くつかむことが、厳しい環境を生き抜くためのポイントである**と述べている。

以上の信条により、社長といえども日頃よりできるだけ現場に出掛け、生の情報を得るように努めるべきである、と述べている。部下に対する接し方は、難しい言葉を使用しない、社員の方から提案として上がってくるようにすべきであり（ボトムアップ）、何でも話し合える雰囲気作りをし、情報交換をすべきであるとしている。社長のマネジメントの仕事は、社員が良い気持ちになって働きやすい雰囲気を作ること、**管理者はプロデューサーとして、十分に社員が舞台で演じられるようにすることが大切な仕事である**、と述べている。

以上の事例は、歯科診療所経営の今後の在り方を考えるうえで、示唆に富んだ有益な内容である。この事例からも分かるように、少なくとも変化する環境に適応するためには**トップの考え方が変わらなければ（意識改革）**環境不適合になるということを理解すべきである。

一方、吉田（2009）、今口（1993）[1]の研究を歯科診療所経営で表現すると次

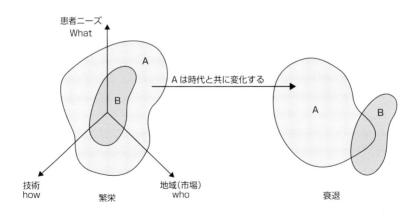

図2-3　繁栄と衰退

のようなことがいえる。変化する環境の変化を歯科診療所経営に取り入れる事ができず、地域の消費者ニーズ（年齢の変化によるニーズ、患者の生活様式の変化によるニーズ、歯科に期待するニーズ等の経年変化）と自院の歯科診療提供の内容にズレが生じること、その歯科診療所は衰退するとしている。したがって、**院長（管理者）は、アンテナを高くし、変化の"きざし"を早くつかむことが重要になる**。院長は、患者の声に耳を傾け、生の情報を得るように努める必要がある。

　以上の事から、変化する環境に適応するためにはトップに立つ人間が考え方を変えなければ（意識改革）どのような組織も早晩衰退する運命を辿る。

　図2-3は、自院のドメイン[注1]（能力が発揮できる領域）が消費者ニーズに合致している間は繁盛する歯科診療所経営ができるが、ここにズレが出ると衰退する運命にあることを示している。

2）「社長が変われば会社は変わる」から学ぶこと

　日本経済新聞の広告欄に、「社長が変われば会社は変わる」という本の広告と紹介内容があった。これは、テレビ番組「ガイアの夜明け」等にも出演したホッピー三代目の女性社長の奮闘記である（図2-4）。落ち込んだ会社の業績をV字回復させたという、いわゆる苦労話ともとれる内容が書かれている。しかし、ここで問題なのは、トップが変われば会社という組織が変わるという現実があることである。P.F.ドラッカーと双璧といわれたカナダのマギル大学教授H.ミンツバーグはダイヤモンド社のインタビュー（2002）[注2]に答え「**マネジメントはリーダーシップにかかっている。これは教室で教える事はできない**」という有名な言葉を述べている。ここでは、**組織を成功に導くのはリーダー（院長）の力である**ことを明確に示している。しかし、その力は、**アート（直感的な能力）であり、クラフト（匠の技術）であり、サイエンスである**と述べている。だから、歯科診療所のマネジメント論にも、歯科診療所のトップである院

注1）ドメイン（Domain）：通常は事業領域または活動領域と訳されており、顧客のニーズは何か（What）、主要顧客（Main Customar）は誰を設定することにより、ニーズを達成される方法である。ドメインの設定は、サービス基準（How）の視点で捉えることができる。ドメインの設定には、誰に、何を、どのようにという視点で決められる。これは、組織の活動の内容、対象、領域を示しており、どの外部環境と相互作用をすべきかを示すものである。

注2）DAIAMONDハーバード・ビジネス・レビュー：真のリーダーは教室では育てられない、2002

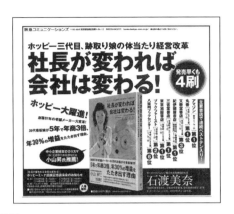

図2-4　一番売れている本が時代の世相を反映している

出所）日経新聞広告欄より

長の管理者としての機能を十分理解する必要がある。

つまり、歯科診療所の優れた経営には、どのような管理者としての条件が必要なのかを知らなければならない（表1-7管理者のパターン参照）。

以上のことから、**歯科診療所経営においても管理者（経営者としての考えや行動）が、歯科診療所経営に一番重要な要因であることが分かる**。したがって、歯科診療所経営にはどのような管理者が必要なのか、また、歯科診療所経営におけるパフォーマンス（言葉の説明は後述する）向上要因は何か等について、実証研究等を踏まえてエビデンスのある歯科診療所の経営論を展開する。

3）管理者の重要な仕事は意思決定である

企業（会社）等の組織の最終意思決定は、通常代表権を持つ社長がおこなっている。つまり、社長は企業の経営戦略において最終的な意思決定をする。その結果が、企業の存続発展に影響を与える。

経営戦略とは、一般的に企業の目的達成する包括的手段として、企業の外部環境活動全体を適応させる決定ルールであり、企業の方針を決める意思決定に影響を与える。

この経営戦略には、**成長戦略（Growth Strategy）**と**競争戦略（Competitive Strategy）**がある。成長戦略は、経営における意思決定のルールといえる。競争戦略は、環境適応のための指針ということができる。この競争による戦略と

しては、①コスト・リーダーシップ戦略、②差別化戦略、③集中戦略等を基本的戦略として挙げることができる。

意思決定（Decision Making）は、目的達成のために複数の代替案から１つもしくは複数の代替案を選択するプロセスである。また、戦略（Strategy）の原語は、ギリシャ語の将軍の術という意味から戦うための知識であり、技術であった。歯科診療所においては、学問的に定義されている戦略を策定し実践しているところは非常に少ないと思われるが、厳しい経営環境から戦略的な運営は大なり小なりおこなっているものと思われる。**本書においては戦略と戦略的な内容と明確に区別する事なく使用しているが、内容としては、戦略的運営である。**

歯科診療所における経営は、与えられた資源（ヒト、モノ、カネ、情報又は知恵）を使って、目的である患者のニーズに答えた歯科医療を提供し、患者満

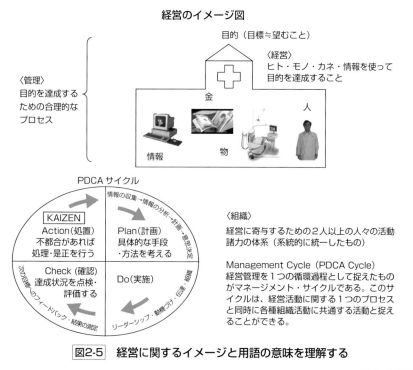

図2-5　経営に関するイメージと用語の意味を理解する

出所）筆者作成

足を得ることである。この資源の使い方として、管理の概念を具体化したPDCA Cycleが使用される（図2-5）。

結果として、**健全な運営が出来る程度の経済的成果**が得られる。これらを具体的に実践するために実践的なマネジメント論を展開する。

4）管理者パターンの特徴（実証研究から最適管理者を考える）

第Ⅰ部第2章「4．歯科診療所と管理者（院長）」の「3）管理者行動の類型化及び組織有効性との関係」において示しているとおり、5つの管理者パターンには特徴がある。ここでは、よりわかりやすい表現で5つの管理者パターンを説明する（図2-6）。

これは、平成9年の11月14日から12月15日に行った北海道内の開業歯科診療所院長に対する調査研究結果から得たものである。本研究の分析に利用した設問項目は、院長の行動（5点評価）開業年数、従業員数、常勤者数、全体スペシャリスト数（歯科医師、歯科衛生士、歯科技工士の合計）、常勤スペシャリスト数、患者志向性等である。管理者行動についての設問はこれまでリーダーシップ論で少数次元に押し込まれていたリーダーシップ行動に対し、より多く

歯科診療所院長に行動を変容させることが必要

型＼内容	管理者（院長）としての特徴
1．成り行き型	歯科診療所経営に関し、今のところ特に積極的に取り組もうとは思っていない。どちらかと言えば、日々の診療を淡々とこなしているタイプの管理者である。
2．業績評価型	歯科診療所経営の安定化は、経営に関する書類〈日計表等〉やカルテ・レセプト等の診療結果を評価する書類のチェックが大切と考えている。更に、従業員の給与・賞与といった人事管理、いわゆる経営管理に関する書類の点検が重要と考え、これらに携わる時間が診療以外に一番多いタイプの管理者である。
3．状況順応形	歯科診療所経営の安定化のためには、カルテ・レセプト等の診療結果を評価する書類のチェック及び従業員の給与・賞与といった人事管理の書類の点検が重要と考え、それらに携わる時間が多い。また、厳しい環境を生き抜くためには、対外的なネットワークづくりが大切と考え、経営上役に立つ人々とのつながりを大切にしたり、他科の先生や学会、研究会で知り合った先生方との関係を良好にし、仕事に役立てるようにしている。さらに、学会、研究会にも出席し新しい知識や技術を得るように心がけている管理者である。
4．個人プレー型	歯科診療所経営の安定化は、自己研鑽や自己啓発からくる革新的行動が大切である。従って、新しい治療法を積極的に取り入れたり、器具・機械も最新のものを揃えるようにしている。さらに、医療を提供する建物や設備・衛生面やBGM等も大切にすべきと考えている管理者である。
5．チームプレー型	歯科診療所経営の安定化はチーム医療を意識した経営が大切であると考えている。そのためには、従業員の育成（教育）や配慮、信頼蓄積が重要と考えている。つまり、従業員に依存することを認識し、高い達成基準へ向けて協働させる特徴を有している管理者志向を持っている。さらに、外部とのネットワークづくり、つまり他科の先生や学会・大学・研究会等の先生との関係を有効に利用しようとする考えがある管理者である。

図2-6　管理者パターンとその特徴

の次元を提供するとともに、管理者行動論における発見事実を測定可能なものへと発展させたミドルの行動（金井、1991）[23]に対する設問項目を利用した。これらの行動以外にも歯科診療所を開業することで必要になると思われる項目を含めている。院長の行動は複数の設問からなるため、因子分析（主因子法、バリマックス回転、固有値1以上）により変数を集約した。因子分析により、①達成基準への運動化、②支持関係の獲得、③ネットワーキング、④業績評価、⑤革新的試行の5つの行動次元を発見した。次に5つの行動の一貫性を調べるために、階層的クラスター分析（ウォード法）を行った。その結果、達成基準への運動化、支持関係の獲得が主な行動としている「チームプレイ型」、革新的試行が主たる行動の「個人プレイ型」、ネットワーキング、業績評価が主たる行動の「状況順応型」、業績評価が主たる行動の「業績評価型」、主たる行動のない「成り行き型」の5つの院長の行動パターンが発見された。図2-7は、本研究の流れを示している。表2-1は、クラスター分析の結果を示している。これらの分析結果から、管理者パターンの特徴を明らかにする。つまり、開業年数では、成り行き型が一番長く、全体の平均が13.4年に対し、16.9年になっている。高橋ら（2005）[3]は、「歯科診療所における自己機能評価の分析」の中で、

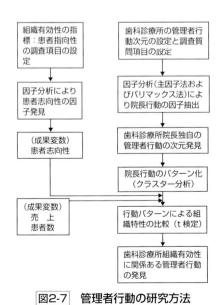

図2-7　管理者行動の研究方法

表2-1 クラスター分析の結果

サンプル数		達成基準へ の連動化	支持関係 の 獲 得	ネット ワーキング	業績評価	革新的 試 行
1	119	.035 b	−.841 c	.041 c	−.250 c	.496 a
2	115	−.398 c	.125 b	−.159 d	−1.025 d	−.444 c
3	105	1.035 a	.551 a	.405 b	.360 b	.049 b
4	81	−.661 d	.252 b	.783 a	.727 a	−.098 b
5	65	−.208 c	.115 b	−1.42 e	.784 a	−.079 b

注）数値はサンプル数、および院長の行動次元の平均値。aからeは、各次元別に行ったt検定による多重比較の結果を示している。aからeは平均値の高い順に並び、5％水準で優位な差がある。
クラスター分析の最終結果を提示している。

26年以上の最長経験年数者よりも16年〜20年の経験者に「成り行き型」が強く感じられたとの報告があるが、研究次元（5つの管理者行動次元）の違いがあり、単純に比較できるものではない。ちなみに、本研究では、開業年数の管理者のパターン別比較は以下のようになっている。

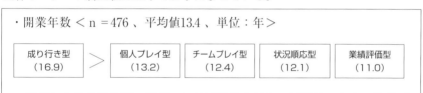

・開業年数＜n＝476、平均値13.4、単位：年＞

成り行き型(16.9) ＞ 個人プレイ型(13.2) チームプレイ型(12.4) 状況順応型(12.1) 業績評価型(11.0)

t検定による多重比較の結果、＞は不等号を示し、不等号の左右の位置づけられた行動パターン間には5％水準で平均値に有意な差がある。

したがって、26年も16年〜20年も本研究では、成り行き型に入ることになる。
その他、患者志向性（n＝480、平均値3.84、単位：5点評価）は次の通りとなっている。

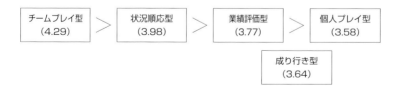

チームプレイ型(4.29) ＞ 状況順応型(3.98) ＞ 業績評価型(3.77) ＞ 個人プレイ型(3.58)
成り行き型(3.64)

また、月あたり患者数（n＝429、平均値428、単位：人）と売上（n＝258、平均値49.380、単位：千円）は次のようになっている。つまり、患者数

では、チームプレイ型と個人プレイ型が他のパターンより有意差を持って多い事が示されている。売上では、チームプレイ型が一番多く次に平均値で個人プレイ型、状況順応型、成り行き型、業績評価型となっている。

・患者数

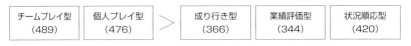

・売上

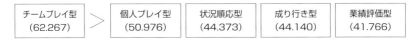

以上の結果に基づいて、5つの管理者パターンの特徴を次に示してみる。

つまり、**患者が多く、売上が多く、従業員が多いのがチームプレイ型と個人プレイ型**である。しかし、売上においては、チームプレイ型の方が個人プレイ型より、5％有意で多くなっている。この理由は、個人プレイ型は、従業員に対する委譲が少ないので、結果的にチームプレイ型の方が、従業員一人あたりの売上が多く、レセプト1枚あたりの点数も高くなっているためと思われる。また、患者志向性が高いので初診患者が5型中1番多くなっている。個人プレイ型は、従業員に対し、売上に貢献させるように行動していないのと、支持関係獲得が得られていないので、従業員のモチベーションも高まっていない事も原因と思われる。**チームプレイ型にも3つのパターンがあり**、次に示す研究結果よりネットワーク構築の高い行動をとる診療所では、組織有効性が高くなっている。つまり、リーダーシップ行動がうまく行われている**診療所においてネットワーク行動**[注]**が高い診療所ほど組織有効性が高くなるといえる（表2-2）**。つまり、ネットワーク行動が高いパフォーマンスを得るための一つの要素であることが示唆された。

注）　ネットワーク行動：図2-8および図2-12参照。ネットワークは、組織上の公式の権限関係でつながっている人びとよりもはるかに広範囲な協力関係を意味する。通常人脈と言っている内容に近い。ネットワークを簡単な表現をすると「行為者が相互に織りなす綾であり、関係を糸とした行為者の相互の結びつきである。一方、ネットワーキングは、ネットワークを作るプロセス、つまり他者との関わりあい、関係を形成していくことである。

主成分分析によるポジショニングを試みる。

表2-2　チームプレイ型の経営的階級

主成分得点	主成分1	主成分2
チームプレイ型軽量級	0.5128	−1.7879
チームプレイ型中量級	0.0009	−0.0657
チームプレイ型重量級	0.8968	0.3866

主成分2：パフォーマンス

主成分得点	主成分1	主成分2	(順位)
チームプレイ型軽量級	0.5128	−1.7879	③
チームプレイ型中量級	0.0009	−0.0657	②
チームプレイ型重量級	0.8968	0.3866	①

＜分析結果＞（　　　）円は総収入（保険＋自費）の平均値

チームプレイ重量級 ＞ チームプレイ中量級 ＞ チームプレイ軽量級 ＞
　（5.779）　　　　　　（4.626）　　　　　　（4.340）
注）上記の差の違いは、ネットワーク行動の強さによる

　次に、業績評価型、状況順応型、成り行き型をみてみる。業績評価型は、患者志向性がパターン中、中間にありながら患者数、売上が低い結果となっている。この理由は、開業年数が平均11年と一番若く、不確実の時代に開業している事が一つの特徴を表している。
　したがって、小規模な開業志向があり、従業員も少ない。また、業績評価が主な管理者行動になっていることから、積極的な経営戦略等の行動は採用せず、レセプト等の点検等消極的な行動をしている。つまり、患者や従業員からすると院長の人間的な魅力も感じられず、従業員に対しても仕事に対するモチベーションも高める事ができない。その結果、管理者パターンの中で退職者の割合が1番多くなっている。状況順応型は、開業年数は、12.1年と比較的に若い方であるが、患者志向性が2番目で、患者数、売上も中間に位置している。この管理者は、ネットワーキングと業績評価を主な行動としているところから、対外的関係（歯科医師会、学会、研究会等の研修会、会合に出席する）に対処し、歯科診療という活動から生じている定量的結果をきちっと評価する開業医として、最低限の基本行動を重視する管理者である。成り行き型は、歯科医師が不

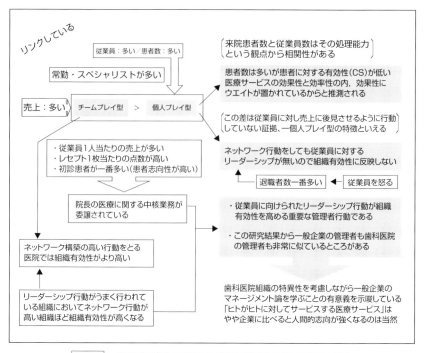

図2-8 開業歯科診療院長の管理者行動分析の結果（1）

出所）永山正人,三嶋顕：開業歯科医院における院長の管理者行動分析、日本歯科医療管理学会雑誌、35（4）、p.421-430、2001
永山正人：ヒューマン・サービス組織のマネジメント論の探求—開業歯科医院院長の管理者行動分析，小樽商科大学大学院商学研究科学位論文，1999より

足している時代に開業した人が多く、特に積極的なマネジメントを考えなくても来院患者が多く来た時代を経験した人が多いのが特徴となっている。

このような経験をした院長も時代に即応して、診療内容、経営等も改善する院長も少なくないが、往々にして積極的な経営改善に情熱をかかげない院長が多いように感じられる。一方、経営改善を考えて行動しても、的外れの内容により結果のあがらない場合もこのパターンの院長に多いように思われる（図2-8、図2-9）。

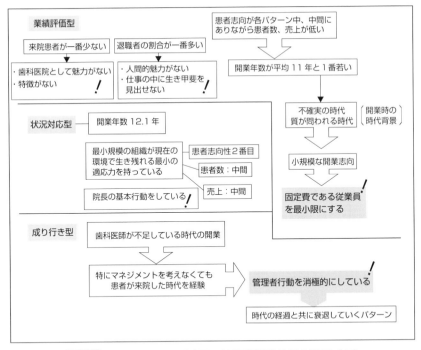

図2-9　開業歯科診療所院長の管理者行動分析の結果（２）

出所）図2-8に同じ

5）管理者パターンの分析（自己分析をしてみよう）

　本研究結果得られた、５つの院長行動の次元はどのような内容かを示したものが、「管理者パターンの判定アンケート」として示されている（図2-10、図2-11、図2-12）。

　判定の規準も示してあるので、ある程度自分がどのパターンに属するかを調べる事ができる。開業歯科医師約86,000人をこの５つの管理者パターンに正確に分類する事は不可能である。但し、チームプレイ型は、売上等の観点から一つの理想型と考えられるので、管理者の目標にしても良いのではないかと思われる。その他の管理者パターンは、それぞれに欠点が見られている。現在、自分の診療所で現れている問題の現象が、管理者の行動に由来していると思われた場合には、その部分の改善にこの分析結果は役に立つものと考えている。

管理者パターン判定アンケート

注）回答は5点評価（十分なら5点、不十分なら1点）になっています。最も良く当てはまる数字に○をつけて下さい。

例　　　十分　どちらかといえば十分　どちらともいえない　どちらかといえば不十分　不十分
　　　　　5　　　　4　　　　　　　3　　　　　　　　2　　　　　　1

A　従業員に対する院長の対応についておたずねします。

支持関係の獲得
1. 従業員の気持ちや立場を大切にしていますか　　　　5　4　3　2　1
2. 従業員の意見を公平に聞いていますか　　　　　　　5　4　3　2　1
3. 従業員の考え方や人柄を理解していますか　　　　　5　4　3　2　1
4. 従業員の仕事に対する不満を理解していますか　　　5　4　3　2　1
5. 従業員の失敗をカバーしていますか　　　　　　　　5　4　3　2　1
6. 従業員の優れた仕事を素直に認めていますか　　　　5　4　3　2　1

達成基準の連動化
7. 仕事を通じて部下の育成に努めていますか　　　　　5　4　3　2　1
8. 難しい仕事でも思い切って従業員に任せていますか　5　4　3　2　1
9. 従業員の長所、短所を把握していますか　　　　　　5　4　3　2　1
10. 従業員により高度な専門的知識の習得をすすめていますか　5　4　3　2　1

11. 従業員に仕事の能率を上げるように求めていますか　5　4　3　2　1

図2-10　管理者行動分析ツール（1）

出所）図2-8に同じ

したがって、完全にこの5つの管理者パターンに分類できなくても、どのパターンに近いか等の分析結果を基に、改善できるところは改善して、患者ニーズに対応し、時代に即応する歯科診療所経営をすべきである。

		5	4	3	2	1
	12. 従業員にいったん決定した事は必ず実行するように求めていますか	5	4	3	2	1
	13. 従業員の仕事の質をチェックしていますか	5	4	3	2	1
	14. 従業員に仕事遂行上の問題点を報告させていますか	5	4	3	2	1
達成基準の連動化	15. 従業員に質の高い仕事を求めていますか	5	4	3	2	1
	16. 従業員の仕事に役立つ成功談、失敗談を語っていますか	5	4	3	2	1
	17. 従業員に役立つノウハウを積極的に教えていますか	5	4	3	2	1
	18. 優れた従業員を見習うよう他の従業員に求めていますか	5	4	3	2	1
	19. 従業員に仕事のあるべき姿を示していますか	5	4	3	2	1
	20. 良い仕事をした従業員をほめていますか	5	4	3	2	1
	21. 新しい事を始める時、従業員にわかりやすく説明していますか	5	4	3	2	1

B 歯科医業(医療)に対する院長の取り組みについておたずねします。

		5	4	3	2	1
	1. 経営に関する書類〈日計表等〉のチェックをしていますか	5	4	3	2	1
	2. 人事評価をしていますか	5	4	3	2	1
業績評価	3. スタッフの給与、賞与の決定に関与していますか	5	4	3	2	1
	4. カルテ等、診療に関係する書類をチェックしていますか	5	4	3	2	1
	5. レセプト等、対外的な書類のチェックをしていますか	5	4	3	2	1

図2-11 管理者行動分析ツール(2)

出所)図2-8に同じ

　このアンケート分析の結果として、「達成基準への連動化」と「支持関係の獲得」が高い得点を取った人は、「チームプレイ型」に近いという事が出来、「革新的試行」が高い得点を得た人は、「個人プレイ型」に近いというように判断し、改善する部分があれば、改善すべきと思われる。

| (参考) | 彼を知り己を知れば百戦殆うからず |
| | 「孫子」謀攻 |

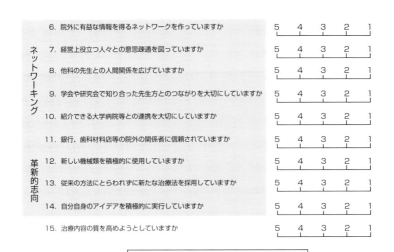

図2-12 管理者行動分析ツール（3）

出所）図2-8に同じ

　同様に、「ネットワーキング」に高い得点を得た人は、「状況順応型」に近い管理者行動をしていると考えられる。いずれにしても、**院長自身の管理者としてのパターンを知る事は、経営改善には重要な要件**である。

```
チームプレイ型
  ①達成基準への連動化＞②支持関係の獲得＞③ネットワーキング＞④業績評価＞⑤革新的志向

個人プレー型
  ①革新的志向＞②ネットワーキング③達成基準への連動化
  〈低い行動〉業績評価＞支持関係の獲得

状況順応型
  ①ネットワーキング＞②業績評価＞③支持関係の獲得
  〈低い行動〉革新的志向＞達成基準への連動化

業績評価型
  ①業績評価＞②支持関係の獲得
  〈低い行動〉革新的志向＞達成基準への連動化＞ネットワーキング

成り行き型
  支持関係の獲得
  〈低い行動〉ネットワーキング＞達成基準への連動化＞革新的志向＞業績評価
```

図2-13　管理者行動次元の優先順位

　5つの管理者パターンは、管理者行動の次元に優先順位がある。図2−13は、管理者行動の優先順位を示している。

　例えば、チームプレイ型であれば、特徴（典型的なパターン）としては、達成基準への連動化が一番強く、ついで支持関係の獲得、ネットワーキング、業績評価、そして革新的思考と続いていることをこの図は示している。このような意識の強弱がチームプレイ型としての成果になるものと考えられる。

2．歯科診療所の経営健全化の指標（経営上の重点目標）

　エビデンスのある歯科診療所の経営論を展開するに当たり、健全経営を示す指標が必要である。経営学上、どのような言葉が使用されているか、まずそこから検討してみる。

　一般的に、**組織の究極的課題は、その組織成果を最大限に追求することである**。そこでその組織成果を何らかの形で評価する必要がでてくる。これは、組織有効性の問題となっている。組織有効性については２つの観点が存在するといわれている。一つは、その組織の目的とかかわる内部有効性といわれるものであり、もう一つはその組織と環境との関係を扱う外部有効性と呼びうるものである（Pfeffer and Salancik, 1978）[4]。この両者の観点を併合して組織有効性を示したのがKantz and Kahn（1966）[5]である。つまり、目標達成行動は、短期および長期の時間幅と経済的・技術的側面および政治的側面という基準から測定されなければならないとしている。そして、**短期の最終目標は「利益」であり、長期のそれは「存続」であるとしている**（両者の源泉は「患者満足志向」である）。

１）利益と存続

　組織は現時点においては利益目標に向けて能率を高めるとともに政治的行動をとる。長期的には、その利益を内部に再投資するとともに、環境への適応をすることで「存続」を達成しようとする（図2-14）。

　そこで、歯科診療所組織有効性に使用できる「利益」と「存続」の次元を示す具体的な尺度を求めて、歯科診療所組織に近い病院組織の研究を見ると、**池上（1987）[6]は、病院の組織有効性は本来、「医療の質」や「患者の転帰」によって評価すべきであるが、日本にはデータベースが無いのでDonabedian（1966）[7]の医療の質の考え方を参考にして、病院のパフォーマンス（金井、高橋、2008）[8]を、第１に（Donabedianの医療の質の条件から）患者満足度、第２に経営管理面から経常利益率、患者の増減（外来、入院）第３には看護師の定着率の面から分析すべきと述べ、パフォーマンスの尺度として、「患者満足度」「経常利益率」「患者増減」「看護師の定着率」を選定し、この４次元が良好であれば優れた病院経営が行われていることを実証研究より明らかにしている**。この

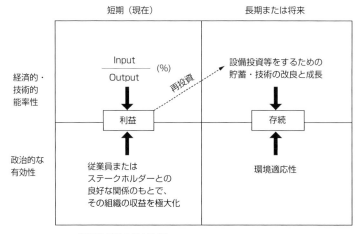

図2-14 利益と存続

(Katz and Kahn, 1966を筆者一部改変)

尺度選定の理由(基準)は、この病院の規範や経営主体の構造的な要因をコントロールし、管理者の裁量によって実施が可能な要因に焦点をおいて選定したものである。池上の研究結果から、病院組織の目標は、パフォーマンスを向上させることと考えられる。ここで、Katz and Kahnの組織有効性と合わせて検討してみると、組織有効性としての次元、「利益」と「存続」は、池上のパフォーマンスの指標と対応させることができる(図2-15)。本書では、組織有効性の狭義の意味としてパフォーマンスを使用している。組織有効性の定義は多数あり、実証研究には、その下位次元と考えられるパフォーマンスが実際的であることから、両者においてはパフォーマンスを指標とする。

2)パフォーマンス 図2-16

池上が示したパフォーマンスを示す次元の内、看護師の定着率は、病院経営において重要な要素となっているが、歯科診療所においては、例えば歯科衛生士の存在そのものが医科のように保険収入に大きく関係しないので、削除して考えても良いのではないかと思われる(但し、歯科衛生士の居る歯科診療所の方が医業収益が多い等の研究が見られている。これらについては後述する)。したがって、**歯科診療所においては、患者満足度、患者数の増減、経常利益率**

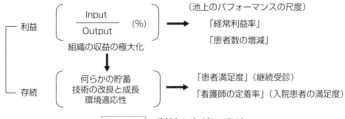

図2-15 利益と存続の意味

出所）筆者作成

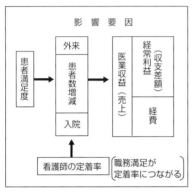

$$経常利益率（％）=\frac{経常利益}{医業収益（売上高）}×100$$

注）歯科診療所は通常医業外収益や医業外費用が無いのが一般的なことから、医業総利益（粗利）を経常利益とし、さらに収支差額として扱う場合が多い。

注）会計用語は、「病院会計準則、（厚生労働省健康対策局）に従って使用している。

図2-16 池上が示すパフォーマンスの影響図

出所）筆者作成

が組織有効性の指標となる。一方、日本歯科医師会で公的に発表する歯科医業経営の実態を示す「歯科医師の所得」の概念として「収支差額」、「医業収益」を指標として使用している。また、**日本歯科医師会の関係機関**などの、**公的な議論の場で「収支差額」を持って歯科診療所の経営状態の優劣を判断している**ところから、「収支差額[注1]」を歯科診療所の研究における量的有効性の指標として差し支えないものと考えている。

　つまり、図2-16に示している通り医業収益と経費の関係から算出される「経

注1）収支差額：週刊東洋経済の特集においても「収支差額」の減少に対し「ワーキング・プア」と表現している。同様の内容で何度かNHKの特集も組まれ、「収支差額」の減少が経営を厳しくしているとの理解を示している。また、日本歯科医師会の委託研究結果としての野村総合研究所（1992）の「歯科医業における問題点として」「医業収入の低下・収益性の悪化」という表現が使用されている。これは、医業収益（売上）と収支差額を示していると思われる。

営利益率」と医業収益に影響を与える「患者の増減」は、「利益」を生むために必要な要因であり、同時に、患者満足度と密接な関係がある。継続受診に関係する「患者満足度」と入院患者の満足度及び施設基準に関係する「看護師の定着率」は、組織の「存続」を考えた時に必要な要因である。

但し、池上のパフォーマンスの4つの次元は、図2-17で見るとその因果の関係から階層が有るように思える[9]。つまり、経常利益率が上位の次元で患者数の増減や患者満足度及び看護師の定着率は下位の次元と考えられる（図2-17）。

つまり、Mort and Weerawardena and Carnegie（2003）[10]も同様な考え方を示している。そこでは、**医療機関のような社会的使命が強い組織や非営利組織（大木：2008）[11]においても、その組織の「存続」を考えた時、「収益性」を無視することはできない**としている。さらに、Simons（2000）[12]は、「収益性（Profitabilty）」を次のように説明している。

組織有効性を高めることによって出された「利益（Profit or loss）」と効率性を高めることによって生み出された「利益（income or loss）」を足し合せたものが「収益性」であるとしている。そして、有効性は「望む成果が得られた程度」とし、効率性は「成果を得るのに要した資源のレベル（$\frac{\text{out put}}{\text{in put}}$）」を意味すると述べている。

すなわち、有効性は主に市場における競争率に関係し、「売上高」として現れ、効率性は業務を遂行するためのオペレーションにかかる費用に関係することが示されている。これらの理論からすると、歯科診療所において「売上高（医業収益）」が高いということは、市場における競争力がついている結果と判断される。

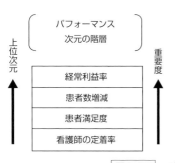

各次元の目標はすぐ上の次元の目標に貢献する
(Simon, 1947, p.137)

出所）Seashore and Yuchtman(1967)[9]は、組織有効性を示す変数は階層が有るとし、究極目標、第2次目標、下位目標の3つのレベルを想定している。これらの事から、池上のパフォーマンスの4つの次元を筆者が図2-9に示すように階層をつけたものである。

図2-17 パフォーマンス次元の階層

したがって、「医業収益」[注2]も組織有効性を示す一つの指標と考えてもよいのではないかと思われる。

3．歯科診療所のパフォーマンス向上要因を探る

　北海歯科医師会の医療管理調査報告書を見ると、平成9年の社会保険本人1割から2割負担等、歯科診療所経営に影響を与える診療報酬改定がおこなわれた後に、その影響を調べた結果、資料に示す通り、ほとんどの歯科診療所において収入が減少したと回答している中で、3％から6％程度においては常に多くなったと回答している診療所がある（表2-3）。

　つまり、どのような悪条件になろうとも必ず収入が増加するパフォーマンス向上要因を有している歯科診療所のある事がわかる。このような診療所の経営を分析する事によって、誰もが応用できる歯科診療所のパフォーマンス向上要因がわかるものと思われる。

　これらの**診療所は環境適応能力がある組織**（管理者の意思決定）と判断される（**コンティンジェンシー理論**）[注3]。

　しかし、この過去の資料からパフォーマンス向上要因を発見する研究はできないので次のようなアンケートを使用した実証研究を行った。①調査期間：平成22年3月1日〜3月23日、②対象：北海道内の開業歯科医院院長2,580人、③方法：北海道内の開業会員を客体として、往復郵送で実施（無記名回答）、④回収率27.8％、717人分（有効サンプル数711）。アンケート項目は、前述してある歯科診療所研究モデルを使用し、歯科診療所経営に影響を与えると考えられる「組織特性（8問）」、「従業員管理（14問）」、「戦略的運営（16問）」を設定し、それぞれの質問群に対して因子分析を行い、全変数の中に秘められている重要な次元を各々3つ抽出した（図2-19）。因子抽出法は、最尤法、回転はプロマックス回転を採用し、因子数は、解釈可能性を考え固有値（回転後）が1以上の基準から3つの因子を抽出した。本研究で使用した分析フレームを図2-18に示している。

注2）①日本歯科医師会の歯科医療統合対策会議（2006）の資料として「収支差額の数値から…大変厳しい状況が到来する」として「収支差額」が、歯科診療所経営の優劣を判断する指標として使用されている。
②日本歯科医師会「歯科医療白書」（2008）の中で「経営目標を成長性から収益性に転換することが必要である」と「医業収益」と「収支差額」の扱いについて指摘している。

注3）コンティンジェンシー理論（Contingency）：条件適合理論、図2-21参照。

表2-3　経営状態に関するアンケート結果

改正年月 \ 比較項目	少なくなった	変わらない	多くなった	その他
平成9年9月（2割負担）（N=586）	65.5	23.4	6.5	4.6
平成12年4月（新薬価制度のスタート）（N=1212）	57.5	33.7	5.1	3.7
平成15年4月（3割負担）（N=1337）	75.5	16.21	4.4	4.0
平成16年4月1日の改正（N=1085）	69.6	24.9	3.1	2.4

出所）北海道歯科医師会調査室：歯科医療管理報告書（平成9～16年）

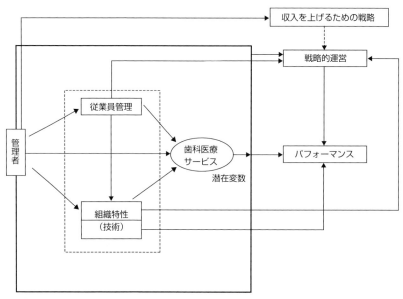

矢印は因果を示している。点線は潜在している関係を示している。
太線は一体となって影響していることを示している。

図2-18　歯科診療所経営の分析フレーム

出所）筆者作成

1）歯科診療所の経営に関する組織構成要素（何が重要か）

　図2-18の分析フレームを使用し、前述にある北海道歯科医師会会員に対するアンケートを分析し、次のような結果を得た。つまり、因子分析により、次のような組織構成要素を成立させている要因を明らかにした。

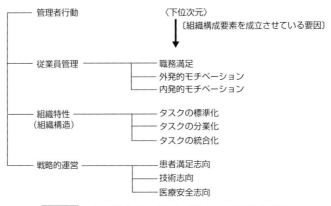

図2-19　歯科診療所の経営に関する組織構成要素

出所）永山正人：歯科診療所の医業収益向上に関する研究、日本歯科医療管理学会誌、48(1)、p.88、2013、質問事項も上記学会誌に示してある。

表2-4　従業員管理の次元と定義

次 元	定 義
職務満足	従業員が自己の職務および人間関係を含めた職務環境に対してもつ満足感である。
外発的モチベーション（エクストリンシック）	経済的・物理的なものをはじめとして、目に見える報酬（外的報酬）を与えることで喚起されるモチベーションおよび組織の一員になることによって個人が組織から得られる報酬あるいは満足要因のことである。
内発的モチベーション（イントリンシック）	仕事のやりがい、社会的意義など、仕事それ自体からもたらされる報酬（内的報酬）によって喚起されるモチベーションのことである

表2-5　組織構造の次元と定義

次 元	定 義
タスクの標準化	診療所において、繰り返し行われている作業における無駄な部分を省き、最も合理的な手順、手法を発見し、それをマニュアル化し、質の高い効率性が発揮されるようにすることを標準化とする（医療の現場では、治療に関するプロセスにおける作業、仕組みなどにおいて専門職の裁量の部分が多く、標準化が難しい環境にある）。
タスクの分業化	医療を患者に提供するまでのプロセス（生産過程を多くの段階に分けて行う手順）において、院内すべての職種の人が「チーム医療」に参加するために受けもつ業務の分担度を分業化とする。
タスクの統合化	分業化したものを、タスクサイクルの過程及び最終段階において、患者に満足されるように必要に応じて調整し、統制することを統合化とする。

表2-6　戦略的運営の次元と定義

次元	定義
患者満足志向	患者のニーズに応え、良質の医療を提供すべく患者の声に耳を傾け、検査、診断、治療、ケアを適正に行うような志向性をもち、かつ受診しやすい環境づくりを含む志向性を患者満足志向とする。
技術志向	患者のニーズを取り入れ、より快適な機能回復ができるような技術を取り入れようとする志向性、その結果、成功率の高い安全で快適な歯科医療サービスを提供するようになり自院の優位なポジショニングおよび組織としての成長を期待でき、かつ患者に選ばれる要因となる。自費収入を上げるためには必要な要因である。
医療安全志向	これは、医療安全・安心の概念からなっている次元で、**医療を（消毒も含め）安全に提供するために、管理を堅実に行おうとする志向性**を示している。歯科診療所として患者から最も基本的に求められている管理で、これが弱ければ競争の敗者になる要因でもある。

組織構成要素を成立させている要因（下位次元）の定義と説明を以下に示している（表2-4、表2-5、表2-6）。

2）歯科診療所経営におけるパフォーマンス（組織有効性を示す指標）

歯科診療所経営の中では、パフォーマンス（Performance）[注]という言葉は、従来ほとんど使用されていないが、池上の研究でも組織有効性の指標として使用されていることから、その有用性について検討する。

広辞苑によれば、①音楽・演劇・舞踊などを上演すること。また、その演技。②実験的な芸術表現。③人目を引くために行う表現行為。④性能。また効率。となっている。

日本における一般的な意味としては、③の意味合いで理解している人が多いと思われる。しかし、経営学の中では、④の意味で使用されている。つまり、パフォーマンスに対し、「業績」、「結果」、「成果」という日本語で使用されていることが多い。

一方、研究社の「New English Japanese Dictionary」（23万余収録）によれば、

注）パフォーマンス：パフォーマンス（Performance）は活動しているプロセスと結果の両方を指している（金井・髙橋、2008）
　　個人レベルにおけるパフォーマンスは、成果を導く行動と成果そのものの両方、さらには、両者の間の関係を含めた視点で考える場合が多い。パフォーマンスに関する研究は「組織現象の理論と測定」（千倉書房）によると数多くの内容が示されている。ここでは、歯科診療所研究に関係する内容のみ取り上げる。

①事項、履行、成就　②仕事、作業、（ある特定の）行動、動作　③役を演じること　④遂行能力、（投資などの）成果、成績等となっている。したがって、日本においては、②③の意味が一般的になっており、経営学では①と④の意味から使用されているものと思われる。例えば、ジョン・キャンベル（Cambell、1990）[13]は、パフォーマンスを「当該組織の目的（ゴール）にかかわる行動や行為で、熟達の程度（あるいは、目的への貢献）という観点から尺度比（測定）が可能なもの、また、特定の単一の行動や一連の行為群によって表わされるもの」と定義している。また、スペンサーら（Spencer and Spencer. 1993）[14]は、成果を導く行動と成果そのものの両方、さらに両者の間の関係も見据えて定義している。このように経営学上で使用する場合は、ほとんど定義や内容を示してから使用する場合が多いのでその意味を理解した上で論文を読む必要がある。

　一方、池上（1988）[15]の「病院組織の管理」の研究において、病院のパフォーマンスを①患者の満足度、②経営管理面における経常利益率、患者の増減（入院、外来）、③看護師の定着率を使用し、研究論文が発表されている。この評価基準は、組織のパフォーマンスを研究するには有益である。**これを利用すると、歯科診療所においては、①患者の満足度、②経常利益率、③患者の増減の３つの評価基準が、経営学上の業績・成果の観点から妥当性のある基準と思われる**。

　しかし、現実的にアンケート等でこの３つの基準で調査する事は、至難の技である。

　何故なら、アンケートをお願いした各診療所において、患者に満足度調査（少なくても１医院50人程度）をしていただき、かつ書類を見て経常利益率を記入し、さらに、数年間の患者の増減を調べて記入していただくような事は、個人的な研究者がおこなうには、回収率の関係から無理がある。そこで、歯科診療所の院長に比較的答えていただけるように前述の基準を**①院長の患者満足度を高める志向性（行動）、②医業収益（収支差額）③３年間の経年的患者の増減**という風に代理変数のような形で質問事項を設定するのであれば、アンケート等に比較的協力していただけるものと思われる。この基準は、池上のいうパフォーマンスの基準に一致する訳ではないが、歯科診療所の経営学上の研究には、欠かせない**研究次元（変数）**として取り扱うことを提案すると同時に、本

書ではこの指標を使用し、実証研究をおこなっている。

3）歯科診療所における標準化、分業化、統合化に影響を与える要因 表2-5

　「タスクの標準化」は、歯科診療所において、歯科医療に関わる業務の標準化に基づいて、歯科衛生士を始めとする専門職種等に業務を委譲した分業の遂行に関係している。分業を担当する各々が能力を発揮すれば、生産性はあがり、組織有効性は高くなる。特に、昨今では、チーム医療の推進を国（厚労省）が進めており、チーム医療の実施においては、「タスクの標準化」は重要な要件となる。これを推進するためには、心に響く「内発的モチベーション」の必要性が示されている。これを引き出すためには、普段から院長と従業員間の信頼蓄積や、管理者のリーダーシップが必要である。同時に状況に応じて、「外発的モチベーション」も即効性があり、使用することの有効性が示されている。

　また、「タスクの分業化」は、歯科診療所における専門職種等に標準化に基づいて業務を委譲することを示している。しかし、医療提供における標準化は、専門性が高くなる職種ほど裁量の部分が多く、仕事に対する情熱とか動機づけに依存することが多い。次に、組織特性に影響するのは、従業員管理の「職務満足」となっており、歯科診療所における職務満足管理は、生産性向上に影響することから、職場環境の改善等は定期的におこなうことが必要である。この職務満足に関し、竹田（2010）[16]は医療専門職の職務満足に影響を与える要因は何かについて、実証研究を行い次のような結果を得ている。田尾[17]（1997）のプロフェッションの分類別に示すと、フル・プロフェッションは5年未満群では報酬のみが、6年以上群では専門能力を向上させる環境が、内発的満足を媒介して職務満足の重要な要因になっている。パラ・プロフェッションでは5年未満群で医療スタッフとの関係が、6年以上になると医療スタッフの関係、上司の信頼、チームワークといった人間関係が、内発的満足を媒介して直接的な有意項目になっている。セミ・プロフェッションは、職業経験年数に関係なく専門能力向上環境→内発的満足→職務満足という係数が高かったが、影響因子が多岐に渡っていた。つまり、職務満足構造は、プロフェッションの階層ごとに異なることがわかった、としている。以下、田尾の医療専門職の分類例を示してみる。

・プロフェッション：歯科医師、医師、弁護士
・パラ・プロフェッション：歯科衛生士
・セミ・プロフェッション：看護師

さらに、「タスクの統合化」は、院長の直接命令による調整・統合を意味し、医療現場においては重要な機能となっている。これに強く影響するのは表2-7より「内発的モチベーション」(0.428)[注]となっており、心理的側面から仕事に対するモチベーションを高めることが統合を容易にすることを示している。但し、「外発的モチベーション」は、従業員の仕事に対する意欲を引き出す一つの方法として、即効性があり、有益であることが示されている。欠点としては、長続きしないというモチベーション効果である(Herzberg,1966)[18]。

以上のような「分化」、「統合」に関しては、Lawrence=Lorsch (1967)[19]、Kotter (1976)[20]、野中 (1974)[21]等多くの研究があり、組織のタスク環境との適合及び成果にとって重要であることが示されている。

要約すると、「従業員管理」は「組織特性」に影響を与えていることが検証された。特に、**歯科診療所におけるチーム医療を実施するに当たり、分業や統合には、「職務満足」や「内発的モチベーション」が大切であり、職場環境やモチベーションの与え方が歯科診療所組織の活性化や有効性に影響を与える**ことが示唆された。

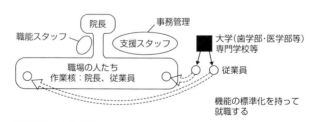

図2-20　専門職業的組織の外部との繋がり

出所) Henry Mintzberg：Mintzberg on Management. the Free Press.1989.

注) 各独立変数を示す項目のセル内上段の数値は、β係数（標準偏回帰係数）で、1に近いほど重要度の高いことを示している（表2-7参照）。

プロフェッショナルに分類される人々は、大学や専門学校等で教育を受けた時点ですでに大半の標準化ができている（図2-20）。

表2-7　重回帰分析結果（1）組織特性，戦略的運営と従業員管理との関係

独立(説明)＼従属(目的)			組織特性			戦略的運営		
従業員管理			タスクの標準化 (n=631)	タスクの分業化 (n=631)	タスクの統合化 (n=631)	患者満足志向 (n=631)	技術志向 (n=631)	安全管理志向 (n=631)
職務満足	β (t値)		0.225** (5.323) VIF：1.662	0.436** (11.188) VIF：1.662	0.175** (4.616) VIF：1.662	0.354** (8.418) VIF：1.662	0.174** (4.242) VIF：1.662	0.119** (2.464) VIF：1.662
外発的モチベーション			0.110** (2.502) VIF：1.804	－0.055 (－1.347) VIF：1.804	0.170** (4.297) VIF：1.804	0.127** (2.904) VIF：1.804	0.242** (5.650) VIF：1.804	0.129** (2.553) VIF：1.804
内発的モチベーション			0.323** (6.911) VIF：2.037	0.331** (7.676) VIF：2.037	0.428** (10.211) VIF：2.037	0.185** (3.973) VIF：2.037	0.284** (6.239) VIF：2.037	0.151** (2.824) VIF：2.037
（分散比）FR			101.459**	156.205**	176.760**	104.223**	118.828**	27.624**
重決定係数R2			0.327	0.428	0.458	0.333	0.362	0.117
（自由度修正済決定係数）R2'			0.324	0.425	0.456	0.330	0.359	0.113

①枠内の数値はβ係数を示し、（　）内はt値を示している　　　　　　　　　　　　　　（＊：P＜0.05　　＊＊：P＜0.01）
②VIF：Variance Inflation Factor
　（上記分析において、多重共線性は出現していない）
③β係数が1に近いほど影響がある要因と解釈できる
④従属（目的）変数を独立（説明）変数が説明している

注）従属変数として組織特性は、3つの次元を示し、それぞれを説明する従業員管理も因子分析で得られた3つの次元が示されている。

＜表の見方＞　表2-7 について

独立(説明)変数＼従属(目的)変数		組織特性（この欄は従属変数なので、組織特性に影響を与えている独立変数である従業員管理は何かを見る）	
従業員管理		タスクの標準化 (n=631) nはサンプル数	組織特性から得られた因子の1つ 図2-19参照
職務満足	β係数（　）内はt値を示す	0.225** (5.323) VIF：1662	タスクの標準化に影響を強く与えているのは、β係数から職務満足が0.225になっているところから2番目に影響していると判断する。
外発的モチベーション		多重共線性が出現していないかを見ている。5以下であれば出ていないと判断する。多重共線性は、影響し合う独立変数の存在を意味する。	独立変数が従属変数の予測に役立っているかを確かめるもの ＊がついているものは予測に役立っている事を示している
		注）重決定係数は、重回帰式の精度を示し、寄与率ともいわれる。つまり、ここでの結果はサンプルの32.7％を示していることになる。 注）分散比は、ここの分析で使用した重回帰式の精度を示している。＊＊が付いているものは問題の無い事を示している。	

注）何らかの社会現象が原因（独立又は説明変数）となり、結果（従属変数又は目的変数）が生まれるという考え方による分析（重回帰分析）

つまり、教育機関修了者は、機能の標準化を持って就職することを意味する。例えば、歯科医師は、う蝕に対する診断基準が教育され、それに従って、病名Cが付くと治療のためのいくつかの治療方法を選択する。この選択の基準も標準化が行われており、それに従って治療する場合、例えばインレーと判断されると、窩洞形成の一般的な基準に従って、窩洞形成をし、印象材の説明書通りに印象材を練り印象する。ここには、多少の裁量権があると同時に、う蝕の状態においても、その基準での採用は変化する。このように、標準化は、プロフェッショナルとしての教育機関によって標準化の半分以上がもたらされている。

4）戦略的運営に影響を与える従業員管理（表2－7からわかる事）

　「患者満足志向」を高めることは、流通業における顧客の満足度を高めて再購買率を高める（上田,1999）[22]ことと同じ理由から、歯科診療所においても患者数の維持、患者数の増加のために重要な要件である。つまり、戦略的視点から「選ばれる歯科診療所作り」を考えた時、「患者満足志向」は、重要な位置づけとなっている。この「患者満足志向」を高めるために分析結果から「職務満足」が重要であることが示されている。「職務満足」を高めるためには、普段から、従業員との良い人間関係を構築し、信頼蓄積、配慮行動等によって、コミュニケーションを良好にすることが必要である。つまり、管理者（院長）のリーダー行動とモチベーション管理が強く関係していることは、先行研究の中でも指摘されている（金井、1991）[23]。また、「戦略的運営」の「技術志向」は、後述するロジスティック回帰分析をおこないオッズ比を出したところ技術志向が3年間の利益に関係していることが示されている。この「技術志向」を高めるためには、従業員の「モチベーション」を高める事の重要性が示されている。

　実証研究の結果から、「内発的モチベーション」、「外発的モチベーション」共にβ係数があまり高いとはいえない程度の同じ数値になっているところから「技術志向」は管理者である院長側の影響が強い次元であることを示唆している。

　さらに、「安全管理志向」の次元も、管理者である院長に強く依存している事が示されている。しかし、実施にあたっては、「従業員管理」も関係しているところから、「内発的モチベーション」を高めることが、「安全管理志向」を高めることになる。但し、「安全管理志向」は、ほとんどの医療関係において

実施されているところから、R2やβ係数が低い結果になっていると推測される。

　要約すると、「従業員管理」が「戦略的運営」を実施するにあたって影響していることを示している。特に、「患者満足志向」を高めるためには、「職務満足」や「内発的モチベーション」をしっかり押さえておくことの重要性が示唆された。

「**職務満足度**」に関して、近藤ら（2013）[24]は、「歯科衛生士としての業務」「給与」が職務満足度の総合点（100点満点中平均65.3点）より低い事を指摘し、その原因が歯科衛生士選択動機が受動的な動機である「人から勧められたから」にあるとし、歯科衛生士の就業継続には、教育現場から始まる受動的職務選択動機への対策が必要であるとしている。さらに、就職後の**歯科診療所での仕事内容や人間関係などの改善による職務満足度の改善が必要である**と述べている。

　田尾（1997）の「ヒューマン・サービスの組織」の中にプロフェッションの態度構造の比較をした論文が紹介され、医師、歯科医師を除く医療、介護に携わる職種間でプロフェッショナリズムの態度の比較をしたところ、差異が見られたとし、専門性に関する因子を比較したところ、①弁護士から⑰施設の指導員まで17の職種の中で歯科衛生士は15番目に低く、一番高いのは歯科技工士であった。この中で、歯科衛生士が低いのは、**彼女らのキャリア発達の程度が低**く、歯科医師に強く従属しているからと、説明している。一方、技工士が高いのは、彼らのほとんどが自営で、しかも、緻密な技術を駆使する職業のためと考えられる、としている。歯科衛生士の結果は、近藤らの結果と相通ずるところがある。

5）戦略的運営に影響を与える組織特性（組織構造の操作化）

　本書では、組織学上の「組織構造」に合致していない部分もあり、操作化において「組織特性」として扱っている。「組織特性」の3つの次元が「戦略的運営」にどのように影響しているかを重回帰分析で調べたところ、次のようなことがわかった（表2-8）。

「組織特性」としての「タスクの統合化」はチーム医療の遂行にあたって重要な機能である。歯科診療所のタスク（歯科医療提供）は、主にDonabedian（1966）

表2-8 重回帰分析結果（２）戦略的運営と組織特性との関係

独立（説明）＼従属（目的） 組織特性		戦略的運営		
		患者満足志向 (n=704)	技術志向 (n=704)	安全管理志向 (n=704)
タスクの標準化	β (t値)	0.305** (4.712) VIF：4.057	0.034** (0.502) VIF：4.057	0.084** (1.113) VIF：4.057
タスクの分業化		0.209** (3.921) VIF：2.755	0.118** (2.124) VIF：2.755	0.066** (1.060) VIF：2.755
タスクの統合化		0.125** (1.872) VIF：4.354	0.421** (6.039) VIF：4.354	0.229** (2.944) VIF：4.354
FR		114.771**	89.496**	30.732**
（重決定係数）R2		0.354	0.300	0.128
（自由度修正決定係数）R2'		0.351	0.296	0.124

①数値はβ係数を示し、（　）内はt値を示している　　　　　（＊：P<0.05　　＊＊：P<0.01）
②VIF：Variance Inflation Factor
　　（上記分析において、すべてが5以下であり、多重共線性は出現していない）
③表の見方は2-7の説明を参照して下さい

のいうプロセスに示している「患者満足志向」の実施である。したがって、分析結果が示す「タスクの標準化」や「タスクの分業化」が強く関わっていることは、非常に納得のいく結果である。

　また、「タスクの標準化」や「タスクの分業化」のβ係数が低いのは、「技術志向」が管理者である院長に依存していることが原因と思われる。しかし、その中にあって「タスクの統合化」が比較的高い数値を示しているのは「従業員管理」に影響するためと思われる。つまり、院長の「技術志向」を遂行するにあたり協働意識を発揮することで、院長に認めてもらいたいという「従業員」の意識が出ているものと解釈できる。

　さらに、「組織特性」は「戦略的運営」の「安全管理志向」に対しては「タスクの統合化」以外の「タスクの標準化」「タスクの分業化」ともに弱い数値が出ている。したがって、影響はしているが弱いものと判断される。

　要約すると分析結果から、「組織特性」は「戦略的運営」に影響を与えていると考えられる。特に「患者満足志向」に対し、「タスクの標準化」や「タスクの分業化」が影響している。つまり、現在、歯科医療提供において、「患者

満足志向」が無ければ成り立たない状況になってきていると同時に、「患者満足」を高めることは、歯科診療所組織有効性にとって必須の要件になっている。したがって、この「患者満足志向」を高めるために、「タスクの標準化」「タスクの分業化」によって活動しているチーム医療の円滑な運営が重要であることが示唆された。

4．組織有効性に影響を与える要因

歯科診療所の経営健全化の指標として、概念的には「利益」と「存続」を使用する事の妥当性についてはすでに述べてある通りである。具体的には「医業収益」が組織有効性を示す一つの指標であるとした。歯科診療所の構成要素及びその関係は、前述の通りである。それらが、組織有効性とどのような関係を持っているかについてのエビデンスのある研究結果を次に示してみる。

歯科診療所の組織構造と組織有効性の関係を考える。歯科診療所の組織有効性を考えた構成要素から組織構造にアプローチすると、以下のような事がいえる。

組織構造の有効性に関しては、1960年代頃から「どんな組織構造が最高の業績をもたらすかは、その組織がおかれた状況ごとに相違してくるのではないか」という仮説の下に種々の研究が生まれた。このような研究枠組の理論を「コンティンジェンシー理論」といい、**外部環境の変化に適応することを特徴としている**。

初めに、Burns and Stalker（1961）[25]は、イギリスのエレクトロニクス企業の事例研究から組織構造には**「有機的組織」**と**「機械的組織」**があり、相互に異なった対照的な環境の中で高業績をあげていることを発見した。機械的組織は安定的な環境の中で高業績をあげ、有機的組織は、不安定で変化に富む環境の中で高業績を上げることを明らかにした。これは、環境の不安定がコンティンジェンシー要因であることを示したものである。

続いて、Lawrence and Lorsch（1967）[26]は、環境の不確実性が異なれば、有効な組織構造も異なることを発見した。

ここでの組織構造とは「分化」「統合」である。この研究における不確実性が低い環境下では「公式的な権限関係」が機能し、不確実性が高い環境下で高業績を達成している場合は、「統合チーム」といった高度な統合装置が使われ

ていた。

　これらの研究から、**どんな状況下でも普遍的に有効である組織は存在せず、環境の不確実性の程度が異なればそれに応じて有効な組織構造も変化させなければならないという結論が導き出された。**

　一方、技術と組織構造の関係から、Woodward（1965,1970）[27]は、イギリスの「サウス・エセックス研究」から技術と組織構造の間には、適合・不適合の関係があることから、技術[注1]が組織構造のコンティンジェンシー要因となっていることを発見した。コンティンジェンシー理論では、企業から高業績をあげられるようにその組織構造を設計しようとする時は、必ずその組織のおかれた環境、および採用している技術を考慮し、それとの相対的な関係の中で組織構造を設計していかなければならないことを示した。

　これらの研究結果を歯科診療所に当てて考えると次のようなことがいえる。Burns and Stalkerの研究からは、プロフェッショナル組織としての歯科診療所には専門的パワーがあり、情報伝達においては水平方向の傾向があり、忠誠の対象が仕事や技術への忠誠であり、患者は比較的不安定で変化あると判断されるので、有機的な組織が有効と思われる。但し、官僚的な部分も使用しているところから、機械的な部分も適用しているといえる。また、Lawrence and Lorschの研究からは、不確実性があまり高いとはいえない歯科診療所においては、分化、統合の程度は低くても組織有効性は影響しないと思われる。

　また、Woodwardの研究からは、**歯科診療所の技術が、大量生産に不向きであり、小規模の生産に類似しているところから、有機的組織の方が有効と思われる。**

　以上のことは、ほとんどがMintzbergのプロフェッショナル組織に示されている内容と同じであり、**企業家的組織と専門職業的組織の特徴をとらえたハイブリット型の組織が組織有効性が高く、高業績を上げる組織と思われる。**

　そこで、歯科診療所における「技術」が組織有効性にどのような影響を与え

注1）技術：Perrow（1967）は、「ある対象（人間含む）に何らかの変化を生じさせるために道具ないし機械的手段の助けを借りるか、もしくは借りずに個人（人間）がその対象に対して遂行する行為」（Perrow,1967, p.195）と定義している。
　　Hichson et al.（1969）の研究によれば、技術の組織構造におよぼす影響は、小規模であればあるほど強力であるとしている。

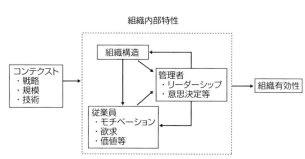

図2-21　総合的コンティンジェンシー・モデル

出所：野中、加護野、小松、奥村、坂下（1991）　一部筆者改変

ているかについて検証する。

1）組織有効性に影響を与える「規模」、「技術」の検討

　野中ら（1991）[28]は、現在までの組織論の成果とコンティンジェンシー理論の整理のうえに図2-21のような統合的コンティンジェンシー・モデル[注2]を提示している。

　この中のコンテクストは、組織と環境の間に介在し、組織にとってのいわば下部構造をなす変数群である。この変数群は、環境とならんで、組織構造や組織過程の有効性を条件付けるコンティンジェンシー変数群である（図2-21）。

　しかし、本書においては、コンテクストについての学問的検討はしない。但し、歯科診療所の組織有効性に「規模」「技術」[注2]が関係するとの研究（角、2006）[29]があるところから「規模」と「技術」が概念的理論において組織に対し、どのような位置づけになっているかを参考にしたいと考え、統合的コンティンジェンシー・モデルを示している。

　日本歯科医師会統計資料[30]で見られている「規模」と「技術」のみを組織有効性との関係から検討したいと考えている。

注2）　統合的コンティンジェンシー・モデルの原図の内、本研究で直接扱わない環境とコンテクストの内、現存する歯科診療所経営ではあまり意識されていない目標、資源を削減し、組織内部特性の表現を歯科診療所組織に合わせ、個人属性を従業員に、組織過程を管理者に置き変えた。

この理論によるとコンテクストが組織有効性に影響を与えることが示唆されている。したがって、本書においても、別の概念として扱っている「戦略」とは別に「規模」、「技術」については組織有効性に影響を与える変数群として検討する。
　そこで、「規模」と「技術」について、定義からみてみる。
「規模」について、Hall（1977）[32]は「**組織構成要因の量**」と定義している。
　Kimberly（1976）[33]は、構造理論家による研究で採用されてきた規模の概念は次の4つの側面のいずれかを指していると指摘している。
　この概念から、日本歯科医師会統計資料で扱っている「規模」に関する変数を当てはめると次のようになる。

1　組織の物理的容量
　これに該当するものとしては、1日または1週間の患者数、ユニット（治療台）台数等がある。
2　組織が利用できる要員数
　これに該当するものとしては、従業員数がある。
3　組織の投入、産出量
　これは、資料の投入量、それによる成果量等と考えられるが、この概念は別枠で使用しているので、ここでは使わないことにする。
4　組織が自由裁量的に利用できる資源の量
　これに該当する資源として組織有効性に影響を与えるものとしては、診療時間の長さがある。歯科診療所の今日的戦略的運営として、夜間診療（午後7時以上の診療）という形で間口を広くして、患者数を確保する傾向が見られている。自由裁量として組織が使える時間を本書においては、「規模」として扱うこととする。

　以上の1～4は「規模」の次元をなすものと考えられている（野中ら、1991）[28]。
　次に、「技術」について、Perrow（1967）[34]は、「**ある対象、（人間含む）に何らかの変化を生じさせるために道具ないし機械的手段の助けを借りるか、もしくは借りずに個人（人間）がその対象に対して遂行する行為**」と定義している。この定義は、歯科医療における歯科医療サービスにも適用される。

この定義に該当する日本歯科医師会の経営に関わる資料並びにDonabedian（1988）[35]の医療の質（構造、過程、結果）から診療の経験は学習に関係し、学習によって医療の質が向上し、組織有効性に貢献する（前田、2008）[36]ことが知られている。
　また、Donabedianの構造の中に施設や設備などの物理的資源が含まれている。
　このことの裏付けとして歯科医療白書（2008）[37]の中で、高医業収益を上げている歯科診療所の特徴として「医療設備の違い」が指摘されている。
　以上のことから、「技術」の下位次元として、「診療経験」、「得意治療」、「診療設備」を扱うこととする。

2）「規模」と組織有効性（「医業収益」は何に影響されるか①）

「規模」として、歯科医師常勤、歯科衛生士常勤、受付常勤、1日平均患者数、半日平均患者数を独立（説明）変数として、医業収益（保険収入＋自費収入）を従属変数として、重回帰分析をおこなった結果、次のような結果が得られた。つまり、**1日平均患者数**（β係数：0.3957）が一番影響し、次に**歯科衛生士常勤**（β係数：0.1637）、そして、**受付常勤**（β係数：0.1292）の順に影響度が示されている（表2-9）。

「規模」は一般に、従業員数、診療所の面積、ユニット台数等を想定しがちであるが、一日平均患者数、半日平均患者数はそれらを包含した変数になりうる

表2-9　重回帰分析結果（3）医業収益と規模との関係　　n=579

次元		独立変数（説明）	従属変数（目的）	医業収益（保＋自）
F=64.96** R=0.6015 R2'=0.3562	規模	・歯科医師常勤	β（t値）	0.0186（0.4614）
		・歯科衛生士常勤	β（t値）	0.1637**（3.8798）
		・受付常勤	β（t値）	0.1292**（3.2371）
		・1日平均患者数	β（t値）	0.3957**（6.5728）
		・半日平均患者数	β（t値）	0.0102（0.1942）

（**：P<0.01）

医業収益に関係しているのは、
①1日平均患者数
②歯科衛生士常勤（数）
③受付常勤（数）
の順になっている。

ものと思われるので、あえて5つの変数で「規模」を表現した。

歯科医師数は、日本歯科医師会の資料等からも分かるように、圧倒的に1名なので歯科医師数と組織有効性との関係が出なかったものと思われる。歯科衛生士常勤と組織有効性との関係は、日本歯科医師会の資料にも示されている通り、歯科衛生士の人数が多くなるにつれて、収入は多くなっている（日本歯科医師会、日本歯科総合研究機構,2012）[注]。

3）「技術」の具体的な次元としての「得意治療」と「治療設備」と組織有効性（「医業収益」は何に影響されるか②）

歯科医療に関わる技術の測定ツールが開発されていないので、その技術に関係する「**得意治療**」から技術を推測する。アンケート及び分析は次の通りである。

「貴院の得意としている（自信のある）治療を選んで下さい」と設問に対する回答を、年間収入額を1,000万円刻みで従軸とし、得意治療で回答のあった治療名（①保存修復②クラウン・ブリッジ③総義歯④部分床義歯⑤歯内療法⑥歯周治療⑦予防歯科⑧口腔外科⑨小児歯科⑩各種アタッチメント補綴⑪インプラント⑫審美歯科⑬矯正治療⑭咬合治療⑮東洋医学⑯特に無し）を構軸に一覧表を作り、頻度による構成比の表を作り、構成比が10％以上のものを選定し、その中から治療名を上位5つに絞った（t検定結果で平均有益治療率5％以上のもの）。それは、保存修復（審美歯科・ホワイトニング含）、部分床義歯（各種アタッチメント治療含）、総義歯（金属床含）、歯周治療（GBRを使用した歯周外科含）、インプラントである。そこで、医業収益のランクを3,000万円未満、3,000万円～5,000万円未満、5,000万円以上の3段階とし、3×5のクロス表を制作し、χ^2検定を行った。その結果、5％有意で関係ありと判定されたので、クロス分析としての残査分析を行った（表2–10）。

これは、$Z = \dfrac{実測値 - 期待値}{\sqrt{期待値}}$の計算式を使って、Z統計量を利用し、そのセ

注）　日本歯科医師会日本歯科総合研究機構：歯科医業経営実態調査の集計と分析（個人・法人診療所）、2012年10月調査、2013年11日
　　平成24年10月の収入合計　歯科衛生士なし（n = 373）2,495,708円、歯科衛生士1名（n = 216）3,371,905円、歯科衛生士2名（n = 129）4,768,042円、歯科衛生士3名以上（n = 111）5,933,592円

<検証> 表2-10 「得意治療」

〈実測値の表〉

カイ2乗検定（3×5のクロス表）			χ^2検定		判定：*	
	保存修復	部分床義歯	総義歯	歯周治療	インプラント	合計
3,000万円未満	27	8	45	15	7	102
5,000万円未満	29	13	48	20	8	118
5,000万円以上	8	7	18	14	8	55
合計	64	28	111	49	23	275

＊：$P<0.05$

〈期待値の表〉

	保存修復	部分床義歯	総義歯	歯周治療	インプラント
3,000万円未満	23.73818182	10.38545455	41.17090909	18.17454545	8.530909091
5,000万円未満	27.49181818	12.01454545	47.62909091	21.02545455	9.869191919
5,000万円以上	12.8	5.6	22.2	9.8	4.6

〈標準化残査表〉

	保存修復	部分床義歯	総義歯	歯周治療	インプラント
3,000万円未満	0.963616966	−0.984735414	0.974289825	−1.035631362	−0.690336946
5,000万円未満	0.443490856	0.397024507	0.092106923	−0.326491866	−0.822572995
5,000万円以上	−1.712444001	0.697922017	−1.290542266	1.654639495	1.851488779

ルが特徴的であるかを分析する手法である。通常Z>1.96以上であればP<0.05において有意な特徴を持つセルであると判断される（内田、1999）[38]。

結果より、次のようなことがいえる。

医業収益と得意治療の関係は、角田（2006）[29]の研究でも見られており、得意治療のある方が関係があるのではないかという仮説を立てていたが、本研究においても医業収益との関係が明らかにされた。ただ、数値的には低いので傾向があるといった方が正確かも知れないが、5,000万円以上の歯科診療所では、経験的にもインプラント、ついで、歯周病治療を得意としているところが多い傾向がある。これは、インプラントは自費治療収益ナンバーワンといわれているので、この結果は妥当性がある。ついで、歯周病治療は、保険診療の中でも収益があがる治療となっている。

以上のように「得意治療」を持つことが、患者を多くする等の組織有効性につながる事を佐藤ら（2012）[39]の研究にも見ることができる。つまり、紹介されて来院する患者が多くなる要因として呼吸器内科と連携して睡眠無呼吸症患

者の治療や、難抜歯、口腔乾燥症や舌病症（診療依頼がある）等、他院ではできない「得意治療」を有していることがアンケート結果より明らかになっている。

また、歯科疾患の内でもむし歯は減少傾向にあるが、歯周疾患の患者は増加傾向にあり、また治療法も、GBRの膜の使用による骨造成等新しい治療法も保険に導入され、歯科診療所の収入源になっている。さらに、歯周病治療とインプラント治療は、密接な関係にあり、インプラント治療が得意な先生は、歯周治療も得意という傾向にある。一方、3,000万円以下の歯科診療所においては、歯周治療を得意としていない傾向が示されている。つまり、新しい治療法等の導入よりも従来通りの治療に専念しているように見える。しかし、そのことが、収益を上げられない原因の一つになっていると推測する（表2-10参照）。

次に、②「診療設備」について「組織有効性」との関係を検討する。

表2-11　「診療設備」

〈実測値の表〉

カイ2乗検定（3×5のクロス表）				χ^2検定	判定：＊＊	
	パノラマ	レーザー	デジカメ	超音波スケーラー	カウンセリング	合計
3,000万円未満	353	161	109	322	44	989
5,000万円未満	114	60	56	89	26	345
5,000万円以上	36	23	20	22	16	117
合計	503	244	185	433	86	1451

表2-12　＜期待値の表＞

〈期待値の表〉

	パノラマ	レーザー	デジカメ	超音波スケーラー	カウンセリング
3,000万円未満	342.8442453	166.3101309	126.095796	295.1323225	58.61750517
5,000万円未満	119.5968298	58.01516196	43.98690558	102.9531358	20.44796692
5,000万円以上	40.55892488	19.6747071	14.91729841	34.9145417	6.934527912

〈標準化残査表〉

	パノラマ	レーザー	デジカメ	超音波スケーラー	カウンセリング
3,000万円未満	1.202557979	−0.800089678	−2.88847488	3.308981004	−3.488507732
5,000万円未満	−0.725216947	0.327258198	2.221090124	−1.880476847	1.44994157
5,000万円以上	−0.923643861	0.857258165	1.469339549	−2.721394073	3.701733479

前述している通り、歯科医療に関わる技術を測定するツールが開発されていないので、その技術に関係する設備から技術並びに医療システムを推測する目的で本調査をおこなったものである。分析法は、「得意治療」と同様の方法に従った。なお、設備、器具名は、中規模の歯科医院に一般的にあるものを列記し、その中から選んでもらう方式を採用した。それは、次のようなものである。①パノラマ②歯科用CT③デンタルX線④セファロ⑤咬合器⑥レーザー⑦笑気⑧デジカメ⑨イオン導入器⑩集塵機⑪カリオスタット⑫マイクロプロフィ⑬超音波スケーラー⑭高周波治療器⑮超音波治療器⑯カウンセリングルームまたはコーナー⑰その他となっている。

　以上の内、選択の多いものからセル分析の都合上5つを選定し、次のような分析をおこなった（表2－11、表2－12）。

　分析をおこなった結果、5,000万円以上では、カウンセリング（3.7017）、デジカメ（1.4693）、レーザー（0.8572）となっている。一方、超音波スケーラーは（－2.7123）、パノラマは（－0.9236）となっている。この結果は、医業収益が高い歯科診療所では、カウンセリングが一番経営に役立っていると認識されている。次に、デジカメが認識されている。反対に、マイナスの超音波スケーラーは、あまりに当たり前の物となり経営的には役に立っていないと判断された結果と思われる。

まとめ

　このカウンセリング（コーナー、ルーム）は、自費治療と密接な関係がある設備で、良質の歯科医療や、自費治療、特にインプラント治療、矯正歯科治療の説明に使用されているものと思われる。一方、3,000万円以下の歯科診療所では、超音波スケーラーが経営上有益なものと判断され、反対にカウンセリングが経営上必要無いと判断されている。この分析において、高収益を上げている歯科診療所で、マイナスと出ている設備（器具）は当たり前のものとして使用されており、特に経営上役に立っていると判断されなかったものと思われる。一方、3,000万円未満の歯科診療所においてマイナスは設備・器具が無いか、あってもあまり使える状態では無いと判断される。

　例えば、超音波スケーラーは3,000万円以下の歯科診療所で、3.30898であるが、3,000万円以上5,000万円未満の歯科診療所では、－1.8804となり5,000万円以上

では－2.7213となっている。つまり、使用していないということではなく、他の設備より役に立つとは思わないという比較による判断が入っているものと思われる。

したがって、**組織有効性を高めるために役に立つ設備（器具）はカウンセリング、デジカメ、レーザー（弱い）ということができる。**レーザーは治療の効率に役立つ設備と認識されている。

4）「戦略的運営」は「組織有効性」に影響を与える

戦略的運営の3つの下位次元の内、何が組織有効性に影響を与えているかを知る目的で次のような分析をおこなった。

合計収入（保険＋自費）を目的変数とし戦略的運営を従属変数として重回帰分析を行った（表2-13）。その結果、**「技術志向」が「組織有効性」と関係している結果が示されているが**、R^2'が0.067と低い数値が示されている。そこで、参考までに合計収入に関係する「レセプト枚数」を従属変数として重回帰分析を行った。さらに、3年間の収支差額を目的変数として、名義回帰分析にて組織有効性との関係を検証した。

表2-13　重回帰分析

重回帰分析（3-1）収入と戦略的運営

目的変数：合計収入（保険＋自費）		β（t値）	P値
独立変数	戦略的運営		
	（患者満足志向）	-0.100 (-1.787)	
	（技術志向）	0.342 (6.154)	**
	（医療安全管理志向）	-0.038 (-0.855)	
FR		16.191	**
R		0.268	
R2		0.072	
R2'		0.067	

＊：P<0.01

重回帰分析（3-2）レセプトと戦略的運営

目的変数：レセプト枚数		β（F値）	P値	VIF
独立変数	戦略的運営			
	（患者満足志向）	-0.237 (19.419)	**	2.05
	（技術志向）	0.496 (86.190)	**	2.077
	（医療安全管理志向）	0.018 (0.191)		1.302
FR		34.030	**	
R		0.375		
R2		0.140		
R2'		0.136		

＊：P<0.01

※数値はβ係数を示し、（　）内はt値を示している。
※因子は（3-1, 3-2共）プロマックス回転より抽出している
※経営学上の係数解釈は、0.00～0.09程度（関係がない）、0.10～0.19程度（弱い相関）、0.20～0.49程度（中程度の相関）、金井・髙橋（2008, p.214）を参考にした。
※VIF：Variance Inflation Factor

分析にあたっては、歯科診療所組織構成要素として、「組織特性」、「従業員管理」、「戦略的運営」をすべて使用し、独立変数とし、3年間の収支差額の増加、減少を従属変数として、名義回帰分析を行った。

　初めに、「レセプト枚数」を従属変数とした重回帰分析を見てみると、R2は0.140並びにR2'は0.136と低いが、一つの傾向として見れる範囲の数値は示されている。そこで、β係数を見ると「技術志向」が強く影響していることが示されている。しかし、一方では「患者満足志向」は、レセプトが多くなれば弱くなることが示されている。これは、「患者満足」を疎かにしているのではなく、それ以上に「技術志向」等に力を入れている結果、相対的に低い数値になっているものと思われる。以上のことから、直接の検定結果とはならないが、「技術志向」が収入を上げるための一つの要因であることを示唆している。

　但し、第Ⅲ部で後述する歯科経営指標からわかることの中では、売上合計（保険＋自費）とユニット台数の単相関関係数が、0.811であり、ユニットと月間レセプト総数との単相関係数が0.745であるところから、収入にはレセプト枚数は強く関係している事が分かる。

5）「戦略的運営」の「技術志向」は組織有効性に影響を与える

　歯科診療所の合計収入に技術志向の影響することが重回帰分析において示されたが、R2'（自由度修正済決定係数）が0.067と低かったので、3年間の利益（収支差額）を従属変数として、ロジスティック回帰分析を行い、オッズ比を求めた。結果として、技術志向が、4.826となり他の構成要素よりも高い数値が示された（表2-14）。したがって、組織有効性に影響を与える最も重要な因子は、技術志向ということになる。

表2-14　3年間の利益に関係する組織構成上の要因

目的変数：3年間の利益（収支差額）　　　　　　　　　　（n=359）

	3年間の収入[a]	β	標準誤差	x^2 Wald	自由度	(P値) 有意確率	調整オッズ比 Exp（B）	95%信頼区間 下限	95%信頼区間 上限
増	切片	-2.079	.203	105.324	1	.000			
加	組織特性	-.657	.312	4.433	1	.035	＊ .519	.281	.956
	組織特性	.394	.311	1.603	1	.205	1.483	.806	2.727
	従業員管理	.159	.288	.306	1	.580	1.172	.667	2.061
	従業員管理	.350	.263	1.778	1	.182	1.420	.848	2.376
	従業員管理	.176	.284	.385	1	.535	1.193	.683	2.082
	従業員管理	.080	.269	.088	1	.767	1.083	.639	1.837
	戦略的運営（患者志向）	-.499	.301	2.740	1	.098	.607	.336	1.096
	戦略的運営（技術志向）	1.574	.310	25.759	1	.000	＊＊ 4.826	2.628	8.863
	戦略的運営（安全管理志向）	-.464	.238	3.812	1	.051	.629	.394	1.002

a. 参照カテゴリは減少です。
注）Promax
注）3年間の収入が増加したグループ（n=62）と減少したグループ（n=297）を使用し、分析を行った。Nが減少したので再度の因子分析を行ったが、戦略的運営はほぼ同じであった。

※調整オッズ比：増加／減少
※Nagelkarke R2=0.277（回帰の適合を示す）
※尤度比検定
※＊P＜0.05,＊＊：P＜0.01

6）組織有効性に影響を与える変数群の検討

　アンケートの調査期間は、平成23年3月1日～3月23日、対象は北海道内の開業歯科医院院長2580人、方法は北海道内の開業会員を客体として、往復郵送で実施、回収率は27.8%、717人分の結果である。

　ここでの分析は、アンケートに使用したすべての変数を3年間収支差額が変化しないグループと増加したグループを「優位のグループ」とし、3年間収支差額が「減少したグループ」との比較によって、組織有効性に影響を与える要因を発見しようとするものである。重回帰分析等とは異なった視点での組織有効性に影響を与える要因の発見になるが、重回帰分析等の結果と重複する場合は、より重要な要因といえる。この度の調査研究で使用している変数を比較するためには、1～10までの変数と、11～32までの変数を分けてする必要があり、1～10まではカイ2乗検定、11～32まではt検定を実施したところ表2-15のような結果が得られた（24～32は因子得点によるt検定）。

表2-15 利益の高いグループと低いグループの変数比較

		3年間の利益（収支差額）		n=511		
		全体 (n=511)	増加+変化なし (n=191)	減少 (n=320)	P	判定
1	性別	485 (94.9%)	178 (93.2%)	307 (95.9%)	0.247	
2	開業形態	370 (72.4%)	139 (72.8%)	231 (72.2%)	0.967	
3	ホームページ	182 (35.6%)	99 (51.8%)	83 (25.9%)	0.000	**
4	技工	454 (88.8%)	170 (89.0%)	284 (88.8%)	1.000	
5	設備_カウンセリング	67 (13.1%)	35 (18.3%)	32 (10.0%)	0.010	*
6	設備_レーザー	173 (33.9%)	70 (36.6%)	103 (32.2%)	0.350	
7	設備_デジカメ	136 (26.6%)	63 (33.0%)	73 (22.8%)	0.016	*
8	得意診療_インプラント	52 (10.2%)	29 (15.2%)	23 (7.2%)	0.006	**
9	得意診療_歯周治療	95 (18.6%)	37 (19.4%)	58 (18.1%)	0.816	
10	得意診療_部分床義歯	130 (25.4%)	42 (22.0%)	88 (27.5%)	0.201	
11	年齢（年代）	46.3±8.5	43.5±8.1	48.1±8.3	0.000	**
12	開業年数	19.1±9.2	15.4±8.5	21.3±8.9	0.000	**
13	医師合計	1.4±0.9	1.6±1.1	1.2±0.6	0.000	**
14	衛生士合計	1.7±1.9	2.4±2.4	1.2±1.3	0.000	**
15	助手合計	1.9±1.6	1.8±1.6	1.9±1.6	0.506	
16	技工士合計	0.2±0.5	0.2±0.7	0.1±0.4	0.202	
17	受付合計	0.6±0.9	0.7±1.3	0.5±0.7	0.017	*
18	ユニット	3.6±1.5	3.9±2.0	3.5±1.2	0.012	*
19	1週間診療時間数	42.8±6.2	43.6±6.0	42.2±6.2	0.012	*
20	1週間夜間診療時間数	1.8±2.9	1.9±2.7	1.8±3.0	0.875	
21	1ケ月レセプト枚数	3.6±1.4	4.1±1.6	3.4±1.2	0.000	**
22	保険収入	4155.6±4547.2	4518.9±3192.6	3938.7±5182.7	0.163	
23	自費収入	626.4±2023.8	997.2±2498.9	405.1±1642.3	0.001	**
24	組織構造1（タスクの標準化）	0±0.89	0.12±0.81	−0.07±0.93	0.015	*
25	組織構造2（タスクの分業化）	0±0.90	0.13±0.89	−0.08±0.90	0.014	*
26	組織構造3（タスクの統合化）	0±0.81	0.01±0.81	−0.01±0.81	0.806	
27	従業員管理1（内発的モチベーション）	0±0.91	0.14±0.86	−0.08±0.93	0.008	**
28	従業員管理2（外発的モチベーション）	0±0.87	0.20±0.85	−0.12±0.86	0.000	**
29	従業員管理3（職務満足）	0±0.85	0.24±0.87	−0.14±0.79	0.000	**
30	戦略的運営1（患者満足志向）	0±0.92	0.32±0.92	−0.19±0.87	0.000	**
31	戦略的運営2（技術志向）	0±0.92	0.17±0.84	−0.10±0.95	0.001	**
32	戦略的運営3（医療安全管理志向）	0±0.88	0.02±0.87	−0.01±0.88	0.652	

※*：P<0.05、**：P<0.01

※1～10：人数（%）、カイ2乗検定、11～32：因子得点の平均値±標準偏差、両側対応のないt検定

出所）永山正人：歯科診療所の医業収益向上に関する研究、日本歯科医療管理学会雑誌, 48(1), p.80-95, 2013

7）利益の高いグループと低いグループとの変数比較から得る収益向上要因

　歯科診療所の組織有効性が経年的に向上（増加）している場合、そこには、マネジメントを優勢に導く要因があると考える。ここでは、3年間収支差額に

表2-16 収益向上要因(1)

結果 3年間（平成19年、20年、21年）の医業収益が増加した、変化無しのグループと減少したグループの比較

		全体 (n=511)	3年間の利益（収支差額） 増加+変化なし (n=191)	減少 (n=320)	P	判定
1	性別	485 (94.9%)	178 (93.2%)	307 (95.9%)	0.247	
2	開業形態	370 (72.4%)	139 (72.8%)	231 (72.2%)	0.967	
3	ホームページ	182 (35.6%)	99 (51.8%)	83 (25.9%)	0.000	**
4	技工	454 (88.8%)	170 (89.0%)	284 (88.8%)	1.000	
5	設備_カウンセリング	67 (13.1%)	35 (18.3%)	32 (10.0%)	0.010	*
6	設備_レーザー	173 (33.9%)	70 (36.6%)	103 (32.2%)	0.350	
7	設備_デジカメ	136 (26.6%)	63 (33.0%)	73 (22.8%)	0.016	*
8	得意診療_インプラント	52 (10.2%)	29 (15.2%)	23 (7.2%)	0.006	**
9	得意診療_歯周治療	95 (18.6%)	37 (19.4%)	58 (18.1%)	0.816	
10	得意診療_部分床義歯	130 (25.4%)	42 (22.0%)	88 (27.5%)	0.201	

人数（%）、カイ2乗検定　　*P<0.05、**P<0.01

表2-16の解釈

① ホームページ　　　　　　　　　　　　　　診療所選択に関わる情報の発信
② 設備：カウンセリングコーナー（ルーム）　　情報こそが競争の基本
③ 設備：デジカメ　　　　　　　　　　　　　強みをPRすべし
④ 得意診療：インプラント　　　　　　　　　自費治療の充実
　　　　　　　　　　　　　　　　　　　　　（自費治療へのシフト）

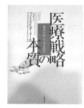

・コア・コンピタンス経営（G・ハメルand C.K.プラハラード）
・Porter et al（2006）「医療戦略の本質」（山本雄士訳）日経BP社
　| Redefining Health Care」
① 医療の価値を向上させる競争では、診療の範囲や利便性ではなく、何に優れているのかによって診療科目や医療システム全体の構成を決めていくべきである。
② 医療の価値を向上させるシステムでは、優れた実績によって多くの患者が集まり、効率が上がり、利益幅が増すのである。
③ 医療提供において、コストを理解し、削減するよりも、収益を最大にするような方法を重視すべきだ。

図2-22　自費治療の充実

変化無しのグループも優勢グループに加え、減少グループとの比較をおこなった。ここで使用している3年間とは、平成19年（対前年度比-0.7%）、平成20年（対前年度比2.3%）、平成21年（対前年度比-1.1%）と極めて厳しい時代のマネジメントを見ている。したがって、収支差額に変化が無いという事は、それなりの経営努力をした結果と判断される。ここから、優れた歯科診療所経営に有益な要因を発見できると思われる。1から10までは、カイ2乗検定により

表2-17　3年間の利益からの各変数比較

		3年間の利益（収支差額）				
		全体 (n=511)	増加+変化なし (n=191)	減少 (n=320)	P	判定
11	年齢（年代）	46.3±8.5	43.5±8.1	48.1±8.3	0.000	＊＊
12	開業年数	19.1±9.2	15.4±8.5	21.3±8.9	0.000	＊＊
13	医師計	1.4±0.9	1.6±1.1	1.2±0.6	0.000	＊＊
14	衛生士計	1.7±1.9	2.4±2.4	1.2±1.3	0.000	＊＊
15	助手合計	1.9±1.6	1.8±1.6	1.9±1.6	0.506	
16	技工士合計	0.2±0.5	0.2±0.7	0.1±0.4	0.202	
17	受付合計	0.6±0.9	0.7±1.3	0.5±0.7	0.017	＊
18	ユニット	3.6±1.5	3.9±2.0	3.5±1.2	0.012	＊
19	1週間診療時間数	42.8±6.2	43.6±6.0	42.2±6.2	0.012	＊
20	1週間夜間診療時間数	1.8±2.9	1.9±2.7	1.8±3.0	0.875	
21	1ヶ月レセプト枚数	3.6±1.4	4.1±1.6	3.4±1.2	0.000	＊＊
22	保険収入	4155.6±4547.2	4518.9±3192.6	3938.7±5182.7	0.163	
23	自費収入	626.4±2023.8	997.2±2498.9	405.1±1642.3	0.001	＊＊

平均値±標準偏差、両側対応のないt検定　　＊＊P＜0.05、＊＊P＜0.01

表2-18　収益向上要因(2)

表2-17の解釈　　概して規模が大きいところが収益が高い

カテゴリー	結果	解釈
①年齢	43.2±8.3＞48.3±8.1（歳）	概して40歳前後が収益を上げている。50代以上は収入が下がる傾向
②開業年数	15.14＞8.38.1（年）	概して開業年数が15年前後が収益を上げている。20年以下は下がる傾向
③歯科医師数（合計）	1.6±1.1＞1.2±0.6（人）	概して歯科医師数が多い（2人程度）の方が収益を上げている。
④歯科衛生士（合計）	2.4±2.4＞1.2±1.3（人）	概して歯科衛生士数が多い（3～4人）方が収益を上げている。
⑤受付（合計）	0.7±1.3＞0.5±0.7（人）	受付が専任の方が収益が上がっている。
⑥ユニット	3.8±2.0＞3.5±1.2（台）	概してユニットが多い方が収益が上がっている。
⑦1週間診療時間数	44.1±6.3＞41.9±6.0（時間）	概して診療時間が長いほうが収益が上がっている。
⑧1ヶ月レセプト枚数	4.2±1.5＞3.3±1.1 （順序尺度1～8）	概してレセプト枚数が多い方が収益が上がっている。
⑨自費収入	1116.7±2291.7＞323.9±937.2 （万円／年）	自費収入が多い方が合計収益が上がっている。

注）日本歯科医師会の歯科医業経営実態調査の集計と分析
　　（平成22年10月調査）平成24年3月発行のも同様のまとめが書かされている「診療収支状況をみると、従業員数が多いほど、医業収入および医業費用とも増加する傾向が見られた」

比較をおこなった。その結果、設備としては、「ホームページ」、「カウンセリング」、「デジカメ」が有効であることが示されている。また、得意治療としては、「インプラント」が1％優位水準で有効な事が示されている。
　これは、「技術」の所で検証した「診療設備」と「得意治療（自信のある治療）」の結果と一致している。これらは、自費治療を上げる為に必要な設備、得意治療であるところから、**自費診療へのシフトが医業収益向上要因として重要であることが示唆された**（表2－16、図2－22）。
　つまり、ハメルやプラハラードが示した「コア・コンピタンス経営」の採用が、歯科診療所の中でも重要な要因となっている事を示している。また、ポーターらが示しているように、歯科診療所といえども優れた実績によって患者が集まり、医療提供の実績が上がり、利益幅の出ることをこの比較した結果が示している（表2－16）。その他、11から32までは、t検定（因子得点による）によって比較をすることができる。
　年齢は、概して40歳前後において、利益を上げる傾向を示し、50歳前後において、減少傾向が示されている。これは、平成12年から平成20年までの歯科医業経営実態調査（日本歯科医師会）の平均値を利用し、歯科診療所の組織の成長段階を調べたところ、若干の年歳のズレはあるものの、同様の傾向が見られた（図2－23）。このことから、**一般的に歯科医師のライフサイクルとして年齢とともに収益は変化するものと思われる**。
　開業年数は、概して15年前後で収入が上がり、20年前後より下がる傾向が見られている。歯科医師数は、人数の多い方が収益を上げる傾向が示されている。同様に**歯科衛生士の多い方が収益を上げる傾向がある**。これは、小松崎ら(2009)[40]の「歯科診療所あたり1ヶ月平均収入と歯科医療要因との関連について」においても同様に歯科衛生士（P＜0.05）が示されている。受付についても、専任としている歯科診療所が収益が上がっている。
　ユニットについては、概して**ユニットが多い方が収益が上がっている**。1週間の診療時間は概して、長い方が収益が上がっているが、**夜間診療の有無としては相関性が認められてない**。一方、レセプトの枚数が多い方が収益が上がっている。さらに、自費収入も多い方が、合計収益が上がっている。これらの結果をまとめると、**規模の大きい歯科診療所の方が医業収益は大きくなるといえる**（表2－17、表2－18）。

各年齢の収益とライフサイクルの特徴

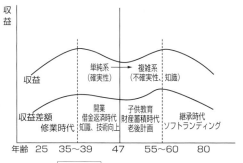

図2-23　歯科医師のライフサイクルと収益の関係

平成12年から20年までの平均値利用、平成20年度歯科医業経営実態調査、日本歯科医師会編を加工（20年10月1ヶ月分12ヶ月として年収とした）した。この図はそれぞれの年代において主にやるべき事を示している。

出所）筆者作成

まとめ

① 3年間の利益（収支差額）の優位性を示すグループと劣勢を示すグループとの統計的比較から次のようなことが考察される。

初めに、人数の割合から比較できる表2－15の1から10までの変数比較から優位性を示すためには、以下のものを持っていることが重要であることが示唆されている。

1　**ホームページ（1%有意）**は、患者が歯科診療所を選ぶ媒体となっているところから、患者数に影響を与えることが示唆される。
2　設備としての**デジカメ（5%有意）**。これは、表2－11、表2－12の結果でもその有効性が示されている。デジカメが収支差額の優位性を示すのは次のような要因があるからと思われる。デジカメは、インプラント治療、矯正治療と自費治療の記録に使用されている。つまり、自費治療をおこなっていることを示す設備といえる。また、保険診療の中でデジカメによる写真が点数（医業収益になる）化され、さらに、デジカメで写真を撮る治療の流れが点数アップになる仕組みになっているからと思われる。
3　得意治療としての**インプラント（1%有意）**は表2－10の研究結果と一致している。

4　カウンセリングルームまたはコーナー（5％有意）は自費治療に有効。

　2から4までの結果から、自費治療が組織有効性を高める因子の1つであることを示唆している。

　次に変数11から23までの結果は、規模の大きさが組織有効性に影響を与えることを示唆している。

　さらに、組織構成要素を示す24から32までの結果から、従業員管理つまり、人的資源管理に基づいて、従業員の働く意欲を引き出し、タスクの標準化、分業化、統合化によって、ケア・サイクルを能率よく動かし、技術的に患者満足が得られる歯科医療を提供することの重要性が示唆されている。

②「従業員管理」や「戦略的運営」が組織有効性に強く影響していることが変数比較でわかったが、何がどの程度影響しているかが不明である。そこで、次のような分析を行った。

　3年間の利益（収支差額）が増加しているグループと、減少しているグループに分け、調整オッズ比によって、何がどの程度影響するかを検討した。名義回帰分析結果は次の通りである。

　3年間の収入が、増加したグループ（n=62）、減少したグループ（n=297）を使用し、分析をおこなった。nが359と減少したので、再度の因子分析が必要になり、プロマックス回転にて実施した。因子に変化が見られたが、P値並びに調整オッズ比に関係した戦略的運営の第2因子（Promax2）は「技術志向」を示す変数に変化がなく、そのまま使用する。その他は解釈には関係しないので、因子名等を省略する。分析モデルの都合度は、尤度比検定でχ^2（65.545）及び、有意確率は、1％水準で統計的に有意であり、NagelkerkeR2＝0.277でほぼ問題ない適合を示している（表2-14）。

　歯科診療所の構成要素である「組織特性」、「従業員管理」、「戦略的運営」（定義、内容は前述）については次のようなことがいえる。

　1％有意を示す要因は、**従業員の「内発的モチベーション」、「外発的モチベーション」、「職務満足」、戦略的運営の「患者満足志向」、「技術志向」**となっている。5％有意の要因は、**組織特性の「タスクの標準化」、「タスクの分業化」**となっている。以上のことから、組織有効性の優性傾向は組織有効性に貢献する組織構成上の要因のあることが示されている。

表2-19　収益向上要因(3)

歯科診療所の構成要素「組織特性」「従業員管理」「戦略運営」

	歯科診療所構成要素の因子 （因子分析結果）	3年間の利益（収支差額）				
		全体 (n=511)	増加+変化なし (n=191)	減少 (n=320)	P	判定
24	組織構造1（タスクの標準化）	0±0.89	0.12±0.81	−0.07±0.93	0.015	＊
25	組織構造2（タスクの分業化）	0±0.90	0.13±0.89	−0.08±0.90	0.014	＊
26	組織構造3（タスクの統合化）	0±0.81	0.01±0.81	−0.01±0.81	0.806	
27	従業員管理1（内発的モチベーション）	0±0.91	0.14±0.86	−0.08±0.93	0.008	＊＊
28	従業員管理2（外発的モチベーション）	0±0.87	0.20±0.85	−0.12±0.86	0.000	＊＊
29	従業員管理3（職務満足）	0±0.85	0.24±0.87	−0.14±0.79	0.000	＊＊
30	戦略的運営1（患者満足志向）	0±0.92	0.32±0.92	−0.19±0.87	0.000	＊＊
31	戦略的運営2（技術志向）	0±0.92	0.17±0.84	−0.10±0.95	0.001	＊＊
32	戦略的運営3（医療安全管理志向）	0±0.88	0.02±0.87	−0.01±0.88	0.652	

11〜32：平均値±標準偏差、両側対応のないt検定
＊P＜0.05、＊＊P＜0.01

注）設問の回答は5点法

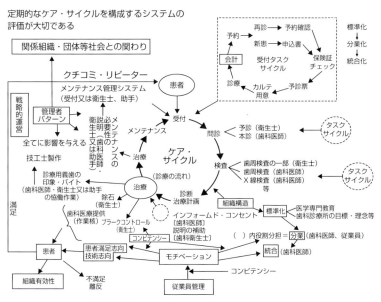

図2-24　**歯科診療所のケア・サイクル**

出所）永山正人：歯科診療所組織有効性に関する実証研究，小樽商科大学大学院博士論文，p.182，2013
「ケア・サイクルと歯科診療所経営における標準化、分業化、統合化、技術志向、患者満足志向について（筆者作成）」

以上のことを、いわゆるケア・サイクルの中で表現すると、図2-24のようになり、ケア・サイクルを能率よく動かし、医業収益を向上させることになる。

従業員管理（モチベーションなど）が組織構造（タスクの標準化、分業化、総合化）に影響を与えている。このことは、ケア・サイクルの状態にも影響を与えることを示している。つまり、モチベーションを高めることによって、ケア・サイクルを能率よく動かし、医業収益を向上させることになる。この全体に影響を与える「戦略的運営」が技術志向のときに医業収益の向上がより高まる（表2-19、図2-24）。

5．管理者行動と組織有効性

前述した組織有効性に関する結果は、歯科診療所経営モデルにおいて、管理者行動（院長行動）が一定の場合における要因について検討してきた。しかし、会社においては社長の考え、器が大きく会社の経営に影響を及ぼすように（第Ⅱ部1．参照）、**歯科診療所経営においても院長である管理者の影響は大きい。**そこで、管理者の特徴を示すと思われる戦略と管理者パターンについて検討する。ここで使用している戦略は、学問的な定義を意識しない戦略的という意味合いで使用している。

1）「収入を上げるための戦略」には、管理者行動（管理者のパターン）により特徴がある

本研究は、歯科診療所運営における特定の条件「収入を上げるための戦略」という語句を使用した設問によって結果が出されたので、図2-18の研究モデルの中では、参考の変数として扱っている。つまり、設問は戦略の一部を示しているにすぎないと考えられるので、分析フレームワークの中では、「戦略的運営」に影響を与える要因の1つとして扱っている（図2-18）。

現在、種々の資料等から、一歯科診療所の医業収益が低下していることが問題視されている（第Ⅰ部第1章参照）。そこで、管理者が、収益を上げるためにどのような戦略を考えているかを質問したものが表2-20である。管理者のパターンは、アンケートの中で各自選んだものを使用している（表2-20、表2-21参照）。管理者のパターンは、ハイブリット（H）も入れて10のパターンを採用している。

|表2-20|　戦略と管理者パターン（1）|

（分析結果）

管理者パターン ＼ 戦略	患者満足度を高める	自費治療にシフトする	新しいものを取り入れる	患者を待たせない等不満因子を解消する	医療の質を高める	評判を高める	チームワークの充実を図る	その他	無回答	計
チームプレイH型	48	1	0	3	9	2	2	1	6	72
チームプレイ型	63	4	0	5	23	4	15	0	4	118
状況順応H型	17	1	0	4	8	1	0	0	2	33
状況順応型	17	0	0	3	3	1	1	0	2	27
実績評価H型	12	0	0	3	1	1	0	0	1	18
実績評価型	10	1	1	1	2	1	0	0	0	16
個人プレイH型	40	6	1	4	13	6	2	0	3	75
個人プレイ型	32	8	1	2	14	1	0	0	1	59
成り行きH型	58	1	0	13	12	3	3	3	14	107
成り行き型	110	3	1	19	18	9	1	4	21	186
計	407	25	4	57	103	29	24	8	54	711

独立性の検定　＊＊：1％有意　＊：5％有意

χ^2乗値	自由度	判定
117.5512218	63	＊＊

まとめ

「戦略」の内容については、北海道歯科医師会の調査（2002,2004）[41]において設問として使用している項目を使用し、それを選んでもらう形で回答を得ている。その結果は表2-20に示す内容である。この表は分割表に関する分析、m×n分割表の検定が出来るのでそれに従った。その結果、1％有意で管理者と戦略は関係していると判定された。したがって、10×9の分割表の検定をおこなった。パターンを示す方をi行とし、「戦略」を示す方をj列とすると、実測度数をf_{ij}、期待度数はt_{ij}となり、

$\sum_i \sum_j \frac{(f_{ij} - t_{ij})^2}{t_{ij}}$は、自由度（10−1）×（9−1）の$\chi^2$分布に従う。そこで、評価をするために標準化残差を計算する。

それは、$l_{ij} = \frac{f_{ij} - t_{ij}}{\sqrt{t_{ij}}}$、つまり、$e_{ij} = \frac{実測値 - 期待値}{\sqrt{期待値}}$になる。

eijの分散は、Vij＝$\left(1-\dfrac{N\cdot i}{N}\right)\times\left(1-\dfrac{N\cdot j}{N}\right)$ である。

したがって、標準化残差は、dij＝$\dfrac{eij}{\sqrt{Vij}}$ となる。

　この結果は、標準化正規分布N（0.1）に近似的に従う。したがって、|dij|が1.96以上は、特徴的な箇所と判定できる（内田、1999）[38]。

　これに従って、残査分析表の中に5％有意の表現をしてある。表2－21内の割合（％）は１つの傾向を示しているが、その内で、残査分析結果５％有意と示された割合（％）は統計的に特徴があると解釈する。

　すると「チームプレイ型」は「チームワーク」13.2％（5％で有意）が特徴があり、「業績評価型」は、新しいものを取り入れる6.3％（5％で有意）、さらに「個人プレイ型」は自費にシフト13.8％（5％で有意）、「個人プレイH型」は自費にシフト8.3％（5有意）、「成り行きH型」で患者を待たせない14.0％（5％で有意）、「成り行き型」でチームワーク0.6％（5％で有意）が特徴となっている。

　また、違う視点から、つまり各管理者の特徴を捉えるために表2－22に示すように、歯科診療所構成要素の「従業員管理」、「組織特性」、「戦略的運営」に対する平均値の比較から検討してみる。これによると、「従業員管理」の合計で一番高い数値を示しているのは、「チームプレイH型」であり、ついで「チームプレイ型」、「個人プレイH型」となっている。これは、「チームプレイ型が、従業員とともに歯科医療を提供するチーム医療志向が強いためと思われる。「個人プレイH型」もその中に「チームプレイ型」が30〜40％程度の割合でハイブリットとして加わっているからと考えられる。その中でも「内発的モチベーション」が高いのが「チームプレイH型」「チームプレイ型」「個人プレイH型」の順になっている（表2－23）。これらのことから「従業員管理」の順位は、「内発的モチベーション」が強く影響していることが推測される。「個人プレイ型」は「内発的モチベーション」より「外発的モチベーション」の順位が高いところにも特徴が見られている。次に、「組織特性」を見ると、合計の平均で「チームプレイ型」が一番高く、ついで「チームプレイH型」「状況順応型」となっている。

　管理者の下位次元で見ると、「タスクの標準化」は「個人プレイH型」が一

表2-21 管理者パターンが示す（採用する）戦略

チームプレイH型 (6.774)	患者満足度77.2%で各パターンの中で一番多い。ついで医療の質の13.6%となっている。
チームプレイ型 (5.237)	患者満足度は55.3%、医療の質を上げる20.2%で、<u>チームワークは13.2%で5%有意</u>となっている。
状況順応H型 (5.798)	患者満足度は54.8%、医療の質を上げるは25.8%、患者を待たせない12.9%となっている。
状況順応型 (4.197)	患者満足度は68.0%、患者を待たせない12.0%、医療の質を上げる12.0%となっている。
実績評価H型 (3.412)	患者満足度70.6%、患者を待たせない17.6%となっている。
実績評価型 (3.869)	患者満足度62.5%、医療の質を上げる12.5%となっており、<u>新しいものを取り入れる6.3%で、5%有意</u>となっている。
個人プレイH型 (5.420)	患者満足度55.6%、医療の質を上げる18.1%、<u>自費にシフト8.3%で、5%有意</u>となっている。
個人プレイ型 (5.169)	患者満足度52.2%、医療の質を上げる24.1%、<u>自費にシフト13.8%で、5%有意</u>となっている。
成り行きH型 (3.354)	患者満足度62.4%、<u>患者を待たせない14.0%で、5%有意</u>となっている。
成り行き型 (3.170)	患者満足度66.7%、患者を待たせない11.5%で、<u>チームワーク0.6%で、5%有意で低く</u>なっている。

※管理者各下段の（ ）内は、保険＋自費の年間医業収益（売上）を示している（単位万円）

表2-22 管理者パターンと各次元の平均値と標準偏差　　n=711

次元	管理者		状況順応H型	状況順応型	業績評価H型	業績評価型	個人プレイH型	個人プレイ型	チームプレイH型	チームプレイ型	成り行きH型	成り行き型
従業員管理	内発的モチベーション	平均値	4.15	4.04	3.56	3.81	4.21	3.90	4.35	4.26	3.83	3.70
		標準偏差値	(0.91)	(0.74)	(0.64)	(0.58)	(0.68)	(0.68)	(0.59)	(0.66)	(0.87)	(0.86)
	外発的モチベーション	平均値	2.98	2.85	2.78	2.03	2.96	2.88	2.90	2.99	2.43	2.31
		標準偏差値	(1.03)	(0.80)	(0.97)	(0.89)	(0.98)	(0.80)	(1.02)	(0.99)	(0.96)	(1.00)
	職務満足	平均値	3.44	3.39	3.28	3.06	3.41	3.09	3.48	3.59	2.96	2.78
		標準偏差値	(0.80)	(0.71)	(0.89)	(0.73)	(0.68)	(0.84)	(0.75)	(0.77)	(0.72)	(0.69)
組織特性	タスクの標準化	平均値	3.59	3.70	3.47	3.44	3.73	3.52	3.68	3.72	3.32	3.11
		標準偏差値	(0.84)	(0.72)	(0.77)	(0.81)	(0.80)	(0.83)	(0.78)	(0.87)	(0.71)	(0.85)
	タスクの分業化	平均値	3.83	3.89	3.86	3.88	4.05	3.71	4.23	4.15	3.78	3.25
		標準偏差値	(0.69)	(0.58)	(0.66)	(0.67)	(0.74)	(0.73)	(0.66)	(0.69)	(0.76)	(0.84)
	タスクの統合化	平均値	3.55	3.74	3.22	3.38	3.59	3.45	3.18	3.21	3.31	3.11
		標準偏差値	(0.74)	(0.84)	(1.03)	(0.93)	(1.02)	(0.99)	(0.95)	(1.03)	(0.98)	(0.85)
戦略的運営	患者満足志向	平均値	4.15	3.92	3.81	3.74	4.13	3.86	4.03	4.13	3.66	3.54
		標準偏差値	(0.54)	(0.56)	(0.67)	(0.63)	(0.61)	(0.59)	(0.56)	(0.56)	(0.60)	(0.66)
	技術志向	平均値	3.57	3.28	2.92	2.67	3.79	3.57	3.65	3.58	2.88	2.50
		標準偏差値	(0.72)	(0.69)	(0.69)	(0.56)	(0.68)	(0.63)	(0.76)	(0.72)	(0.62)	(0.67)
	安全管理志向	平均値	4.44	4.09	4.31	3.94	4.41	4.26	4.38	4.32	3.94	3.89
		標準偏差値	(0.61)	(0.64)	(0.65)	(0.63)	(0.72)	(0.63)	(0.57)	(0.71)	(0.78)	(0.82)

表2-23　各管理者パターンの各項目による順位

順位	開業年数(平均値比較)(年)	従業員規模（人）	ユニット（台）	診療時間/週（時間）	患者数/日（日）
1	業績評価H型 (22.27)	チームH (7.11)	チームH (4.36)	状況 (44.66)	チームH (34.25)
2	成り行き型 (21.67)	個人H (6.04)	チーム (3.94)	チームH (43.63)	個人 (28.42)
3	業績評価型 (21.28)	チーム (5.77)	個人H (3.76)	業績H (43.52)	チーム (28.26)
4	成り行きH型 (21.21)	個人 (5.32)	個人 (3.74)	個人 (43.34)	個人H (26.80)
5	個人プレイH型 (20.08)	業績 (4.87)	状況H (3.63)	状況H (43.07)	状況H (26.67)
6	個人プレイ型 (18.62)	状況H (4.81)	状況 (3.44)	個人H (42.88)	状況 (26.19)
7	チームプレイ型 (18.14)	状況 (4.29)	業績 (3.44)	チーム (42.18)	業績 (22.12)
8	状況順応H型 (17.48)	成り行H (4.11)	成り行H (3.27)	業績 (42.03)	成り行H (21.09)
9	チームプレイH型 (16.88)	業績H (4.11)	業績 (3.25)	成り行 (41.85)	成り行 (19.06)
10	状況順応型 (16.42)	成り行 (4.10)	成り行 (3.17)	成り行H (41.50)	業績H (15.66)

表2-24　各管理者の基本統計（平均値）

項目 \ パターン（管理者）	チーム (n=118)	チームH (n=72)	個人 (n=59)	個人H (n=75)	状況 (n=27)	状況H (n=33)	業績 (n=16)	業績H (n=18)	成行 (n=186)	成行H (n=107)
開業年数	18.14	16.88	18.62	20.08	16.42	17.48	21.28	22.27	21.67	21.21
勤務スタッフ	5.03	5.90	4.89	5.10	4.11	4.45	4.25	3.32	3.22	3.76
非常勤スタッフ	1.73	2.27	1.42	1.93	1.18	1.36	1.62	1.88	0.88	1.34
ユニット台数	3.94	4.36	3.74	3.76	3.44	3.63	3.25	3.44	3.17	3.27
1週間の診療時間	42.18	43.63	43.34	42.88	44.66	43.07	42.03	43.52	41.85	41.50
1週間の夜間診療	2.13	1.94	1.86	2.22	1.52	2.20	2.60	1.65	1.62	1.53
従業員規模	5.77	7.11	5.32	6.04	4.29	4.81	4.87	4.11	4.10	4.11
半日の平均患者数	12.35	14.66	13.60	12.84	13.06	14.22	10.0	8.80	8.31	9.85
1日の平均患者数	28.26	34.25	28.42	26.80	26.19	26.67	22.12	15.66	19.06	21.09

番高く、次に「チームプレイ型」そして「状況順応型」と続いている。「タスクの分業化」は「チームプレイH型」が一番高く、ついで、「チームプレイ型」「個人プレイH型」と続いている。「チームプレイ型」が合計の平均で一番高くなったのは、「タスクの標準化」「タスクの分業化」が強く影響しているからと思われる。また、「戦略的運営」における合計の平均値を見ると、「個人プレイH型」が一番高い数値になっており、ついで「状況順応H型」、「チームプレイ型」、「チームプレイH型」と続いている（表2-22）。

　歯科診療所の基本統計がわかると、まず開業年数での各管理者パターンの比較をすると次のようになる（表2-24）。

一方、「従業員管理」は、「チームプレイ型」、「チームプレイH型」が高く、「チーム医療」を志向していることに強く関係しているといえる。「組織特性」も同様に、「チームプレイH型」「状況順応型」が高く、「タスクの統合化」が影響している。つまり、「チーム医療」には「タスクの分業化」が強く関係している。「戦略的運営」は、「安全管理志向」がほとんど差は無く、高い数値を示している。変化の要素は「技術志向」で「個人プレイH型」が高く、ついで、「チームプレイH型」となっている。これは、自費治療を意識した要因と思われる。「患者満足志向」は、「状況順応H型」、「個人プレイH型」、「チームプレイ型」、「チームプレイH型」と医業収益の高い管理者グループとなっている（表2-24）。したがって、「患者満足志向」と「高い医業収益」は、関係あることが示唆された。

まとめ

　医業収益（売上）を上げるためには、文献等でも見られているように（上田、1999[42]：井原、2001[43]）に顧客志向、医療でいうならば患者満足志向を考えるのは当然のことと思われる。分析結果から「患者満足度」が約50％を示しているのは、状況順応H型、個人プレイ型、個人プレイH型であり、それ以外は、すべて60％以上となっている。**特に、チームプレイH型の72.7％は高い数値になっている**。チームプレイ型が患者満足度55.3％になっているのは、医療の質を上げる20.2％、チームワーク13.2％に分かれたためと思われる。前述した因子分析による患者満足志向の変数の中には「医療の質を上げる」も入っていたことから考えると、「医療の質を上げる」も「患者満足志向」と考えても良いのではないかと思われる。したがって、チームプレイH型、チームプレイ型、状況順応型H型、個人プレイH型、個人プレイ型も高い割合を示しているといえる。つまり、「**患者満足志向**」は現在では特に「戦略」としてではなく、日々の医療そのものの質の維持をするためにに当然のこととして、**定着しているように思える**。さて、チームプレイ型は、チームワークが13.2％（5％有意）となっている。これは、チームプレイ型がネーミングでも示されている通り、チーム医療を特徴としているところから「戦略」としても「チームプレイ」の強化を考えているのが理解できる。個人プレイH型、個人プレイ型は、自費にシフトで5％有意になっている。これは、管理者のパターンにも示してある通り、革新的志向が強い管理者で、個人レベルで医療改善行動等を行う傾向があり、自

費診療に力を入れている現状からも、本分析において、自費にシフトは、管理者の特徴が「戦略」にもよく出ていることが示されている。状況順応型は、厳しい環境を生き抜くために、対外的なネットワークつくりを大切にし、他科の先生や学会、研究会で知り合った先生方との関係も良好に保ち、学会や研究会等にも出席して、新しい知識や技術を得るようにしているタイプである。したがって、医業収益（保＋自）は平均値の順位で第3位である。また、成り行き型は、チームワークが0.6％（マイナス5％で有意）となっており、不得意な部分であることが示されている。以上のことを考えると、ここに示された管理者の「戦略」は、ほぼ管理者の特徴を示しているといえる。これらの特徴は、各管理者の組織構成要素の採用の仕方に影響を受けていることが示唆された。

2）管理者のパターンは、組織構成要素の影響を受け、組織有効性が異なる

各管理者パターンにより、1.「保険収益＋自費収益」2.「自費収益」に関し、統計学的手法により順位をつけると、表2－25、表2－26のようになる。左側には各管理者が組織有効性の高い順に並んでいる。右側は各管理者パターンの平均金額を示している。自費収入に関しても同様である。ここに並べてある順位は、算術平均の金額高とは一致していない。それは、そのパターンが示す金額

表2-25 管理者パターンと組織有効性（1）

合計収益（売上）：保険＋自費／年間　　n=711

順位	分析による順位	平均（万円）	平均順位
1	チームプレイH型	6,774	④
2	チームプレイ型	5,237	④
3	個人プレイH型	5,421	③
4	個人プレイ型	5,169	⑤
5	状況順応H型	5,798	②
6	状況順応型	4,197	⑥
7	業績評価型	3,867	⑦
8	業績評価H型	3,412	⑧
9	成り行きH型	3,354	⑨
10	成り行き型	3,170	⑩

$F=6.13^{**}$
クラスカル・ウォリス検定
X^2乗値　107.58、自由度9、判定＊＊
（＊：$P<0.05$、＊＊$P<0.01$）

表2-26 管理者パターンと組織有効性（2）

自費収益（売上）／年間　　n=711

順位	分析による順位	平均（万円）	平均順位
1	個人プレイH型	1,040	②
2	個人プレイ型	1,009	③
3	チームプレイH型	1,072	①
4	チームプレイ型	741	④
5	状況順応H型	486	⑤
6	状況順応型	400	⑥
7	業績評価H型	333	⑦
8	成り行きH型	128	⑨
9	業績評価型	64	⑩
10	成り行き型	155	⑧

$F=34.0^{**}$
クラスカル・ウォリス検定
X^2乗値　92.57、自由度9、判定＊＊
（＊：$P<0.05$、＊＊$P<0.01$）

に差があり、極端な上限、下限がある場合、平均値に大きく影響するからである。

つまり、各管理者のパターンに順位をつける場合、単に算術平均では、上限と下限の差が大きいとその影響を受け、実態を示さない場合が多い。そこでノンパラメトリック検定のクラスカル・ウォリス検定（kruskal Wallis test）により、平均順位を示す数値を基に順位をつけると、表2-25、表2-26のような結果が得られた。

さらに、念のためFisherの最小有意法により多重比較をした結果、同様の順位が示されている。この結果を踏まえ、高い組織有効性を示す管理者パターンの特徴を知り、その特徴の中から高い組織有効性を生む要因を抽出すべきと考えている。そのことが、歯科診療所のマネジメント論、強いては無床診療所のマネジメント論に寄与する知見となり得るものと思われる。

まとめ

自費収益（売上）についても、同様にクラスカル・ウォリス検定による順位づけを行ったところ、表2-26の結果が得られている。

以上のことを踏まえて、以下、組織有効性の違いがどのように組織構成要素と関っているかについて考察する。

各管理者パターンの基本資料を表2-24に示してあるが、これによると、**スタッフが多いのはチームプレイH型で、ユニット台数も多くなっている。1週間の診療時間で多いのは状況順応型で、夜間診療時間も多いことが示されている**。次に、「チームプレイH型」、「チームプレイ型」（以下、2つのパターンをチームプレイ型系で示す。以下の他のパターンも同様の表現を使用）、「個人プレイ型系」、「状況順応型系等」が何故組織有効性が高いのかについて考察する。さらに、成り行き型系はなぜ低いのかについても合わせて考察する。始めに、歯科診療所の構成要素としてきた「従業員管理」「組織特性」「戦略的運営」の平均値による比較をしてみたい。

「チームプレイH型」、「チームプレイ型」は、チーム医療に必要な、「内発的モチベーション」に高い数値（4.35と4.26）が示されている。

これに対し、「成り行きH型」と「成り行き型」は、低い数値（3.83と3.70）になっている。一方、「患者満足志向」には「職務満足」、「内発的モチベーショ

ン」が強く関与しており、「タスクの標準化」、「タスクの分業化」にも強く影響している。さらに、「技術志向」も「内発的モチベーション」は影響している。歯科医療においては、医科のように明確なチーム医療は存在しないといわれているが、歯科衛生士、歯科技工士との協働は生産性（医業収益）を上げるためには大切な機能となっている。例えば、歯周病の治療において、歯科衛生士にその原因となるプラークコントロール（歯周病菌のついている歯垢をポリッシングや歯ブラシ指導により除去）をさせ、さらに、患者に正しい歯ブラシ指導させる。次に、超音波スケーラー等を用いて、歯周病の原因となっている歯石を除去する。これらは、歯科医師も当然できる医療行為であるが、歯科衛生士に委譲し、その間に歯科医師しか出来ない中核的治療を他の患者にすることによって生産性を上げることができる。さらに、タスクの委譲によって、良質の医療を提供するケア・サイクルができあがる。つまり、**チーム医療は、Barnard（1938）**注)**がいっている「協働」は欠かせない行為である。協働がうまく機能するためには、コミュニケーション、モチベーション等、人的資源管理の考え方が、重要な要件となっている。**

　したがって、チームプレイ型系の管理者は、その機能を果す能力を持っていることになる。反対に、成り行き型系の管理者は、その能力が弱いことになる。また、**チーム医療には、「タスクの標準化」や、「タスクの分業化」が必要である**。「チームプレイH型」は前述の要素にそれぞれ高い数値が示されている。同様に「個人プレイH型」も、「個人プレイ型」に比べ、「内発的モチベーション」、「タスクの標準化」、「タスクの統合化」に高い数値が見られている。特に、「タスクの標準化」は、全パターン中「個人プレイH型」が一番高い数値になっている。つまり、従業員の仕事に対し間違いのないように厳しい要求が出されているものと思われる。但し、重回帰分析から、「技術志向」に強く影響しているのは、「タスクの統合化」、「タスクの標準化」であった。そこで、「技術志向」を高めるためには、院長の統合化をしっかりとすること、「タスクの標準化」を高めることが必要である。次に、「戦略的運営」を見ると、「個人プレイH型」は「技術志向」において、管理者のパターン中「個人プレイH型」が一番高い数値を示している。これは、収入を上げる戦略は、管理者のパターンに表れて

注)　Barnard, C.I., The Functions of the Executive, Harvard Univercity Press, 1938

おり、「自費にシフト」と関係しているものと思われる。つまり、自費治療による収益を上げるためには重要な要件であり、自費収益の多い、「個人プレイ型（3.57）」、「個人プレイH型（3.79）」、「チームプレイH型（3.65）」、「チームプレイ型（3.58）」、「状況順応H型（3.57）」はそれぞれ（　）に示しているように「技術志向」が高い数値（平均値）となっている。一方、自費収益の少ない「成り行き型（2.50）」、「成り行きH型（2.88）」は（　）に示している通り低い数値（平均値）となっている。

但し、重回帰分析から、「技術志向」に強く影響しているのは「タスクの統合化」、「タスクの分業化」が示されている。つまり、「技術志向」を高めるためには、院長の「タスクの統合化」を発揮して、「タスクの分業化」を高めることが必要である。さらに、名義回帰分析により3年間の収支差額に影響を与える「戦略的運営」の下位次元として、「技術志向」が示されている。つまり、「技術志向」が高くかつ「内発的モチベーション」「タスクの統合化」が高い管理者パターンが組織有効性も高くなることが分かる。換言すると、前述した機能を有する管理者パターンが高い組織有効性を得ることができるともいえる。

さらに、各パターンにおいて、ハイブリッド（H）型が高い組織有効性を示す傾向があるのでその理由を考えてみる。各ハイブリッド型を示す管理者の第2位に採用している管理者を調べたところ、「チームプレイH型」の約60％が「個人プレイ型」、「個人プレイ型」の約50％が「チームプレイ型」となっていた。その他のハイブリッド型も約30％が、「チームプレイ型」、「個人プレイ型」のハイブリッドであった。したがって、**ハイブリッド型は、「チームプレイ型」と「個人プレイ型」の利点がうまく加味されていると推測される**（表2-24）。

これは、現在の厳しい医療環境に管理者行動を合わせようとした結果の行動変容とも解釈できる。先行研究（永山,1999）において、「個人プレイ型」は「患者満足志向」が非常に低く、「技術志向」の高い傾向が見られていたが、本書に示す研究結果から「患者満足志向」は3.86となり、ほぼ中間を示している。また、「個人プレイ」等が不得意としていたモチベーション、特に「内発的モチベーション」もほぼ中間の位置になっている。これらのことから、「個人プレイ型」の大きな欠点が少なくなり、ハイブリット型において自費収益を上げる特徴が発揮されているものと思われる。以下、本書で重要視している「チームプレイ型系」と「個人プレイ型系」の特徴をまとめて表2－27に示してみる。

表2-27 チームプレイ型系と個人プレイ型系の高い組織有効性を示す要因

チームプレイ型系と組織有効性	チームプレイ型はチームワークを大切にし、医療提供におけるタスクの標準化（3.72）が高く、さらにタスクの分業化（4.15）も単独型の中では2番目に高い値を示している。特に、チームプレイH型は1番高い値を示している。従って、仕事を分担して行うチーム医療を良好に行なう能力があることが示されている。 　チーム医療は標準化に基づいて分業・統合が行なわれ、生産性は元より医療の質も確保される。したがって、患者満足度が高まり、患者増・収益増になる可能性を予測させる。さらに、患者満足度を高めるためには、従業員の職務満足を高め従業員管理における内発的モチベーションを高める必要がある。チームプレイ型系はこの両方とも高い平均値が示されている。 　チームプレイ型は、先行研究（永山，1999）から、従業員との信頼蓄積や支持関係の獲得が得意な管理者パターンであることから、内発的モチベーションを与えやすい管理者であると考えられる。 　チームプレイH型は、これに「技術志向」の強い「個人プレイ型」や「状況順応型」が加わり、より組織有効性を高める要素が加わったものと考えている。
個人プレイ型系と組織有効性	個人プレイ型は、先行研究（永山，1999）の結果では、個人レベルで医療の質を高めようとする傾向があり、技術的には信頼されている歯科医師である。しかし、従業員の支持関係の獲得は弱い傾向にある。ところが、本研究結果から、内発的モチベーション（3.90）は上位から6番目と永山の研究の時より少しあがっている。つまり、支持関係は全管理者の中でも低い方と推測される。 　また、技術志向は個人プレイ型（3.57）、個人プレイH型（3.79）と5つの基本型の中で高い、個人プレイ型系は自費収益を高める志向性を持った管理者である。個人プレイH型は、約半数がチームプレイ型を第2の管理者パターンとしており、個人プレイ型の弱いチーム医療、従業員の支持関係の確保を補っているものと思われる（表2-20，表2-21）。それを示す資料として、表2-22では個人プレイH型が内発的モチベーションを3番目に位置していることからも理解できる。さらに、患者満足志向は全パターン中2番目に高い数値になっている。

注）（　）内は、平均値を表す。　　出所）M.N　　永山正人の文献は第Ⅰ部第2章の76）に示してある

＜小括＞

　管理者の能力を一定にした時に、医業収益向上に寄与する要因は、**組織特性**では、**タスクの標準化及びタスクの分業化（5％有意）**である。また、**従業員管理**では、**内発的モチベーション**であり、**外発的モチベーション及び職務満足（1％有意）**ということができる。

　戦略的運営としては、**患者満足志向であり、技術志向（1％有意）**ということができる。

これらの具体的な内容は、第Ⅲ部「実践的歯科診療所のマネジメント論」を参照して下さい。前述している医業収益向上要因の内、多重ロジスティック回帰分析の中でオッズ比を求めたところ、「技術志向」がオッズ比4.826と、3年間の収入（収支差額）に大きく貢献していることが分かる。

　95％信頼区間でみると、技術志向は、下限でも2.628倍であり上限では、8.863倍もの貢献をすることが示されている。したがって、**歯科診療所の組織有効性は「技術志向」が一番重要であるといえる**。一方、管理者の能力が一定でなければ、どのような管理者が診療所の組織有効性に影響を与えているかをみると、**一番収益（保険＋自費）を上げているのが、チームプレイH型、2番目がチームプレイ型**であった。また、**自費は、個人プレイH型が一番で、個人プレイ型が2番目になっている（表2-28）**。どのような管理者行動の要因が組織有効性に貢献しているかをみるために「管理者パターンと各次元の平均値」並びに管理者の主行動を見ると管理者のあるべき姿をイメージすることができる。それは、チームプレイ型系と個人プレイ型系の高い組織有効性を示す要因に示されている。

表2-28　上位2位と10位のパターンの組織構成要素の比較

次元		平均	保険＋自費		自費		
			①チームプレイH	②チームプレイ	①個人プレイH	②個人プレイ	⑩成り行き
従業員管理	内発的モチベーション	3.8	4.17 ①	4.12 ②	4.00 ③	3.69 ⑥	3.47 ⑩
	外発的モチベーション	2.71	2.99 ①	2.90 ④	2.96 ③	2.88 ⑤	2.31 ⑨
	職務満足	4.0	3.89 ⑧	4.18 ①	4.01 ④	4.0 ⑤	3.84 ⑩
組織特性	タスクの標準化・分業化	3.52	3.68 ④	3.72 ②	3.73 ①	3.52 ⑥	3.12 ⑩
	タスクの調整・統合化	3.86	4.19 ①	4.14 ②	4.02 ③	3.68 ⑨	3.52 ⑩
	権限化	3.10	3.19 ⑥	3.42 ②	3.20 ⑤	3.02 ⑦	2.55 ⑩
戦略的運営	患者満足志向	3.91	4.05 ④	4.16 ②	4.17 ①	3.88 ⑥	3.52 ⑩
	技術志向	3.24	3.63 ②	3.53 ⑤	3.77 ①	3.58 ④	2.49 ⑩
	安全管理志向	4.19	4.39 ③	4.32 ④	4.41 ②	4.26 ⑥	3.89 ⑩

注1）全パターンの平均値よりも高い数値を太字にしている。
注2）平均値右○内の数字は、10のパターンにおける順位を示している。

つまり、組織が高いパフォーマンスを得るためには、チームプレイ型及び個人プレイ型の特徴を有する管理者行動が必要である。それは、チームプレイ型の特徴として示されている達成基準への連動化、支持関係の構築が重要であり、特徴として、管理者のリーダーシップの下、仕事の標準化、分業化、統合化を背景として高い達成基準へ向けて協働させることである。一方、個人プレイ型は、主たる行動を革新的とし、特徴として院長が個人レベルで積極的に診療の改善に努めているものである。これらの２つの特徴を有する事（チームプレイ型も個人プレイ型もH型が優位）が歯科診療所の組織有効性を高める管理者行動であるといえる。

まとめ ―クリニックに必要な暗黙的管理―

歯科診療所（無床診療所）経営において最も影響のある要素は、院長の管理者行動である。理想的（目標とすべき姿）には、本書が示すように「**チームプレイ型系**」の院長で、チーム医療を意識した経営方針の実施によって、経営の安定化・健全化が期待できる。

チーム医療を成功させるポイントは、「**達成基準への連動化**」（診療所の理念を従業員に理解させ、その実行を徹底させる。**数値目標をかかげその達成に院長がリーダーシップを発揮する**）、「**信頼蓄積、支持関係の獲得**」（院長を尊敬し、従業員との人間関係が良好であり、院長を助けたいという気持ちが芽生えている）が出来ており、生産性を上げるために、（主に内発的）モチベーションを高め仕事の委譲をおこなうこと等が挙げられる。歯科診療所において仕事の委譲をする場合には、院長の直接指導・監督のできないことを認識し、「**暗黙的管理**」に委ねなければならない。

これは、歯科診療所において、歯科医師が治療している時には受付の業務、例えば電話応待、患者とのやり取り、治療費の受けとり等について直接の指導・監督はできない。同様に歯科衛生士に委譲した業務等も院長がオペレーション中は直接指導・監督は無理である。

しかし、院長が直接指導・監督をしなくても歯科衛生士、受付、助手等の従業員がそれぞれの診療所のミッションに向かっていきいきと働き、優れた歯科診療所経営をしているところがたくさんある。それは、**見えないリーダーシップが発揮され、暗黙的管理が効を奏しているからである**。その源は、院長のリー

ダーシップによる信頼蓄積、支持関係の獲得、モチベーション、**間接的統合**[注1]、**社会的交換**[注2]等が高まった状態で維持されるところにある。さらに、標準的なルーチンが出来あがったプロフェッショナル組織では各プロフェッショナルが独立した形で技術の標準化に従って行動する。院長は、それに対し、保護とサポートが主な役目となる。

この管理がうまくいかないとプロフェッションが中心的オペレーションを行っている組織においては医療の質を高め、生産性を上げることはできない。

一方、院長である管理者の能力を一定に考えると、組織特性としては、標準化、分業化、統合化が必要であり、従業員に対しては、人的資源管理の視点で職務満足、モチベーションを高める事が要求される。歯科診療所を経営する戦略としては、多様化、高度化する患者ニーズに対し「技術志向」で対応する能力が要求される。さらに、「患者満足志向」を高めていく事が実証研究等で重要であることが明らかになってきた。また、これらの歯科診療所のパフォーマンス向上要因は、一つでは効果が無く、それぞれの要因が高まり集結して目的とするベクトルに影響を与えるようになると、組織有効性が能率よく高まってくる。**このような動的な要因をPotential force（図2-25）といい、これを高めるために院長が現場で行う管理を暗黙的管理とする。**この暗黙的管理の実行には普段から「チームプレイ型」院長の行動が必要である。第Ⅱ部が示す実証研究の結果より、以上の事がわかってきた。これらを応用することが、診療所経営の健全化・活性化に必要である事が示唆された。

以上述べてきた組織特性、従業員管理、戦略的運営はそれぞれの下位次元であるタスクの標準化、タスクの分業化、タスクの統合化、並びに職務満足、内発的モチベーション、外発的モチベーション及び技術志向、患者満足志向、安全管理志向が活性化並びに効果的な力を発揮した時に総合的な力となって、組織有効性が高まることを、本書は実証研究の結果として示している。したがって、**経営改善等は１つの対策のみでは、効果が発揮されない。**

歯科診療所の構成要素がそれぞれに力を発揮した時に、各次元の相乗効果が生まれ、Potential forceが発揮されて、組織有効性が高まるのである（図2-

---

注1) 間接的統合：第Ⅰ部第2章引用文献及び注釈73) 参照
注2) 社会的交換：同上79) 参照

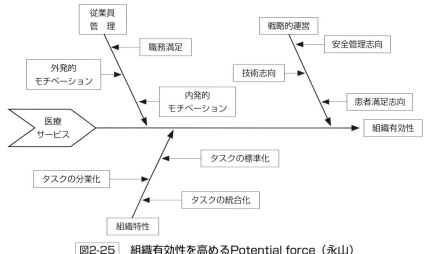

図2-25 組織有効性を高めるPotential force（永山）

出所：筆者作成

（Potentialは、ある条件が満たされると組織有効性の力になるという意味で使用している。したがって、ある条件が満たされる程度によって、それぞれの力の強さが異なってくる。ある条件とは、例えば内発的モチベーションの高揚等によって患者満足志向が組織有効性に影響を与える等を意味している。）

25）。

6．組織有効性と患者満足度

　本書においては、前半に主にクローズドシステム（Closed System）におけるマネジメント論を展開してきたが、ここからは、臨床現場や開業現場で課題としている（問題解決をしてほしい事柄）テーマ別の課題を解決するための研究を検討する。

　始めに、歯科診療所といえども、ある程度の収益は必要である。そのためには、多くの患者に支持され、医業収益の上がっている事が必要である。したがって、来院患者に支持される要因について検討する。

　前述の研究から、院長の「技術志向」や「患者満足志向」が歯科診療所の組織有効性を高める要因であることが示されている。「技術志向」も結果として、患者満足（度）を高める要因であるところから、始めに「患者満足（度）」等について検討する。

1）患者満足度の測定（病院研究から）

　始めに、患者満足度の定義をしておきたい。**患者満足度とは、受けた医療に対してどのような点にどの程度満足できたかという患者の主観的な印象である。**

　田久（1997）[44]は、病院（外来）の満足度の質問項目を表2-29、表2-30のように示し、実証研究をおこなった結果、医師の説明の解りやすさの満足度と受療推薦度とは高い相関関係があることがわかり、インフォームド・コンセント等を十分におこなうことにより、新規患者数増加に関係することを発見している。今中ら（1993）[45]の「外来患者の満足度と継続受診意志におよぼす要因」についての実証研究の結果、次のような結論が述べられている。健康状態の主観的改善と医師の技能、対応、評価が患者満足度と受療意志を規定する重要な要因であることが示唆された、と述べている。

　一方、長谷川ら（1993）[47]は、「患者満足度による医療の評価」の中で受けた治療に対する病院外来患者の満足度がどのような要因から構成され、各々の要因が患者の総合的な満足度にどの程度大きな影響を及ぼしているかを調べた結果、次のようなことを明らかにしている。つまり、①建物の快適性や待ち時間等の利便性に関する満足度の影響は弱いこと、②医師以外の要因に関連する満足度の影響は比較的弱いこと、③医師の専門的技術や能力のみでなく、患者の精神的苦痛（病気に関連する不安や悩み等）を軽減させることも合わせた診療の結果に関する満足度の影響が高いことを明らかにしている（後述する）。これらは、歯科医師を対象とした永山（2010）の研究結果ともほぼ同じである。

表2-29　病院管理の満足度の質問項目

A．受付職員の対応	I．会計までの待ち時間
B．看護師の対応	J．薬局までの待ち時間
C．医師の対応	K．超音波検査までの待ち時間
D．その他の職員の対応	L．その他の検査の待ち時間
E．医師の説明の解りやすさ	M．病院内の表示のわかりやすさ
F．医師との会話による不安の減少	N．建物の雰囲気と快適性
G．診療までの待ち時間	O．治療費について
H．採血（検査）までの待ち時間	

出所）今中ら（1993）の論文より

| 表2-30 | 外来患者満足度調査の各評価対象への質問項目 |

1) 医事課職員に対する項目
　(1) 案内の応対はいかがですか？
　(2) 初診受付の対応はいかがですか？
　(3) 各科外来の受付の応対はいかがですか？
　(4) 会計の応対はいかがですか？
　(5) 言葉づかい、態度、身だしなみはいかがですか？
2) 医師に対する項目
　(1) 病気や検査についての説明はいかがですか？
　(2) 治療やお薬についての説明はいかがですか？
　(3) 医師はあなたの気持ちを察してくれますか？
　(4) 医師はあなたの質問に答えてくれますか？
　(5) 言葉づかい、態度、身だしなみはいかがですか？
3) 看護婦に対する項目
　(1) 病気や検査についての説明はいかがですか？
　(2) 採血や注射などの技術はいかがですか？
　(3) 看護婦はあなたの気持ちを察してくれますか？
　(4) 看護婦はあなたの質問に答えてくれますか？
　(5) 言葉づかい、態度、身だしなみはいかがですか？
4) 薬剤師に対する項目
　(1) お薬についての説明はいかがですか？
　(2) 薬剤師はあなたの質問に答えてくれますか？
　(3) 言葉づかい、態度、身だしなみはいかがですか？
5) 臨床検査技師に対する項目
　(1) 検査時の説明はいかがですか？
　(2) 言葉づかい、態度、身だしなみはいかがですか？
6) 放射線技師に対する項目
　(1) 検査時の説明はいかがですか？
　(2) 言葉づかい、態度、身だしなみはいかがですか？
7) 待ち時間に対する項目
　(1) 初診受付の待ち時間はいかがですか？
　(2) 診察の待ち時間はいかがですか？
　(3) 検査の待ち時間はいかがですか？
　(4) お薬の待ち時間はいかがですか？
　(5) 会計の待ち時間はいかがですか？
8) 環境と設備に対する項目
　(1) 院内の案内表示はいかがですか？
　(2) 自動再診受付機はいかがですか？
　(3) 各外来の待合室はいかがですか？
　(4) 院内の明るさや配色はいかがですか？
　(5) 院内の清潔さはいかがですか？
　(6) 院内のトイレはいかがですか？
9) 売店・レストランに対する項目
　(1) 売店・レストランはいかがですか？
10) 全般に対する項目
　(1) 外来全体を通しての感じはいかがですか？

出所) 今井ら (2000)[46]：大学病院の患者満足度調査—外来・入院患者の満足度に及ぼす要因の解析—病院管理, 37(3), p.64, 2000．

　同様の結果は、池上ら (1987) の「患者の満足度と病院の管理姿勢」の中にも見出すことができる。つまり、患者の高い満足度は病院全体の管理姿勢や体制とも関連していた。すなわち、管理姿勢は専門職の重視によって位置づけられている。病院としての基本方針が明確に定義され、職員にも徹底しており、健全な労使関係が保たれている。そして、患者の意見や要望に対して適切に処理されていることが重要である。

　さらに医師や事務職員に対しても生涯教育が推進され、新しい職員を迎える体制が形成されていることが患者満足度に関連していたことを発見している。また、患者満足度が高いと次のようなメリットがあるとされている。

＜患者満足度が高い場合のメリット＞
（長谷川稀子：患者満足調査・入門、国民健康保険、p.37-38、1999）[42]

1．医療機関にとってのメリット

①同じ医師や医療機関に受診し続ける率が高まる
　②家族や知人にその医療機関を紹介する率が高まる
　③医療機関にかかる回数が増す

２．患者さんにとってのメリット
　①受けた医療に対して満足感が得られる。
　②患者満足度が高い患者は病気の治療に関わる行動を良い方向に変容することが多い―治療効果が上がる。
　③患者満足度が高まると治療方針を素直に受け入れる―治療方針に関して不必要な不安や混乱をさける働きがある。
　④医師等の医療提供者の助言を受け入れる率が高まる―自身に必要な治療に関して積極的に取り組む
　⑤悪化防止や他の病気の併発防止につながる

２）患者満足度は診療所経営に貢献するか

　顧客満足度は、一般企業、特に小売物業にとって重要な課題である。それは、顧客満足度を高くする事によって増収になるという考えが一般化しているからである。

　真野（2011）[48]は、一般的なマーケティング論として、顧客満足と従業員満足との関係を示しながら、顧客満足度が高まるとロイヤルティが生まれ、売上増、収益性に影響を与えるとしている。この事が、従業員満足を促し、さらに、サービス向上につながり、顧客満足が高まり、ロイヤルティにつながるとして、顧客満足度の重要性を論じている。では、医療の消費者である患者においては、同様の理論が成り立つかを考えてみる。

　患者満足度を高める事は、医療の質を向上させ、治療の効率を高めるために必要なことであるといわれている。長谷川（1999、2000）[49]は、病院の患者に関する研究結果から、**患者満足度が高い場合のメリット**として、①同じ医師や医療機関に受療を続ける率が高まる、②家族や知人にその医療機関を紹介する率が高まる、③医療機関にかかる回数が増やす等を挙げている。つまり、**患者満足度が高い患者は、病気の治療に関わる行動を良い方向に変容する**、としている。

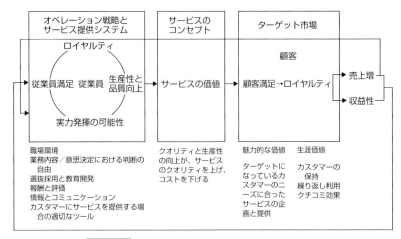

図2-26 サービス・プロフィット・チェーン

出所）真野俊樹：医療マーケティング、日本評論社、p.75、2011

そのため結果的に治療効果があるということが実証されている。また、患者満足度が高まると治療方針が素直に受け入れられることができ、治療方針に関して不必要な不安や混乱をいだくことを避けられる、としている。

以上のことから、患者満足度の測定は、最終的に「何かあった時には、この病院に行きたいですか」、「家族にこの病院を勧めますか」、「友人にこの病院を勧めますか」というロイヤルティ（満足度またはファン度）により判断されるのが一般的な考え方となっている。

前田（2008）[50]によれば、満足度の高い患者にロイヤリティが存在すると継続的受診が起こり知人への紹介、つまりクチコミが発生するとしている。この現象を、患者数増加並びに、収益が増大となる「医療経営のサービス・プロフィット・チェーン」として示されている。つまり、患者満足度の向上が収益増大につながる事を自身の実証研究でも見い出し、その重要性を述べている（図2-27）。

一方、島津（2008）[51]は、アメリカと日本の患者満足について言及し、患者満足の使われ方が、医業収益向上の手段として考えるのは、いかがなものかと疑問を呈している（第Ⅰ部第2章1.「2）アメリカの背景」参照）。

アメリカにおける患者満足の位置づけとして、病院が患者満足に強く関心を

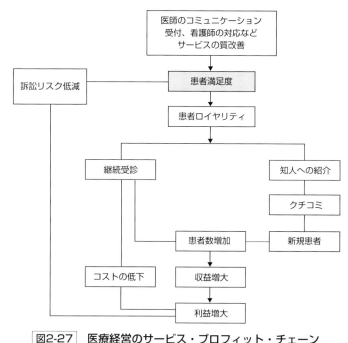

図2-27 医療経営のサービス・プロフィット・チェーン

出所）前田泉：患者満足度アップ、日本評論社、p.87、2008

寄せるようになった要因の一つとして保険の支払い方法が変わり、**患者の獲得競争が激しくなったという直接的動機**を挙げている。これはアメリカの医療経営における患者満足の位置づけであり、これによって収益の拡大を図るというものである。我が国における患者満足は、各病院における競争戦略の様相を呈しているが、患者満足をそのように位置づけることは、はたして適切なのであろうかと疑問を投げかけている。患者満足は、患者と医療者の相互の関わりを通して、患者の意図が医療の提供に組み込まれていくという使われ方をすることが望まれる。**患者満足をサービスの提供者やその組織が競争で勝ち残るための手段として位置づけることは、本来の患者満足の使われ方とは根本的に異なるものではないかと述べている**（島津、2008）。したがって、顧客満足度に対する考えと患者満足度の間には、共通する部分と非共通部分のあることを認識する必要がある。

以上の事から、医療における患者満足度の向上は、長谷川（1999、2000）の

研究結果に示されているように医療提供の本質をサポートするもの、あるいは含まれているものと考えるべきである。但し、島津の考え方は正論ではあるが、患者満足度向上の結果として患者の獲得につながったり、増収に寄与する現状は否めない。

7．歯科診療所の患者満足度

1）患者満足度を高める要因（歯科診療所の場合）

　歯科診療所のパフォーマンスを高めるためには、経営モデルでも示している通り、患者満足度を高める事が重要である。そこで、患者満足度を高める要因についての実証研究からその内容を探ってみる。

歯科医院に対する患者満足度調査

調査期間：平成21年12月25日〜平成22年1月15日

調査対象：北海道内12歯科医院（個人開業）

調査方法：各歯科医院に依頼し、初診日以外の日に来院した患者に対し、選択することなくアンケート用紙を順番に渡すようお願いした。回収に関しては、ポスト式の回収箱に受付から見えないところで記入し、無記名で投函していただいた。

目的：患者満足度の高い歯科医院の管理者行動の特徴を知ることを目的とする。

アンケート回収枚数　722枚

出所）永山正人:患者満足度調査の検討、(公社)日本医業経営コンサルタント協会北海道・東北地区研修会テキスト、2010
注）結果に対する説明は、(3)患者満足は医業収益に寄与するか―患者満足の問題点―に示している。
注）調査票（図2-28、図2-29）

調査票

No. 1

調査票

アンケートのお願い

　本院では、来院される患者さんの満足のいく治療を提供すべく努力してきました。しかし、一部に不満の声も聞かれています。そこで、さらなる努力をするための資料として、アンケートを参考にしたいと思っています。ご面倒でもご協力をお願いします。なお、名前等は一切わからないようにして回収いたしますので、正直にお書き下さい。お願いいたします。

Q1．あなた自身のことについてお尋ねします。
　①性別は　　　　１　男　，　２　女
　②年齢は　　　＿＿＿＿歳
　③ご持参になった保険証は以下のどれですか？✓をつけてください。
　　　□ 社会保険（本人）　　□ 社会保険（家族）　　□ 国保（本人・家族）
　　　□ 共済　　　　　　　　□ 生保　　　　　　　　□ その他 ＿＿＿＿＿＿

Q2．あなたの来院の動機（きっかけ）について、最も該当するものに✓をつけて下さい。
　　□ 評判がよい
　　□ かかりつけである（前に来たことがある）
　　□ 近いから（通院するのに便利）
　　□ 看板を見て（バス停・バス内アナウンス含む）
　　□ 人から紹介された
　　□ あまり待たされない
　　□ 診療内容等をよく説明してくれる
　　□ 夜間診療をしている
　　□ ホームページを見て
　　□ 電話帳を見て
　　□ その他 ＿＿＿＿＿＿＿＿＿＿＿＿＿＿＿＿＿

図2-28　患者満足度調査票（１）

第Ⅱ部　実証研究を基礎とする歯科診療所のマネジメント論

No. 2

Q3. あなたは次の項目について、当歯科診療所に対してどのような評価をされていますか？（7は大変満足、1は大変不満として、感じる程度の数字に○をつけて下さい）

1．受付の対応	（満足）	7 － 6 － 5 － 4 － 3 － 2 － 1 （不満）
2．歯科医師の対応	（満足）	7 － 6 － 5 － 4 － 3 － 2 － 1 （不満）
3．歯科衛生士・歯科助手の対応	（満足）	7 － 6 － 5 － 4 － 3 － 2 － 1 （不満）
4．歯科医師の説明	（満足）	7 － 6 － 5 － 4 － 3 － 2 － 1 （不満）
5．診療待ち時間	（満足）	7 － 6 － 5 － 4 － 3 － 2 － 1 （不満）
6．待合室等に対する整理・整頓	（満足）	7 － 6 － 5 － 4 － 3 － 2 － 1 （不満）
7．診療室に対する清潔度	（満足）	7 － 6 － 5 － 4 － 3 － 2 － 1 （不満）
8．待合室・診療室の快適性	（満足）	7 － 6 － 5 － 4 － 3 － 2 － 1 （不満）
9．歯科医師の技能・技術	（満足）	7 － 6 － 5 － 4 － 3 － 2 － 1 （不満）
10．治療効果	（満足）	7 － 6 － 5 － 4 － 3 － 2 － 1 （不満）
11．歯科診療所全体の評価	（満足）	7 － 6 － 5 － 4 － 3 － 2 － 1 （不満）

Q4. 歯科の疾患はほとんど予防することができます。従って、あなたのお口の状態から継続して受診（定期検診）しようと思っていますか？

  5　強く思っている　　　4　思っている　　　　3　どちらでもない
  2　思っていない　　　　1　強く思っていない

Q5. あなたは本院を家族・知人・友人などに紹介したいと思いますか？

  5　強く思う　　　　　　4　思う　　　　　　　3　どちらでもない
  2　思わない　　　　　　1　強く思わない

Q6. その他お気づきの点があればご記入下さい。
  _____
  _____
  _____

☆アンケート用紙は回収箱に折って投函して下さい。
ご協力ありがとうございました。

図2-29　患者満足度調査票（2）

表2-31 重回帰分析結果

〈分析〉 目的変数（被説明変数）：歯科診療所全体の評価
説明変数　　　　　　：Q1～Q10全変数

変数名	偏回帰係数	F値	T値	判定
1．受付の対応	0.03653637	1.3147	1.1466	
2．歯科医師の対応	0.24838551	30.4289	5.5162	＊＊
3．歯科衛生士、歯科助手の対応	0.07872887	8.9334	2.9889	＊＊
4．歯科医師の説明	−0.0333336	0.8358	0.9142	
5．診療待ち時間	0.05302512	4.8845	2.2101	＊
6．待合室に対する整理・整頓	−0.0034218	0.0079	0.0889	
7．診療室に対する清潔度	−0.0244257	0.3523	0.5935	
8．待合室・診療室の快適性	0.18337889	29.1187	5.3962	＊＊
9．歯科医師の技能・技術	0.2679707	59.4953	7.7133	＊＊
10．治療効果	0.19331371	37.6661	6.1373	＊＊
定数項	−0.0092622	0.0040	0.0636	

＊：P＜0.05　＊＊：P＜0.01

R2	R'	R	判定
0.7518	0.7483	0.8670	＊＊

表2-32 重回帰分析結果のまとめ（重要度を示す順位）

　　　　　　　　　　　　　　（β係数）
1．歯科医師の技能・技術　　0.2679707　＊＊
2．歯科医師の対応　　　　　0.24838511　＊＊
3．治療効果　　　　　　　　0.19331971　＊＊
4．待ち合室・診療室の快適性　0.18337889　＊＊
5．歯科衛生士・歯科助手の対応　0.07872887　＊＊
↑　　　　　　　　　　　＊：P＜0.05、＊＊：P＜0.01
重要度を示す順位

この結果より、患者満足度に影響を与える要因は**第1に歯科医師の技能、技術**であることがわかった。また、**第2に歯科医師の対応**となっており、**第3に診療効果**となっているところから、歯科医師の対応や治療内容、結果が患者満足度に大きな影響があることがわかる（表2-31、2-32）。

　歯科衛生士、歯科助手の対応、待ち時間等は、統計的有意差があるものの、比較的弱い要因になっている。これは、日本私立歯科大学協会が2011年7月28日に行った「歯科診療所および歯科医師に関する意識調査─歯科医師を選ぶポイント」において、7割の患者が歯科医師の技術と答えている結果とほぼ一致している。

　また、石田（2011）[52]らの「主成分分析を用いた歯科医院に対する患者満足度の要因分析」において、患者満足度を説明する要因として、①歯科医院のサービス（寄与率56.26％）、②歯科医院のアクセシビリティ（寄与率9.08％）、③歯科医院で過ごす時間（寄与率8.81％）、④歯科医院の場所（寄与率6.24％）が示されている。寄与率の一番多い「歯科医院のサービス」とは、次のようなものである（なお、カッコ内の数値は5段階評価の平均を示している）。
「診療室の設備や清潔」（4.503）、「電話の対応」（4.480）、「受付の対応」（4.516）、「診療中のスタッフの対応」（4.566）、「ドクターの治療」（4.566）、「診療内容の説明」（4.505）となっている。これらの項目を解釈し、「歯科医療サービス」としている。結論として、「本論文の結果は、第1主成分として、『歯科医院のサービス』が患者満足度の半分以上を説明することを示しており、これは当たり前のことを確認したにすぎないかもしれない…」とあるように、「患者満足度の要因」がわかりづらい結論となっているが、**歯科医師、歯科衛生士、受付のプロフェッショナルとしての対応に近づくことが患者満足度の要因になっているように解釈できる**。やはり、田尾（1997）がいうように、「歯科診療所は、ヒトがヒトに対して、いわば対人的サービスを提供する組織」であり、そこでは「患者の満足という主観的な評価が生産性や効率を評価する指標として重視されるようになる」と述べていることを裏付ける結果になっている。

2）患者満足度を高める歯科医師の対応能力の意味

　伊藤（2011）[53]の「患者の歯科医療機関に対する要因分析」によれば、「この医院に継続してかかりたいですか」、「全体としてこの医院に満足しましたか」に対して、アンケート（回収率77.7％、1166通）の分析結果より、**「歯科医師の患者への対応能力」**が最大であり、以下「スタッフの患者への印象」、「医院のファシリティ（Facility；変化への対応と資産の有効活用）」等の順に関連しているとの結果が得られている。ここで歯科医師の対応能力について患者へのインタビューを通じて次のような能力であることが示されている。つまり、**患者の話を良く聞いて、患者の抱えている問題を理解し、それに対する対策、治療についてわかりやすく説明し、信頼できる人柄で、患者には細心の注意を払い、スタッフをうまく統率できる能力を有していることを意味している。**

　以上のように、患者満足度に関するアンケート結果は多少の違いがあれ、共通項があるので、臨床的にはその部分をしっかり押さえておく必要がある。

3）患者満足は医業収益に寄与するか─患者満足の問題点─

　病院における研究においては、前田（2008）の論文にあるように、患者満足度は患者ロイヤルティになり患者が増加し、収益増大になるとしている。歯科診療所においても同様なことが言えるかを知るために次のような実証研究をおこなった。調査期間は平成21年12月25日から平成22年1月15日まで調査対象として、北海道内に歯科診療所（個人開業）に通院している患者に対し、初診の患者以外の患者に対し、選択することなく来院した順番にアンケート用紙を渡し、帰るまでに受付から見えないところで書いて、白いポスト式の回収箱に無記名で投函していただくように各診療所にお願いし実施した。アンケート回収枚数は、722枚であった。基本統計として、男性25％、女性71％、不明4％であった。年齢は30才台と50才台にピークが見られたが10才から70才までほぼ正規分布を示していた。

　来院の動機を見ると、①かかりつけである、②近いから、③評判がよいから、④人から紹介されたとなっており、ホームページを見て来院したと答えた患者は、0.9％程度しかいなかった。最後にロイヤルティを見るための「本院を家族・友人・知人に紹介するか」に対しては、強く思うが15％、思うが65％で約80％

の患者が来院した診療所に好感を持っていることがわかる。そこで、医業収入に関係が有るかを見るために調査した12ヶ月の医業収益から4,000万円以上のグループ（5診療所）と4,000万円以下のグループ（7診療所）に分け、ロイヤルティを見る「強く思う」と「思う」の構成比を見たところ、低い診療所の方が、「強く思う」、「思う」の構成比が多かった。これは、患者満足度が医業収益にあまり関係していない事を示しているのか、質問項目が悪いのか、疑問の残る結果となってしまった（患者満足度に関するアンケートは、患者の主観的評価によるものであるため、歯科医師とのコミュニケーションが良好か否かによる影響が強い）。

患者満足度の研究は、一般的に主観的な印象・評価によって行われている。

この患者の主観による調査は、患者の価値観、信念、期待、個人的性向、態度により、患者の満足度は影響される。

小泉ら（2004）[54]は、医療の質における重要な要件の一つは患者の満足であるとしている。しかし、**患者の主観的な印象・評価である「患者満足度」を調査しても、その結果を数量化して集計・比較指標とすることも、そこから改善すべき問題点を抽出することも難しい**、としている。これに対して、「**患者経験調査**」と呼ばれる、患者の受診時に問題と感じた経験（事象）の有無を訊ねる調査法の方が、患者の満足度に関する実態を明確に示すことが実証研究により明らかになってきている。

これは、米国で2000年頃より汎用されている調査手法で、調査プログラムとして有効に機能することが知られている。したがって、筆者の調査法も含め、日本で行われてきた「患者満足度」調査の曖昧な結果は、この辺に原因があるように思われる。今後の大きな課題である（前田、2008）。

結論として、患者の主観的なアンケート等の調査を主体とする研究によっては、医業収益に寄与するか否か不明の部分が多い。しかし、本書で示している歯科医師の患者満足志向の高い歯科診療所は医業収益が高いという結論は出ている。したがって、島津（2008）のいうように医業収益を上げるために患者満足度を向上させるのではなく、**医療の質を上げる一環として患者満足度を向上せるというスタンスで歯科医療を提供すべきである**。

一方、前述してある実証研究において、「3年間の利益（収支差額）」（表2-14）の結果から、**患者満足志向が有益な要因**であることが示されている（$P<$

0.01)。

4）患者満足度と施設環境との関係

　藤原ら（2013）[55]の「患者満足度による歯科医療の評価」において、新診療所に移転の際に旧診療所とのアンケート（回収率100％、270人）による患者満足度に違いがあるのかを見る研究をおこなっている。これによると、歯科医師、歯科衛生士、受付等の対応に関して新旧の違いはなかったが、施設環境において、雰囲気、快適性、清潔度、プライバシー保護の観点から新診療所の方が有意に高い値を示していた。したがって、**患者満足度を高める要因として、施設環境の重要性**が示唆されている。永山（2011）は、歯科診療所のリニューアルを5年に1回は行うべきであり、快適な居住環境を追求する事の重要性を自己の経験側から述べているが本調査結果は、この事を裏付けるものとなっている（第Ⅲ部1．の3）参照）。一方、第2報として、「患者満足度による歯科医療の評価─CSポートフォリオ分析による検討」において、交通の便は医療提供上重要なアクセスの要素として確認できたが、一旦通院をしている患者にとっては、他の評価項目と比べ優先度が低いと考えられた。それより、**信頼、病状の対処の様な「技能・態度」に基づく因子の方が重要**である、としている。この事は、永山（2010）[56]が示した前述の患者満足度要因の結果とも一致する。

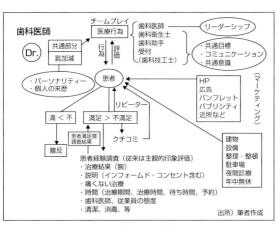

図2-30　患者満足度イメージ

8．受療行動に影響を与える要因

1）増患対策として歯科のイメージを考える

　一般の人が、歯科に対してどのようなイメージを持っているかを知ることは、歯科診療所経営を考える時、重要な要件である。この結果が示す受診行動は、歯科診療所経営に影響を与えることを十分認識すべきである。森田ら（2011）[57]は、「一般の人々の歯科に対するイメージと受診行動に関する調査研究」において、4,988人からのアンケートの分析により、受診行動を促すためには、歯科に対するポジティブなイメージの向上とともに、ネガティブなイメージを減らす必要があることを述べている。このことは、定期的な歯科診療所受診行動及び、口腔内に問題を自覚したときの受診行動を促すことになると述べている。つまり、**歯科に対し、「安価」「さわやか」「心地よい」というイメージを持つ人は、定期検診に来院する。また、歯科に対して「心地よい」「温かい」「信頼できる」というイメージを持つ人は口腔内に問題を自覚したときに歯科診療所を受診することがわかった。**同様の傾向を示す研究として、飯嶋ら（2002）[58]の「8020に向けて、歯科診療所における歯周予防促進に関する受診行動調査」がある。結果として、歯科治療に関して恐怖をもっている人は、診療に対してネガティブな志向を示す傾向がある。一方、ブラッシング指導を受けて良好な感想を持っている人は、受診に対してポジティブな意向を示す傾向が示されている。

2）歯科の保険外治療の選択を想定する社会的要因について（自費治療の拡大）

　五十嵐（2009）[57]は、「歯科の保険治療の選択を規定する社会経済的要因」という論文の中で、歯科における保険外治療の選択は、個人レベルの社会経済的地位だけでなく、地域レベルの社会経済環境にも規定されていることを明らかにしている。女性における選択要因は、学歴（高学歴属の方）、所得（高い方）、本人の就業状態（フルタイム就業、専業主婦、学生・無職の順に）という個人レベルの社会経済的地位であったが、男性は年齢構成（年齢階層が上昇すると低下）、教育環境、歯科診療所数（多くなれば少なくなる）という地域レベル

の社会経済環境の影響が顕著であったとしている。**結論として、保険外治療の選択メカニズムは男女で異なることが示唆された**、と述べている。

同様の研究に佐藤（2003）[58]の「自費診療に対する歯科医師誘発需要仮説の検討」があり、その結果、年齢、性別、年間所得、貯蓄残高、世帯自費診療経験は自費診療の有無と有意な関連が見られたと報告している。また、**自費診療負担金額は、貯蓄残高と有意の関連が認められた。この結果より、自費治療の増加に関しては、患者教育や診療情報の開示の重要性**が示唆されている。この結果は、第Ⅱ部の技術としての「得意治療」を参考に臨床に応用できる結果となっている。

3）受療行動分析（インプラント治療に関する患者心理）

杉浦ら（2010）[61]の研究によると、インプラント治療が適応であることの説明を受けた114名の患者がその後治療を受けたか否かを決定木分析をおこなったところ、次のようなことがわかった。義歯を使用していない者は、欠損補綴の第一選択肢としてインプラント治療を受療する可能性の高いことが示唆されている。一方、義歯使用者は100％インプラント治療を受療しなかった。また、**定期検診を受診している義歯使用者で残存歯数が9歯以下の者はインプラントによる欠損補綴を100％受療していた。つまり、残存歯数が少ない者は口腔内への関心の強さから、インプラント治療による口腔内の状態の改善をより強く望む傾向**が示されている。したがって、インプラント等自費治療に関しては、歯がなくなる事に対する問題点をよく説明する事が重要である。

4）ホームページ（HP）と受診行動

小松崎ら（2014）[62]は、東京都下でのホームページ（HP）の活用状況を調べたところ、次のような結果を得ている。つまり、歯科診療所HPの閲覧経験のある者は、男性41.6％、女性57.0％であることがわかった。閲覧の目的は、診療時間や診療所までのアクセスを知るという回答が50～70％と多かった、としている。また、HPを閲覧した者のうち、男性は80.6％、女性は80.2％が閲覧した歯科診療所に通院しているという結果が出されている。

一方、京都府歯科医師会は、府民が求めているホームページの内容を見るために2014年インターネットによるアンケートを実施した。それによると、歯科

医師会のHPに求めている情報は、歯周病55.9％、予防歯科47.7％、ホワイトニング32.8％、インプラント19.5％（いずれも複数回答）等となっている（n=195）。これらは、HPを考える上で参考になる。これらの研究結果から、**歯科診療所HPの機能強化に向け利用者側のニーズに応じた情報発信**（①HPからの予約②診療内容解説③次回診療内容④質問・問合せ等）**の必要性**が示唆されている。また、小野（2014）[63]は、HPの開設状況に関する研究の中で、自院独自のHPを開設しているものは31.4％であり、内容としては、診療時間、医院までのアクセス、院長の名前を掲載しているHPがほとんどであった、と報告している。

また、HPの管理方法としては65％以上が専門業者に委託しており、自分で管理しているものは23％と少ない実態を報告している。

さらに、**厚生労働省からの医療機関HPガイドラインを知っているものは、HPを開設している開設者は70〜75％以上のものが知っていたが、未開設者では、知らなかった・わからないものが50％という実態**を報告している。

一方、外山ら（2014）[64]は歯科医院ホームページの閲覧経験等を調査した結果、歯科情報として、**う蝕予防、歯周病予防、費用、う蝕治療、歯周病治療の順にユーザーが知りたい項目**であることを示している。またインターネットが今後診療所経営に重要な要因になることを示唆している。

9．ミッションマネジメント [65]

近年、利益よりも使命を優先させる企業が社会貢献した結果、その見返り思恵として利益が還元されるという発想による企業が好成果を上げるという報告が見られるようになってきた。歯科診療所経営は誠に社会貢献を旨とする仕事であるから、ミッションマネジメントは導入しやすいのではないかと考え、ミッションマネジメントの考え方と導入の方法について紹介する。

1）ミッションマネジメントとは

ミッション（mission）とは、企業において経営理念を基礎に最上位に掲げられる経営者（社長）の「燃えるような経営意思、思い、社会使命」を示している。A・アンダーセンは「ミッションマネジメント」[64]の著書の中で、「企業における意思の明確化と科学的な経営管理が一体となった遂行である」と述べている。また、企業ミッションは、経営責任者の燃えるような人間的魅力を基

礎にして企業文化、組織文化となり、「従業員ミッション」、「顧客ミッション」、「会社ミッション（ステークホルダーズ・ミッション）」というフローを経て社内外に浸透され、徹底される。つまり、ミッションマネジメントを実施するにあたり、必要な事は、1．経営理念、2．社会的使命（顧客満足、従業員満足、ステークホルダー満足）、3．経営ビジョン・構想、4．経営目標、5．組織文化、6．社会的責任、7．戦略経営、8．経営計画、9．社会貢献、10．経営成果、11．経営評価の実践となっている。

このミッションマネジメントについて田中（2006）[67]は、「**経営理念を組織の隅々に浸透させ、それを従業員のやる気と組織の発展につなげる、経営理念を体現化する経営**」と定義している。簡単な表現をすると、「理念を大切に考え、それに沿った経営をおこなうこと」ということができる。

以上の各々について、具体的な例で表現すると次のようになる。つまり、1．経営理念：松下電器は「世界文化への貢献」を明文化している。2．社会的使命：一度掲げると、取り下げることのできない企業の公約、公言、誓約、宣言的な意味合いを持っている。3．経営ビジョン・構想：自社のあるべき姿を具体的に描き、明文化した企業の構想・全体設計に当る概念である。4．経営目標：具体的な目標。5．組織文化：組織内の個人や集団の行動規範、行動規則に生み出すものである。6．社会的責任：企業は、①社会性（世の役に立つ）、②公共性（企業はみんなのもの）、③公益性（利益を公平に分配する）、④人間性（思いやりの心を持つ）、⑤文化性（企業文化を持つ）、⑥倫理性（モラルを守る）、⑦透明性（情報を開示する）、⑧貢献性（社会貢献する）、⑨生産性（社会貢献した見返り恩恵としての利潤、利益、成果等）を考えた活動が要求される。7．戦略経営：顧客やユーザーが特異な製品、商品、サービスであると認知、認識されるための商品開発や技術、ブランドイメージ、流通チャンネル、販売促進、顧客サービス、顧客管理等。8．経営計画：企業ミッションを基軸にした成果主義アクションプランニングのこと。9．社会貢献：社会の進歩に企業が寄与すること。10．経営成果：良い企業ミッション、良い従業員ミッション、良い顧客ミッションの必達、達成によって実現される。11．経営評価：自己評価システム及び第三者評価システムが考えられる。

以上の項目について歯科診療所経営に関し以下のように応用を考えてみた。

2）経営改善の方法（経営理念の重要性）

　現在、多くの歯科医院に見受けられる従来型診療所経営の問題点の根本には、リーダーである院長に経営者としての自覚がなかったことである。つまり、院長の経営に対する意志の明確化と科学的な経営管理がおこなわれていなかったと思われる。それにも拘わらず従来は、手厚い保険診療報酬に守られていたがゆえに、経営安定化に対する努力をしなくてもある程度の経営は成り立っていた。

　しかし、今後は一般企業並の経営管理に取り組まなければ優れた経営はできない時代になってきた。したがって、改善しなければならない管理項目には、人事管理、財務管理、医療管理等があるが、小沢（2009）[68]によれば、外部環境に関する改善として主に財務管理と医療管理を、内部環境に関する改善として主に人事管理を、またそれらを統合して見直し、反省と展望を財務管理に託して、以下の項目についてミッションマネジメントを実施したところ、良好な結果を得たと報告している。

　つまり、ミッションマネジメント（以下MMと省略使用）を基軸としてポートフォリオ分析により、グロス・シェア・マトリックス（growth share matrix）[69]を利用した改善計画を立て、それに従って改善案を実施した。

　つまり、経営改善に必要なミッションは、まず経営理念をしっかり明示、明文化することである。例えば「**健康回復への貢献**」とか、「**口腔を通じてアンチエイジングの提供**」、「**健康美をすべての人に与える**」、「**健康維持のお手伝い**」等が理念としては有益と思われる。そして、社会的使命としては、患者満足度を高めるための改善、従業員満足度を高めるための労働環境、労働条件の改善、さらに、ステークホルダーにも満足を与えるような経営改善が望まれる。例えば、患者満足度を高めるための目標、「**挨拶をしっかりしよう**」、「**お年寄りには手をつないで診療台に誘導しよう**」、「**患者の身になって話を聞こう**」とか、収益目標を明確に「**本年度の収益を２億円にする**」等、具体的な目標が有効となる。

　また、社会的責任として地域住民に歯科を通じてのボランティア活動をすることも有益である。学校歯科医の活動もこの範疇に入る。次に組織文化・文化戦略が必要である。これは、院長の理念、目標が反映された従業員の意識、雰

囲気として現れる。さらに、戦略経営、経営計画を院長の理念や目標を基礎として、考える必要がある。これらはいずれも院長のリーダーシップが大きく影響する。さらに経営評価をし、その結果をフィードバックさせて、次年度の目標、経営戦略、経営計画を立てることになる。この場合は、ミッションマネジメントはあくまでも利益優先ではなく、患者の満足度、社会貢献等を優先に考えた経営である点、従来の考え方、経営方針とは根本的に違うところである。このことが、結果として、患者の支持を得、収益を生むという考え方である。しかし、**患者の満足度を高めるために赤字になるということはあり得ない。当然、ミッションマネジメントを実践する一時期はあるかも知れないが、必ず、ある一定の期間で評価した時には黒字になっていなければならない**。もし、そうでない結果が得られた時は、患者の満足度を追求したのではなく、自分の自己満足度を満たしたための結果に過ぎないと考えるべきである。

3）ミッションマネジメントのすすめ方
　　（MM:mission management）

外部環境に関する改善

A:医療行政・診療報酬・規制の変化に対応する。

　　　　　　　　　　　　　　（→MMの経営成果）

① 保険診療への取り組みの改善
② 保険外診療（自費診療）への取り組みの改善
①②は財務管理である。

B:患者のニーズの変化への対応

　　　　　　　　　　（→MMの社会的使命・経営ビジョン・経営計画）

① よりクオリティの高い歯科治療の要求
② よりクオリティの高いサービスの要求
③ よりクオリティの高い施設の要求
④ 歯科関連情報と知識の提供
①～④は医療（質）管理に含まれる。

C:歯科診療所増患への対応（→MMの戦略経営）
①他院との差別化
②マーケティング
①②は、医療（質）管理である。

内部環境に関する改善策
①良い人材の確保
②良い人材の育成
③院長のリーダーとしての資質を高める
④スタッフの満足度を高める
⑤スタッフのモチベーションの向上
①～⑤は、人事管理となる。（→MMの社会的使命・組織文化）

（　　）内はミッションマネジメントシステムの構成要素を示している。

10. 歯科診療所経営の成功要件を考える

　ここでは、これから開業を考えている歯科医師に開業成功要件についての研究を紹介する。開業歯科診療所の成功条件を知る目的で歯科材料商のセールスマンに対してアンケートを実施し、セールスマンから見た歯科診療所の成功条件を探った研究である。これは、2007年1月～10月30日までの間、長崎県でおこなったものである。回収率は96%（n＝86）と高率であるが、サンプルが少ないという傾向はあるものの経営における成功条件を適確に示していると思われる。この調査にはもう一つの目的としてアンケート結果に地域差が出るか否かを調べる意図を有していた。つまり、平成3年北海道歯科医師会調査室でおこなった同じ調査（質問項目同じ）を数年経過した長崎県ではどのような変化が見られるかと考え実施したものである。結論から述べると全く同じ結果であった。もちろん割合（%）に多少の違いはあるものの、重要度を示す順位は全く同じであった。したがって、結果は、診療所経営に対し重要な情報を提供している（永山、2009）[70]。

①時期：2007年9月1日～10月30日

②場所・対象：九州地区の歯科材料商と担当する診療所の院長
③方法：無記名アンケート方式、県内の材料商と担当する歯科診療所の院長に対して、直接手渡し、約2週間留置し、無記名でアンケートを回収した。記入者が特定できないように無記名の封筒にいれ回収、回収した全体を1つの箱に入れ個人を特定できないようにした。
④統計処理（SPSS使用）
　　　単純集計・クロス集計
　　　多変量解析
　　　重回帰分析
　　　因子分析　等
⑤回収率：96%（n＝86）

＜比較に使用したアンケート調査＞
北海道歯科医師会調査室（1991）：北海道歯科医師会医療管理調査報告書「251名のセールスマンに聞く」、北海道歯科医師会、平成2年11月30日より12月15日までの期間に実施。41の会社単位で調査票を郵送し無記名アンケート式により回収（回収率100％）

1．歯科医院経営における歯科材料商セールスマンからみた成功の条件

結果は第1位のもののみを記載する。％の（　）内は北海道歯科医師会の調査結果を示している（図2-31）。

Q1．新規開業にあたり、貴方から考えて成功する要件としてどのようなことが具備条件としてあげられますか
（結果）第1位：先生の腕（人格・人柄も含）が良いこと

Q2．貴方が担当している歯科医院の内、患者さんが少なく、活気に乏しい医院の主な原因は何だと思いますか
（結果）第1位：院長・勤務医の人間性がよくない

Q3．院長が勉強している歯科医院と、そうでない歯科医院では、来院患者数において相関性があると思いますか
（結果）第1位：関係あると思う　93.5%（75.2%）

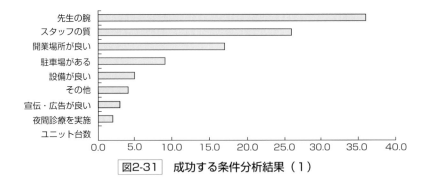

図2-31　成功する条件分析結果（1）

Q4．院長の人柄やスタッフの態度が良いことと、患者数において相関性があると思いますか
（結果）第1位：関係あると思う　97.7%（95.3%）

Q5．上記設問以外に、あなたが歯科医院成功のために必要と思うことがあれば、それはどのようなことですか、となっている。
（結果）省略

2．開業歯科医（院長）に対するアンケート項目

1. 歯科診療所開業に際し（または開業後においても）、診療所の経営理念が確立していますか
2. 院長自ら人格の向上に努めていますか
3. 医療技術向上と習得への努力を継続していますか
4. スタッフ教育を十分おこなっていますか
5. 診療所内外の整理・整頓・清潔と気配りをしていますか（3SIK運動）

歯科材料商セールスマンの結果と院長の回答とをクロス集計し、数量化Ⅲ類の分析をおこなった。

3．結果(1)

アンケートの結果をクロス集計したところ院長の人柄とスタッフの態度と来院患者数の相関性があるところでは、「先生の腕（人格・人柄）が良いこと」「スタッフの質がよいこと」も関係があった（χ^2検定、1%水準で有意）。増患対

策に示唆を与える結果が得られた（図2-32）。

また、セールスマンのアンケート結果を数量化Ⅲ類により分析したところ次のような結果を得た。

《数量化Ⅲ類による分析から見えてきたこと》

成功する条件

カテゴリ数量

カテゴリ	第1軸	第2軸	第3軸
開業場所	1.2425	0.1668	0.0000
設備が良い	0.1519	−1.7770	−0.7403
スタッフの質	−0.5817	0.7236	0.0000
先生の腕	−0.3584	−0.3230	0.0000
宣伝・広告	1.5544	−0.6921	5.8813
駐車場	−0.6481	−1.1603	−0.6100
夜間診療	−2.0410	6.4113	0.6100
1階である	4.3595	1.4776	−2.3535
経営センス	4.3595	1.4776	−2.1774

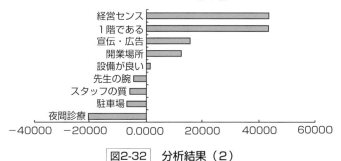

図2-32　分析結果（2）

因子負荷量の推定値

	固有値	寄与率	累積寄与率	相関関係数
第1軸	0.6425	18.24%	18.24%	0.8016
第2軸	0.5584	15.80%	34.03%	0.7459
第3軸	0.5000	14.19%	48.23%	0.7071

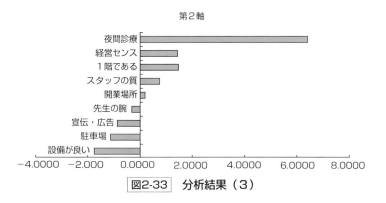

図2-33　分析結果（3）

4．結果(2)

　以上の結果は、累積寄与率が48.23%と50%を超えていないが、社会科学においては問題の無い数値と思われる。この結果は、重要な1つの傾向と捉える事ができる。

　結果から、0に近い所に「先生の腕（人格・人柄）が良い」、「スタッフの質が良い」、「設備が良い」、「立地が良い」、「駐車場がある」が集まっていた。つまり、これらは、来院患者数」を左右する基本的な要因と読み取れる。第2軸と3軸の近い位置に「経営センスが良い」、「診療所が1階にある」、「宣伝（HP含む）している」が集まっている。これは少し特異的であるが成功条件に必要なこととして、「経営的側面」を示す要因と読むことができる。さらに第2軸に、0から大きく離れて、「夜間診療をしている」があった。これも特異的な要因であるが「今日的患者ニーズ」と読み取れる（図2-33）。

　以上のことから**歯科診療所を成功するためには、1．基本的な事項を確実に実施し、2．経営的な側面の重要性も意識し、3．患者のその時代時代のニーズを取り入れた経営が成功の条件であるといえる。**

> まとめ

＜1、2、3はセールスマンのアンケート結果より＞
1. **成功する条件**　第1位：先生の腕（人格・人柄含）が良いこと
　　　　　　　　　　第2位：スタッフの質が良いこと
　　　　　　　　　　第3位：場所が良いこと
　　　　　　　　　　以後の2，3の結果ともリンクしている
2. **院長が勉強している歯科診療所とそうでない診療所では来院患者数に相関性がありますか**
    ・あると思う　95.3％
    ・あまり関係ない　4.7％
    ⇨増患を考えた時、院長の勉強好きが条件の一つとなる
3. **院長の人柄やスタッフの態度が良いことと来院患者数に相関性がありますか**
    ・あると思う　97.7％
    ・あまり関係ない　2.3％
    ⇨医療人としての「癒し」の心、「奉仕」の心を持つ事が増患対策となる
4. **成功の条件（数量化Ⅲ類から見えてきたこと）**
（1）**スタンダードな条件が満たされている**（「先生の腕が良い」、「スタッフの質が良い」、「設備が良い」、「立地が良い」、「駐車場がある」）
（2）**経営的側面が満たされている**（「経営センスが良い」、「診療所が1階にある」、「宣伝している」）→「経営センスが良い」は、何事もプラス志向と世の中の変化を読み取る力を持つ事の重要性を示していると思われる。「診療所が1階にある」は、今後の高齢社会に適応する事の必要性を示していると思われる。「宣伝している」は、経費の3％程度の広告宣伝、HPの活用はすべきである事を示している。
（3）**今日的患者ニーズを満たしている**（「夜間診療をしている」）は、常に今日的患者ニーズを捕え、対応していく必要性を示している。

第Ⅱ部　実証研究を基礎とする歯科診療所のマネジメント論
引用文献及び注釈

注：文献の記載法として、①著者、②本の題名（論文の場合は論文名）、③雑誌名、⑤出版者、⑥参考頁、⑦出版年としている。成書、論文雑誌等を区別しないまま記載している事をご了承下さい

1) 吉田守生：医療に対する患者心理ニーズとウォンツについて、日本歯科医療管理士大学院コース修了論文、2009／今口忠政：組織の成長と衰退、白桃書房、p.99-108、1993
2) 今口忠政：組織の成長と衰退、白桃書房、1993
3) 高橋登世子、網干博文、小室歳信、印南和弘、安齋勲、宮城国泰：歯科診療所における自己機能評価分析、日本歯科医療管理学会雑誌、40（3）、p.156-169、2005
4) Pfeffer,J. and G.R.Salancik, "The External Control of Organizations", New York：Harper and Pow, 1978
5) Katz,D and R.L.Kahn, "The Social Psychology of Organizations", New York：John Wiley and sons, 1966
6) 池上直己：病院組織における管理姿勢―規定と要因と可能性、病院管理、24（1）、59〜67、1987
7) Donabedian,A., "Evaluating the quality of medical care.", Milbank Memorial fund Quality, 44（P2）：166-203, 1996
8) 金井壽宏、高橋潔：組織行動の考え方、東洋経済新報、p.214-218、2008
9) Seashore,S.E.,and E.Yuchhtman:Fuctorial Analysis of Organizational Performance,Administrative Sciense Quarterly,12,377–395,1967
10) Morts G.S.,Weerawardena,J.and Garnegie,K:Social Enterpeneusiup,Towards Comceptualization,International Journal of Nonprofit and Voluntary Section Marketing,8（1）,76–88, 2003
11) 大木裕子：マネジメントを学ぶ、ソーシャルマネジメント、ミネルヴァ書房、11章（201–202)、2008
12) Simons,R.:Perfarmance Measurement & Contral Systems for Inplementing Strategy,MJ,Prentice–Hall,2000
13) Compball,J.P.:The Definition and Measurement of Performance in the New Age,In D.R. Ilgen and E.D.Pulak os eds.,The Changing Nature of Perfomance,San Fran Cisco,CA,Jossey–Bass,1990
14) Spencer,L.M.,and S.M.Spencer;Competence at work,Modele for Performance,New York,NY,Wiley,1993
15) 池上直己：病院組織における管理姿勢―Performanceとの関係、病院管理、25（1）、p.11-18、1988
16) 竹田明弘：医療従事者における職務満足、経営学論集第80集、日本経営学会、千倉書房、p.198-199、2010
17) 田尾雅夫：ヒューマン・サービスの組織、法律文化社、p.73-85、1997
18) Herzberg,F.,"Work and theNature of Man",World,1966（北野利信訳『仕事と人間性』、東洋経済新報社、1971）
19) Lawrence,P.R. and J.W.Lorsch, "Organization and Environment", Managing Differentiation and Integration, Harvard University Press, 1967（吉田博訳：組織条件適応

理論、産業能率大学、1968）
20) Kotter,J.P.:Organization Design, in P.R.Lawrence et al（eds.）,Organizational Behavior and Administration,Homewood,Ⅲ,Irwin,1976
21) 野中郁次郎、組織と市場、千倉書房、1974
22) 上田拓治：マーケティングリサーチの理論と技法、日本評論社、1999
23) 金井壽宏：変革型ミドルの探求、白桃社、p.123、1991
24) 近藤日向子、竹本俊伸、久米美穂、松本厚枝：開業歯科診療所に勤務する歯科衛生士の職務継続意志に影響する因子、日本歯科医療管理学会雑誌、48（3）、p.204-216、2013
25) Burns,T. and G.M.Stalker, "The Management of Innovation", London, Tavistock, 1961
26) Lawrence, J.R. and J.W. Lonsch, Organization and Environment, Managing Differentiation and Integration, Harvard University press, 1967
27) ・Woodward,J."Industrial Organization, Theory and Practice", London：Oxford University Press, 1965（矢島・中村共訳『新しい企業組織』、日本能率協会、1970）
・Woodward,J."Industrial Organization, Belavior and Control,London Oxford Univeninty Press,1970
28) 野中郁次郎、加護野忠雄、小松陽一、奥村昭博、坂下昭宣：組織現象の理論と測定（終章総合的コンティンジェンツー理論に向かって）、千倉書房、p.448、1991
29) 角　洋子（2006）、歯科医院経営における「経営状態」に影響を与える「経営要因」に関する研究、第12回医業経営コンサルタント学会抄録集において「規模」と「技術」を「経済要因」として扱っている。
30) 日本歯科医師会：歯科医業経営実態調査の集計と分析、平成22年10月調査、p.61、p.63、2012
31) 本多毅：組織改革の方法と課題―コンティンジェンシーからコンフィギュレーション、経営学論集77集、日本経営学会、p.158-159、2007
32) Hall,R.H.：Organizatios,Structure and Process,2nd ed,Englewood Clifs,N.J.,Prentice－Hall,1977
33) Kimberly,J.R.;Orgamization Size and Structurise Prespective,AReview,Critigue,and Proposal,ASQ,21,PP571-597,1976
34) Perrow,C., "A Framework for the Comparative Analysis of Organization", American Sociological Review, ASR,32, 194～208,1967
35) Donabedian,A,"The quality Core：Row it lunbeassessed"JAMA 260, 1988
36) 前田泉：患者満足度、日本評論者、p.87、2008
37) 日本歯科医師会（2008）、歯科医療自費（木村泰久担当分）、p.151、2008
38) 内田治：統計解析、東京図書、1999
39) 佐藤由佳、佐竹麻里、江良謙、伊藤直美、当院における新患アンケートの結果と有効活用について、日本歯科医療管理学会雑誌、47（1）、p.46、2012
40) 小松崎明、末高武彦、藤井一雄、黒川裕臣、田中彰：「歯科診療所当り1ヶ月平均収入と歯科医療要因との関連について」、日本歯科医療管理学会雑誌、第44（1）、p.29、2009
41) ①北海道歯科医師会（2002）、医療管理調査報告書、p.35　②北海道歯科医師会（2004）、医療管理調査報告書、p.42、p.47
42) 上田拓治：マーケティングリサーチの理論と技法、日本評論社、2008
43) 井原久光：ケースで学ぶマーケティング、ミネルヴァ書房、2001
44) 田久治志：満足度と重視度による外来患者サービスの評価（第2報）―サービス評価指標の測定

日間変動について―、病院管理、34（1）、p.5-12、1997
45）今中雄一、荒記俊一、村田勝敬、信友浩一：医師および病院に対する外来患者の満足度と継続受診意志におよぼす要因、日本公衛誌、40（8）、p.629-633、1993
46）今井壽正、楊学伸、小島茂、櫻井美鈴、武藤孝司：大学病院の患者満足度調査、病院管理、37（3）、p.63-73、2000
47）長谷川稀子ら：患者満足度による医療の評価―大学病院外来における調査から、病院管理、7、p.31-40、1993
48）真野俊樹：医療マーケティング、日本評論社、p.75、2011
49）長谷川稀子・患者満足調査・入門、国民健康保険、p.37-38、1999
・患者満足調査・入門、患者満足度調査の可能性と課題、国民健康保険、2000
50）前田泉：患者満足度アップ、日本評論社、2008
51）島津望：医療の質と患者満足、千倉書房、2008
52）石田和之、岡重徳、清水勇吉：主成分分析を用いた歯科医院に対する患者満足度の要因分析、日本歯科医療管理学会雑誌、46（2）、p.91-96、2011
53）伊藤裕嗣：患者の歯科医療機関に対する認識に関する要因分析、日本歯科医療管理学会雑誌、45（4）、p.271-277、2011
54）小泉俊三ら（2004）：医療の質改善における患者経験調査有用性の実証研究
55）藤原周、柴田俊一、山内六男：患者満足度による歯科医療の評価―第一報歯科診療所新築移転による影響―、日本歯科医療管理学会雑誌、48（1）、p.28、2013
56）永山正人：患者満足度調査の検討、日本医業経営コンサルタント協会、北海道地区研究会テキスト、2010／永山正人：必携歯科医院経営のすべて、p.133、一世出版、2011
57）森田一三、松井和博、外山敦史、中垣晴男：一般の人々の歯科に対するイメージと受診行為に関する調査研究、日本歯科医療管理学会雑誌、46（1）、p.38、2011
58）飯嶋理ほか：8020へ向けて歯科診療所における歯周病予防促進に関する受療行動調査、平成13年度8020公募研究事業研究報告書、8020財団、2002
59）五十嵐公：歯科の保険外治療の選択を規定する社会経済的要因、日本歯科医療管理学会誌、44（2）、p.85-97、2009
60）佐藤満：自費診療に対する歯科医師誘発需要仮説の検討、日本歯科医療管理学会雑誌、37（4）、p.390-398、2003
61）杉浦剛、岸光男、米満正美：決定木分析を用いたインプラント治療の受療行動分析、日本歯科医療管理学会雑誌、45（1）、p.31、2010
62）小松崎明、小野幸絵、藤井一雄、江面晃、田中聖至：歯科診療所ホームページ活用状況に関する検討、日本歯科医療管理学会雑誌、48（4）、p.256-261、2014
63）小野幸絵、小松崎明、藤井一雄：郵送法調査による歯科診療所ホームページの開設状況に関する検討、日本歯科医療管理学会雑誌、48（4）、p.262-266、2014
64）外山敦史、森田一三、外山康臣、中垣晴男：歯科医療機関ホームページにおける歯科情報の掲載状況とユーザーが利用する歯科情報、日本歯科医療管理学会雑誌、39（4）、p.301-308、2005
65）ミッションマネジメント：日本の企業の多くは、バブル経済崩壊に代表されるように度を超した利益優先主義の経営を余儀なくされたがために経済は混乱を招聘した経緯がある。今日、グローバリゼーションの進展、グローバルスタンダードが叫ばれ、共存・共栄・共生・協創の時代へ移行に伴って、こうした過度の私益優先の論理が国際的ルールに照しても、国際環境変化により通用しなくなってきた。今後は国際ルールを遵守しつつ、「持続的競争優位性」のマネジメントから

「持続的協調・協創有意性」のパートナーシップ・マネジメントへと、公益性重視のマネジメントへパラダイムシフトしなければならなくなった。この考え方は、歯科診療所においても、競合診療所を意識した経営戦略が採用されている。今日、企業の二の舞にならないようにミッション（≒経営理念）を大切にする経営をすべきであると考える。歯科診療所においては、より公益性重視が必要であるところから、各診療所のミッションを明確にし、それを基軸にして歯科診療所の存在価値を具体的に願望・表現することにより、マネジメントの原動力、推進力にして、各診療所の必達を図っていく市場差別化戦略の意味合いがある経営方針である（Mission Mnagement）。

66) 三宅隆之:ミッションを基軸にした新経営システムの提言、経営パラダイムシフトの診断、同友舘、p.24-35、2002
67) 田中雅子:ミッションマネジメントの理論と実践、中央経済社、p.208、2006
68) 小沢良美:ミッションマネジメントを歯科診療所経営に応用する試み、日本歯科医療管理士大学院コース修了論文、日本歯科医療管理士協会、2009
69) Pankai Ghemawat:Strategy and Business Land Scave – Core Concevts – 2001,Prentice – Hall,Inc（大柳正子訳：競争戦略論講義、東洋経済新聞社、2002）
70) 永山正人:歯科医院経営の成功条件に関する実証研究、日本医業経営コンサルタント学会抄録集、p.28、2009

お詫び

同じ文献を使用した場合には、(前掲書, 頁数)とすべきところを同じ引用番号を掲載したところがあります。また、文中に使用した語句の説明を頁下段に出来るだけ加えましたが、文献と一緒にした箇所もあります。時間的な制約もあり、統一できなかったことをお詫びします。

第Ⅲ部

実践的歯科診療所の
マネジメント論

第Ⅲ部　実践的歯科診療所のマネジメント論

1．開業における成功に導くポイント（開業支援） 242
　―院長が知らなければならない開業の知識―
　1）開業場所を探す時のポイント 242
　2）歯科診療所の設備 252
　3）歯科診療所設計の基本的な考え方 260
　4）歯科診療所の規模と医業収益（売上）の目安 263
　5）一般的な開業における必要投資額と開業資金および事業収支予測 267
　6）マーケティング（Marketing） 270

2．デンタル・マーケティング 271
　―患者の減少が気になりだしたら読む―
　1）潜在患者を顕在化する努力が必要 272
　2）患者は選ばれるための"顧客志向"を大切にする 275
　3）サービス業である事を自覚する 277
　4）患者の満足サイクルと不満サイクルを理解する 285
　5）最低限必要な差別化戦略の実践 289
　6）来院しやすい治療環境の調整と差別化戦術 292
　7）マーケティング・ミックス（Marketing MIX）と
　　　アイドマ（AIDMA）理論の応用 295
　8）患者維持を考えた取り組み 301
　9）患者ニーズから得られた増患対策 305
　10）一般企業の増収（活性化）対策と歯科の取るべき道 306

3．戦略的運営―SWOT分析の活用（歯科診療所での応用） 309
　―経営上の問題に対し、現在及び近未来を拓く―
　1）ポートフォリオ分析（Product Portfolio Management：ボストン・
　　　コンサルティング・グループ）― PPM 311
　2）SWOT分析（管理者が持つべき問題解決・意思決定のツール） 316
　3）これから必要な戦略の視点 331
　4）バランス・スコアカード（Balance Score Card：BSC）からの
　　　経営戦略を考える 335

4．パフォーマンス（成果）向上戦術 338
　―より医業収益を上げるための要因を知る―
　1）自費治療の充実（自費へのシフト）が重要 338
　2）「得意治療」や「規模」そして「設備」の重要性 340

5．組織構造（新しい構造の創造） 341
　―能率のよいシステムを考える―
　1）歯科診療所のシステム 341
　2）歯科診療所に必要な診療工程とシステム 342
　3）予約制から約束制への重要性（システムの創造） 343

4）一般企業の組織構造と歯科診療所の組織構造 ………………………………… 344
6．実践的人事管理（人的資源管理） ……………………………………………… **347**
　　―患者満足度を高め、医業収益を増加させるための人の使い方―
　　1）従業員が気持ちよく動く要件→活動や力を引き出す …………………… 347
　　2）達成基準の連動化と支持関係の獲得（暗黙的管理の要素） ……………… 349
　　3）従業員の「心」をとらえる ………………………………………………… 350
　　4）効果的な給与・賞与に対する考え方
　　　　―職能給は歯科診療所活性化の条件― ……………………………………… 355
7．会計・税務に関する戦略的思考 ………………………………………………… **368**
　　―税理士任せにしないための基本的知識を身につける―
　　1）受付会計の問題点と改善策 ………………………………………………… 368
　　2）経営分析の見方 ……………………………………………………………… 384
8．経営改善の実践 …………………………………………………………………… **394**
　　―思うように経営できない（運営できない）時、何が原因か知る方法―
　　1）問題の種類を分析し、経営改善を考える ………………………………… 394
　　2）経営改善に関する一般的理論 ……………………………………………… 395
　　3）来院患者数の減少 …………………………………………………………… 396
　　4）時系列分析からわかること（問題の把握） ……………………………… 397
　　5）経営改善策を見出すまでの手順 …………………………………………… 399
9．ソフトランディングと事業承継 ………………………………………………… **405**
　　―知識が有るか無いかで天国と地獄ほど違う―
　　1）引退を取り巻く環境 ………………………………………………………… 405
　　2）歯科診療所の承継の分類と特徴 …………………………………………… 410
　　3）院長交代に関する税法上の扱い …………………………………………… 419
10．歯科診療所経営に関する将来展望 ……………………………………………… **421**
　　―これから歯科はどうなるんだろう―
　　1）歯科診療所の倒産 …………………………………………………………… 421
　　2）歯科医師の仕事に対する将来展望 ………………………………………… 422
　　3）超高齢社会と歯科医療 ……………………………………………………… 425
　　4）噛む習慣が認知症予防に効果、誤嚥性肺炎の予防に口腔ケア ………… 426
　　5）これからの医療保険の方向性 ……………………………………………… 427
　　6）残存歯が少ないほど「医療費」は高くなる ……………………………… 429
　　7）歯科も禁煙支援に積極的な参加をする …………………………………… 429
　　8）口腔の健康が人生を豊かにする …………………………………………… 430
　　9）歯科医療の将来展望 ………………………………………………………… 431

1．開業における成功に導くポイント（開業支援）

―院長が知らなければならない開業の知識―

　本書は、主に開業後のマネジメント論を展開しているが、実践的歯科診療所のマネジメント論のスタートとして、開業に関する知識と技術について述べてみたい。当然、開業時においても、経営理念、開業コンセプト、診療提供システム、人事管理、財務管理等々の準備は必要である。これらについては、他のページを参考にしていただき、知識を深めることで、開業準備および開業がスムーズにでき、患者に支持される歯科診療所経営ができるものと考えている。

1）開業場所を探す時のポイント[1]

（1）立地の条件

　開業立地を選定する前に、開業する先生の考えている**診療内容をまず決める**必要がある。たとえば、矯正歯科専門で開業する、または小児歯科を中心に開業する、義歯を中心に開業する等自分の得意とする分野によって自ずと開業立地が変わってくるからである。一方では、得意とする分野をおこなうには不向きな場所であるが、地域の人口は充分あり、人の集まる場所であるという場合には、その住民のニーズに合わせた技術を勉強してから開業するというケースもある。この場合には開業する先生がその地域で需要が多いと思われる治療内容を提供することに妥協できるか否かが問題となる。
（例えば、子供の嫌いな先生が子供が多いからといって小児歯科中心に移行できるかという問題…）。

　以上のような前提を踏まえれば、「開業するからには、有利な立地条件で歯科診療所を開業するべきである」という考えは当然のこととなる。この立地条件の良い場所とは、**一般に患者が行きやすい場所、あるいは行くのに便利な場所、つまり人が集まりやすい場所、または集まる場所**ということができる。

　具体的な条件としては、①物件それ自体の条件、つまり土地の面積や土地の形、道路と接する面積がある。一般には人通りの多い道路と接していると有利である。②物件のある場所の条件、つまり、商店街や駅への近さ、主要道路との関係で、患者のアクセスのしやすさが問題となる条件である。③環境条件、物件が位置する診療圏は、住宅が多いか、工場が多いか、事務所が多いか、学

校がある等で、目指す診療内容でこの条件の良否は変化する。

(2) 開業立地条件のポイント
　歯科診療所の立地の重要性は前述した通りであるが、現在においては、いわゆる良い開業場所の条件はそう長く続かない状況である。なぜなら条件の良い場所には必ず新規参入者が加わるからである。今後開業する先生は、その点を十分考えて対応する必要がある。
　以上のようなことから、立地に関しては必要条件はあっても、十分条件はないといわれている。
　さて、開業して2、3年後はクチコミで患者を増やしていくことが重要となる。また、既存の歯科診療所が存在する地域に参入する場合には、既存の先生の年齢、後継者がいるか、得意とする診療内容等を十分検討する必要がある。得意とする診療内容が競合する場合には控えた方がよいと思われる。立地の具体的なポイントとしては、近くにスーパーがあり人が集まる場所、反対に高速道路や広い幹線道路等はマイナスになることが多い。この立地は、都市計画等で新しい道路が出来たり、集客力の大きな建物ができたりすると人の流れが変わり立地は大きく変化する。
　したがって、常に人の流れの変化に「敏感」になっておく必要がある。
　開業予定の地域区分においても注意すべきことがある。たとえば、団地は午前中は高齢者、午後は子供、夕方から仕事帰りの人が来院するという傾向がある。住宅街に関しては、新興か、既存かで自費に対する患者の反応も大きく変わってくる。つまり、ローンの負担がある間は自費の治療は少ないものと思われるからである。テナント開業であれば、1階が良く、高くても3、4階くらいまでといわれている。しかし、都会等では反対に高いほうがエレベーターに乗れる、見晴らしがよい、高級感がある等により、好立地になる場合もある。いずれにしても、今後は高齢化社会を意識した診療が必要になるので、高齢者が来院しやすい環境作りが重要となる。バリアフリー等もその1つと考える。
　またビルで開業する場合は、サラ金、バー、ラーメン屋等はビル全体のイメージが悪くなる場合があり、どのような会社、お店が入っているかを十分検討する必要がある。やはり品があり高級感のあるほうが良いと思われる（気軽に入れる庶民的な雰囲気の方が良いというコンサルタントもいる）。

最近では、都会から離れた住宅街で開業する先生も増えてきているが、子育て中の家族が多い所では平日の受診患者が少ない傾向にあるので、土曜日、日曜日に父親が子供を見ている間に母親が受診するという機会を作る必要がある。この場合は、他の曜日を休診にすればよい。以上のように、立地と一口にいっても種々の付帯条件がつくことを十分認識しておく必要がある。

(3) 開業立地条件の具体例

現在、いわゆる繁盛している歯科診療所を経営的視点で調査してみたところ、開業場所としてよい立地といえるのは次のような条件を満たしている。

＜1　例えば郊外のロードサイドに一戸建ての診療所を作った場合では＞
　①10台位の駐車スペースを確保できること。
　②駐車場への出入りが、女性にとっても容易であること。
　③道路を走行する車の制限速度が速すぎる設定になってないこと。
　④歩道橋や会社等の看板で歯科診療所の建物が隠れないこと。
　⑤道路樹で診療所の看板が隠れないこと。
　⑥100メートル先からでもドライバーが診療所を認知できること。

これらの条件を満たす場合、建物全体が大きな広告塔の役目を果たし、外来患者数も多く見込め、勝ち組となっている診療所が多いようである。

また、地域住民の生活用の店舗となっているスーパーマーケット内のテナントも患者数が多く、繁盛している歯科診療所が多い。スーパーのテナント開業している科目として眼科、耳鼻科、皮膚科、小児科、内科等は、歯科と相性がよく、多数の患者が見込める。しかし、注意したいのは、そのスーパーが地域の住人にとって、どのような位置付けのものとなっているかを正確に把握して判断することである。

住宅街においては、医療圏内に競合する診療所の数が少ない場合、駅やスーパーへの動線上をはずさなければ、平均以上の医業収益を得ているところが多い。

一方、住宅地では、開業後、数年経てば患者のクチコミで患者数が増減し、立地の優劣は開業当初ほど、患者数に影響が出なくなっている。反対にクチコミにあまり左右されなく、立地の優位性が続くのは、ビジネス街や大きな駅前

立地などである。これらの立地では患者の流動性が大きく、評判という因子以上に利便性という因子が来院患者数に大きく影響する。また、ビジネス街や駅前立地を選ぶ場合は、建物自体をひとつの広告看板と考え、多少賃料が高くても動線の優れた、認知性のよい場所を選択すべきである。

＜2　駅前立地＞

　診療所を開業する場所として、最もポピュラーな立地である。この駅前立地で開業する場合、検討する項目としては、次のようなものが挙げられる。まずその駅の1日の平均乗降客数を把握する。たとえば、ＪＲ中央線のＡ駅なら1日の平均乗降客数は8万9千人である。この駅は乗り換えのための通過駅ではなく地域住民が出かけるときに利用したり、職場への通勤のために使う駅である。

　一方、ＪＲ南武線と小田急線が交差するＮ駅などは平均乗降客数が27万5千人である。しかし、この駅は乗り換えのために利用される性格が強く、いわば通過駅と言える。次に駅の出入り口の数と人の集中度合を検討する。出入り口から続くその地域がビジネス街であるのか、工業地域であるのか、または周辺人口が頻繁に利用しているものなのか、その性格によって人の集中する時間帯や層が違ってくる。

　駅の駐車場が広く設けてあり、駐車している自転車の数が多ければ、周辺1〜2キロくらいまで住宅が広がっていることが予測できる。このような駅は比較的診療所の開業に向いているといえる。その場合、特に駅から出てきた人の向かう先に何があるのかを確認すれば、メインの動線を把握することができる。その動線上に診療所を開業すればいいことになる。駅のホームからの認知性についてもチェックしておきたい。電車を待つ間、人々は何気なく駅の看板や周辺の建物に目を向いている。普段何気なく見過ごしているようでも、頭に残っているので、必要となった場合思い出すことが多いと言われている（映画『Shall we dance』にこの効果が見られる場面があった）。これらの項目を検討して、優れている立地と判断できるなら頻繁する確立が高いと言える。デメリットとしては、診療所が集まりやすく、後から続いて参入してくる可能性が高い。つまり、継続する（リピーター）患者作りをしなければ存続、発展はなくなる。これらを基本検討項目として、この駅前立地を判断する必要がある。

＜3　商業施設周辺＞

　商業施設の中で、診療所と相性がいいのは一般的にスーパーマーケットである。スーパーと一口と言っても、その規模は個人商店の域を出ないものから、年商100億を超える規模のものまでさまざまである。

　この地域においても重要なのは、出入り口の数である。例えば、出入り口の数が片面で2ヶ所、4面で合計8ヶ所、さらに立体駐車場がそれぞれの階から直接店舗に入店できるようなスーパーでは人の流れが分散してしまって、メリットが薄れてくる。商業施設の周辺に開業する場合は、大きすぎない店舗を選ぶことである。周辺に診療所を開業するのに適したスーパーは、1日平均来客数2000人以上、年商が15～25億円程度、食料品だけでなく衣料品や雑貨も取り扱っていればなお良いといわれている。このような規模のスーパーは、地域住民の生活用の店舗となっており、診療所との相性が良いといえる。しかし駅前と同様に、後から他の診療所が参入してくる可能性も高いといえる。

＜4　ビジネス街＞

　まず医療圏内の事業所数ならびに昼間人口を把握する。ビジネス街は競争も激しく競合となる診療所の市場調査はとても大切である。日本を代表する企業の本社が立ち並ぶ地域では、企業内に診療所を持つケースがあるので下調べが必要である。

　また大企業の従業員を対象として開業する場合、その企業の業績や事情によっては移転してしまう可能性もあるので注意しなければならない。企業の健保組合と交渉して定期健診の指定施設になれれば有利である。

|基本的開業好適地|

　一般的に開業好適地としては次のようなところがあげられる。

① 　人のいるところ（住んでいる）
② 　人のあつまるところ
③ 　地域的にゆとりのあるところ
④ 　かかりやすいところ
⑤ 　電車、バスなどから見えるところ
⑥ 　競合相手の少ないところ

⑦　自分の医療、医業理念に合うところ

注）現在では、いわゆる開業好適地には、ほとんど既存の歯科診療所がある。もし無いとしても、後で参入してくる可能性がある。また、反対に既存の歯科診療所があっても、その診療所より優位に立つ何かがあれば（第Ⅱ部4の3）参照）、開業好適地になる可能性がある。

＜5　商業施設内＞

　商業施設の中に開業する場合は、商業施設の周辺に開業する場合と少し異なる。周辺に開業する場合は、大規模の店舗は避け、中小規模の店舗を選ぶ方がよいと思われる。商業施設の中に開業する場合は、大規模な店舗がとても繁盛している。月間の平均医業収入が1000万を超える診療所も少なくない。集客力があり、駐車場が広ければ診療圏が広がる。年中無休のところも多く、スタッフさえ確保できれば、365日の診療も可能である。

　最近では、フロアーの一部または全部をクリニック・モールとするスーパーもあり、来客者への利便拡大を図っている。患者にとってはワンストップで種々の診療科の治療を受けることができ、診療所側も連携することで総合的に質の高い医療を提供できるメリットがある。施設に統一感とグレード感がでて、住民へのアピールにもつながる。また、複数の診療科目を構えることで、広告費用をシェアーすることで費用対効果の高い宣伝が可能となり、効率的に集患することができる。商業施設の月間売上高が40億以上であれば、大型の駐車場を完備しているので、広い範囲の診療圏となり、なおかつ多数の患者が期待できる。

　似たような形態に医療ビル（一般にメディカルビルと呼ぶ）があるが、強い集患力のある立地でない場合は、科目によっては患者が少なく撤退する場合もある。そのような立地では次にすぐ入る診療所も無く、空いたままになっている場合、イメージダウンとなる。

＜6　住宅地＞

　ここでいう住宅地とは、駅から徒歩10分以上の地域、バスがある場合は、10分から20分移動した地域で近隣に大きな駅やバスターミナルがないところであ

る。つまり、コンビニエンスストアが存在する程度のところである。医療の場合、基本的には体のどこかが具合が悪い、治療してほしいという目的をもった目的来院である。この目的来院の性格が濃い場合、選択する際の基準として、利便性が強くなる。利便性といった点からすれば住宅地は好立地となる。通常、医療圏は広くても半径500メートルと考えるべきである。この場合、駅やバス停に向かう動線上に立地を探すことになる。そのエリア内に競合診療所数が少ないことが開業立地の条件としてあげられる。目安として1診療所当たりの昼間人口が2000人から4000人程度であれば十分やっていけるといわれている。加えて、駅から徒歩の地域では、交差点など駅等から見える地点に看板を出し、認知度を上げることが重要である。

＜7　郊外のロードサイド＞

　この立地は、車で移動できる患者が対象となる。一般的に、運転中のドライバーが建物や看板を認識できるのは、車両速度にもよるが100メートル手前からといわれている。高さは20階までである。また、道路の平均速度も重要なファクターとなる。建物前の道路のカーブ状況も影響を受ける。外向き側にカーブした道路に建物があればドライバーからの認知度は高くなる。逆に内向き側にカーブした道路に建物があればドライバーからの認知性は低下する。障害物のチェックも忘れてはいけない。建物前の街路樹の状況は、認知性に大きな影響する。冬場で街路樹の葉が落ちているときは、物件を認識することが可能であるが、夏場で葉がおい茂る時期には建物が完全に隠れてしまうこともある。街路樹の場合は、夏場に認知性が悪くなるので必ずチェックしておく必要がある。同様に視界を遮るものとして歩道橋があげられる。また道路を通過する車両の種類も重要となってくる。たとえばトラックなどの貨物車両の通行量が多い場合、女性ドライバーがその道を通るのを敬遠する傾向にある。そのため外来患者数に影響が出てくる。その道路が地域住民の生活道路となっているケースは、診療圏が2キロ程度と広範囲に広がることもあり、患者数の伸びも期待できる。この場合、忘れてはならないのが、診療圏内の駅やバスターミナルである。物件との位置関係を把握して車の流れを確認することが重要である。河川や線路等は診療圏を分断するので、予測患者数を算出する際は、このエリアを除外して検討することが必要である。

駐車場は、10台程度は確保したい。駐車場の入りやすさも患者数に影響する。対向車線からでも駐車場に入りやすいような道路幅があれば理想的である。ロードサイドという立地も商業施設内のテナントと同じように、現在診療所を開業するには好立地であると言える。

（4）開業立地対策（立地条件の変化に対応）
① 交通の便が比較的悪い所
　　（対策）大きな駐車場を作る。
② 交通の流れが大きく変わった
　　（対策）早めに移転を考える。
③ わかりづらい所
　　（対策）看板に費用をかける。遠い所からでも見える大きいものに変える。
④ 地域に若い夫婦が多い
　　（対策）大学より小児歯科の医員を派遣してもらい、診療所に特徴を出す。
⑤ 交通の便が非常に悪い所
　　（対策）矯正治療で専門医までの交通が不便な所では、大学より医局員を派遣してもらい、矯正治療をし、特徴を出す必要がある。
⑥ 地域に高齢者が多い
　　（対策）義歯治療を研究し、義歯で評判をとる。また、寝たきり老人がいるような地域においては、率先して訪問診療を行うべきである。歯科訪問診療の需要は今後増加するものと思われる。つまり、2025年問題、2040年問題に対応していく必要がある。

（5）開業場所の経年的変化（開業場所として多いのはどこか）
　開業場所の3年間の比較をしてみると、その時代の開業志向が見える（サンプル数が違うので参考として）。住宅街が増加し、商店街新興住宅街が減少している。

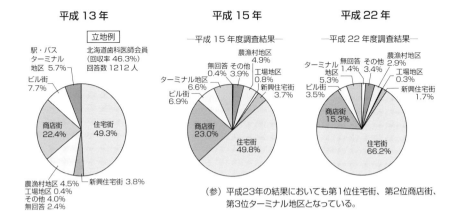

図3-1 開業場所(平成13年)　図3-2 開業場所(平成15年)　図3-3 開業場所(平成22年)

出所）北海道歯科医師会調査室・医療管理調査報告書より

(6) 開業立地の調査

開業の候補地が見つかったら、その地域の人口、人口密度、人口の伸び（以上については市役所及び町村役場で調べられる）および1.5km圏内の歯科診療

表3-1　市場調査の方法

	（内容）	（特徴）
a. 質問法	競合歯科診療所にかかったことのある患者を知人等に紹介してもらい質問（アンケート、面接インタビュー）する方法。または、開業予定地の住民に診療ニーズに関するアンケートをとることも有益。	アンケートは大量の人に多くの項目について聞く事ができる。インタビューでは回答の確認や関連質問ができる。一方では、回答率が悪かったり、誰がアンケートに答えているか分からない場合もある。
b. 観察法	競合歯科診療所の観察をする。立地、建物、患者数、患者層、性別、年齢層等、玄関を出てきた患者の態度、表情等も参考になる。	気づかれずに調査できるが、費用、時間がかかる、観察する内容に限りがある。
c. 実験法	歯科ではあまり使用できないが、食べ物等の新製品を出した時に実際に食べてもらい反応を見る方法。	費用がかかる点と内容が限定される。

その他　1. 政府の統計資料による
　　　　2. 歯科材料商（セールスマン）による（断片的な情報の収集になるので、判断には注意を要する）
　　　　3. メーカー等による

出所）永山正人,「必携・歯科医院経営のすべて」一世出版, 2011

所及び歯科医師数を調べる（地元の歯科医師会で分かる）。また物件を中心にコンパスにて地図上に1.5km（徒歩で15分の距離といわれている）半径で円を描き、その内側の人口を調べてみる。徒歩で来院（一次診療圏）、駐車場が完備していれば自家用車（三次診療圏）での利用も考えられる。現在は車社会といわれているので車で30分以内も診療圏として考えておく必要がある。通常40km程度で走行するとすれば30分というと半径約20kmが三次診療圏となる。経営が成り立つ人口は、理想的には二次診療圏までで2000人といわれている。

市場調査（地位を決定するための情報収集）
　この調査は専門家に委託する場合が一般的だが、部分的には誰でも調査できる内容である。

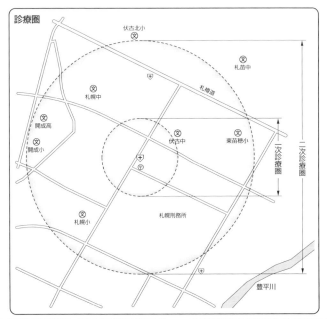

・中円は一次診療圏（半径500m以内）：総見込患者数の75%　　・三次診療圏（車で30分以内）：総見込患者数の10%
・外円は二次診療圏（半径1,500m以内）：総見込患者数の15%
　（二次診療圏以内に歯科医院1件当り2,000人以上の人口が望ましい）

図3-4　診療圏

出所）永山正人、「必携・歯科医院経営のすべて」一世出版, 2011

（7）診療圏分析
診療圏

　一般に診療圏は一次診療圏として半径500m（人口密度の低い地域では2km まで）を徒歩圏とし、また、自転車等を使用したり、多少無理して散歩で通院できる距離として半径1500m（人口密度の低い地域は3kmまで）を二次診療圏としている。また、車社会に対応して、車で30分以内を三次診療圏と考える。

　通常、患者の自宅近くには「地域商業経営動向分析業」で見られるような業態があり、経営が成り立っていくことが知られている。歯科診療所もこの500m以内の業態に入るものと考えられる。また「買い物の時に住民が重視する点」も歯科診療所の開業に重要な示唆を与えてくれる。

2）歯科診療所の設備

　最近、歯科診療所の外観や内装及びスペース設計等に関して、歯科医療及び歯科診療所経営と関係づけて、その重要性が論じられるようになってきている。つまり、歯科診療所の外観や内容、スペース設計は、歯科医療を提供する場として、重要な関係を持っているといえる。

　現在においては、特に競合歯科診療所のことも考慮に入れると、建物や看板（木村泰久著「患者を呼び込む医院看板のつくり方」、日本医療企画参照）設備等においても他院との差別化が必要になってきている。

外観

　一昔前の歯科診療所の建物の中には、隣接する自宅は豪華な建築にし、診療所は安普請のものというパターンが多かったと記憶している。

　しかし、現在においては、そのようなことをすると、患者の評価として、歯科医師のエゴを感じ取り、患者と歯科医師のコミュニケーションやラポール形成に影響を与えることは明白である。そればかりでなく、歯科診療所の建物のデザインそのものが、その歯科診療所の診療に取り組む院長の姿勢を象徴していると感じている患者も少なくない、という事を認識すべきである。

　したがって、今後は特に歯科診療所の外観、外装にも気を使う必要がある。

（1） 歯科診療所の外観は院長の人となりや診療者の仕事ぶりを伝える顔

　歯科診療所の外観は当然建築デザイナーや建築士によって設計されるものであるが、その過程において院長は、自分の望んでいるイメージを言ったり、設計プロセスにおいて意見を述べ、最終的にこれでよいという決断を下している。

　このことから、形、色の使い方、素材の使い方において、院長の性格や人柄を象徴する外観が一般的にはできあがるものである。誰が見ても上品でセンスのよい外観の歯科診療所の院長は、診療にもそつなく、ハイセンスでよい歯を入れてくれるような感じがする。ただし、プライドが高いという評価も持たれやすいことも注意をする。

　一方、どっしりとボリューム感のあるコンクリートの打放しのような建物は、重厚な落ち着きがあり、じっくりと一つの信念を持った診療をしてもらえるような感じがする。

　このように、外観から様々な、そこに住んでいる人の人となりを想像する。そこで、現在の歯科診療所の外観、外装は、概して近代的なイメージが持たれるようなものがよいと思われる。歯科医学が日進月歩で発展し、患者の意識もより近代的な医療設備で診療してほしいという意識が高まっているからである。しかし、どんなに芸術性のあるすばらしいデザインの外観であっても、その地域の町並みと遊離したようなものでは、地域住民に受け入れてもらえないのは当然である（しかし、これには地域差が有り、京都では、リニューアルしない方が患者の評価が高いと聞いている）。

　このことは、日本歯科大学創設者である中原市五郎先生の「歯科開業要訣」でも述べていたことであるが、関東と関西では、住民の建築に対する好みが異なっていたとことから、地域地域で、歯科診療所の外観に対する感じや評価が異なっているものと思われる。その点も考慮に入れて、歯科診療所の外観を考えるべきである。

（2） 外装を考えるために外壁材を把握する

　外壁材の材料によっても建物のイメージが大きく変化する。そこで、現在主に使用されている外壁材についてある程度の知識をもって外装を考えるべきである。

（3）外観の演出に大切なのはアプローチ

　一般に歯科診療所建築は、道路からすぐ玄関・入口の所もあるが、少し距離を置いて**アプローチを楽しむスペースがほしい**ものである。

　歯科治療というと、誰でもがあの「キューン」という音と、「痛み」を連想し、なんとなく落ち着かない気持ちになるものである。

　そのような患者の心理状態を少しでも柔らげるゆとりを作る為には、アプローチが大切である。心の落ち着きを少しでも持たせてから、玄関のドアを開ける環境作りがほしいものである。できれば、小さな庭や花、木等があればよりよいものとなる。

　また、玄関の位置は、中央でなく、どちらかの端に寄ったデザインにした方が動的な変化が感じられてよい。玄関まで階段で上がるような構造になっている場合は、歩行困難な人にも利便を図る配慮をするべきである。また、これからは、高齢者や子供用に手すりを付ける配慮も必要ではないかと考えている。

（4）待合室は明るく落ち着きを持たせる

　待合室の必要条件として、患者にリラックスを与え、気持ちを柔らげる雰囲気づくりが挙げられる。

　そのためには、ある程度の広さが必要であり、椅子はソファ形式がよい。そして、椅子の配置は、患者同士が向かい合わないようにすべきである。また、落ち着いた感じにするために、待合室から見える所に小さな中庭がほしいところである。草木を植え、池には金魚や鯉を入れるか、または枯山水のような形でもよい。壁や天井も、気持ちを柔らげる雰囲気づくりを第一義に考え、待合室全体をホテルのロビーのように、あるいは家庭の落ち着いた居間のように考えてのムード作りをすべきである。

　したがって、壁面は木材の板目模様を使用するとか、布地のクロスを使用し、色もライト・グリーン等の暖色系を用いる等の配慮により明るく落ち着いた待合室にすべきである。

　その他、待合室で気を付ける事項としては、図書への気配りがある。そのためには、従業員の家族に患者が望んでいる図書について第三者の意見として聞いたり、直接患者にアンケートをして患者のニーズを調べるなどとして、よりよい図書の選定をする気配りが大切である。

あまり品のない図書は、歯科診療所の待合室には不向きであることは当然であり、高級誌と言われるような雑誌、週刊誌を選ぶべきである。ビジネス街等では、さらにビジネス誌、子供が多い所では、子供向けの雑誌も必要である。

　さらに、待合室に自院のＰＲ用のパンフレットや小冊子を置く事は、大変効果がある。また、待合室を地域交流の場に提供して喜ばれている歯科診療所も聞かれている。たかが待合室といっても、工夫によっては歯科診療所経営に有効な、「されど待合室」の空間になるのである。

＜待合室の必要条件＞
① 玄関と受付と待合室が三角形の配置にする。
② 椅子の高さは40cm程度、１人分の幅は60cm、両肘の幅、奥行きは120cm程度必要である。
③ 待合室の広さは、120cmプラス歩行中の人間の使用するスペース80cmから100cm、つまり、１人の患者に対して200cmから220cmのスペースを必要とするので、あとは何人待たせるかによって、待合室の広さが決まる。

　また、歯科診療所の内装を考えた色彩の管理が必要である。
　色彩が人間の心に様々な影響を与えることは、心理学の研究から分かってきており、近年生活の中に色彩を取り入れて豊かにするように建築を初めとして様々な分野で応用されてきている。患者という、言わば特殊な心理状態の人間を扱っている歯科診療所においては、当然色彩の管理も必要である。
　そこで、色によってどのような心理的影響が出現するのかについて調べて対応することが必要である（永山正人著「必携歯科医院経営のすべて」一世出版、p.129-131参照）。

（５）診療室の配置は患者の心理と能率を考えておこなう
＜患者の不安心理を理解し配慮に応用する＞
　歯科医療をおこなうに際して、心理的不安を除くためには、まず患者の立場に立って対応することが必要である。それでは患者の不安はどのようなものであろうか。

平凡社『心理学辞典』によれば、「不安とは、落ち着かぬこと、筋緊張亢進、心筋亢進、息切れ、めまい、疲労感、不眠のような心理的随伴現象を伴った、漠然とした恐れのこと」とされている。この説明は、どちらかと言うと、精神病理学的な定義を述べているようである。
　一般には、これから起こるかもしれない出来事と、しかも現在の自分を心理的にも身体的にもおとしめるかもしれない出来事の発生を予想することによって生ずる心の不安定状態が「不安」ということになる。しかも、不安は個人の主観的体験である。
　歯科治療における不安も、痛くされるのではないかという被害者意識的不安、歯科は痛くていやな所だという固定観念、歯科治療に対するその患者が過去の経験から作り上げた強迫観念、自分の意見を通そうとする利己主義等から生じる不安が多いような気がする。また、支払いに対する経済的な不安、少ない費用でやってくれるだろうかという内容も少ない。
　では、不安はなぜ起こるのだろうか。学説的な観点から述べてみる。①フロイトの精神分析的な考え方から、自我によって抑圧されたリビドーが無意識の世界にたまり込むことが不安の原因だとする考え方がある。②パブロフの条件づけ原理から考えてみると、たとえば、麻酔の注射を見ると顔を自然と背向ける行動は、苦痛刺激に対して無条件に生ずる防衛反応である。このとき、白衣を着た歯科医が麻酔をすれば、白衣の歯科医のもつ種々の刺激が条件刺激となる。これらの経験によって不安が条件づけられる。

　さて、この不安を克服するためにはどのようにしたらよいのであろうか。このことが診療室の配置にも関係してくる。
　①自我への方策としては、不安を忘れるように努力すること、または不安に慣れることが大切である。したがって、心理学的なアプローチによって、条件反射も脱感作ができる。
　②環境についての方策としては、環境から遊離する、環境を変えることが挙げられる。つまり、診療室内の配置において、痛みを連想するものを極力患者の目に触れないようにする。電気メスやレーザー器具等、見ると不安になるようなものはふだんはカバーをかける等の工夫をする。したがって、患者の動線を考え、その通路から目に付く所の配置に十分注意を払う必要がある。

<能率よい診療をおこなうための配置>

　患者に対して不安をともなわせないようにする条件としては、よりよい治療をより早くおこなうことである。つまり、患者の不安をなくすためには、治療内容について十分説明をし、最も安定した姿勢で、より早く治療することによって、より安い費用でおこなう工夫をすることである。

　そのためには、設備の配置を、診療者の働きをできるだけ少なくてすむようにすることである。より近くに器具を置き、しかも動線の変更が少ないものとする。配置範囲を縮小し、円形配置方式が能率よいと言われている。これは、術者の周りに、患者の口、術者用通路、調整台（バーナー、エンジン等）、手洗器、キャビネット、移動台、診療テーブル、術者椅子というふうに、順次術者が全身移動、手先移送、等ができる配置である。ただし、この配置は、1人の医師で治療椅子2台程度のときは能率がよいが、1人の医師で3台、4台と患者を診る場合は不向きである。キャビネット類は、診療者の行動のために合理的でかつ、患者に不安を与えない配慮が必要である。

<動線分離か共有動線か>

　診療室内における患者と診療者の動線（人の移動する軌跡）に関する研究は、人間工学的な観点から歯科診療所の設計を考えたり、医療管理学を攻究するために古くから行われてきた。

　この動線の研究は、すなわち、診療動作の研究であり、診療室内の設備をいかに動きを少なくしてより早く診療ができるように配置をするかということになる。つまり、より近く、動作の方向を変更しない配置がよいことになる。

　これらの観点からも、患者の動線と診療者の動線を共有したいわゆる共有動線では、動作の方向の変更を余儀なくされることが多いと思われる。また、共有動線では、患者に見せたくない設備・器具を見られることになり、患者に対する心理的悪影響は少なからず存在する。

　しかし、医療経済実態調査によると、テナント開業が約30％となっており、さらに自己所有の歯科診療所においても土地代や建築費用を考えると、患者占用通路の確保は経済的な理由から現実として困難な場合が多いようである。

　したがって経済的理由が許されるならば動線分離にすべきであり、共有動線にする場合には、設備の配置に細心の工夫が必要である。

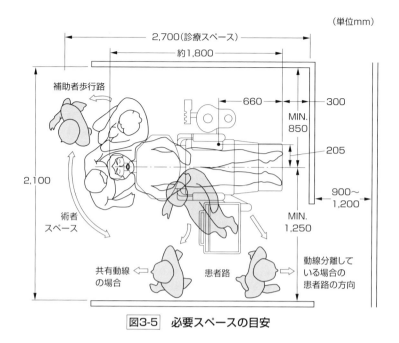

図3-5　必要スペースの目安

　これを調べるためには、ユニットやキャビネット等の所要スペースを設計図で使用している縮尺で別紙に作り、切り取ったものを診療室の設計上で動かし、それに伴う動線を現実の場面をイメージしながら書き込んでみる方法がある。

＜受付は閉鎖型がよいか、開放型がよいか＞
　閉鎖型とは、従来の病院受付で見られていた待合室または玄関ホールと受付とが、一般的に小さな窓ガラスで区切られている様式をいっている。この様式は、患者と心理的に壁ができやすく、どうしても閉鎖的なイメージが持たれる。
　しかし、長所としては、診療室内を覗かれることがなく、子供の治療時における親との分離には有効である。また、診療室内の治療時に発生する音が待合室に聞こえないので、音による無意味な心配をさせない効果がある。さらに、防犯上有益である。
　例えば、昼休み中にレジスターごと盗難にあった等の事件を聞くことがあるが、このような防犯には閉鎖様式の方が有利である。また、受付における患者との会話、特に金銭的な会話が他の待合室にいる患者に聞かれない等の利点も

ある。

　一方開放型の場合には、診療者と患者とが一体感があり、コミュニケーションやラポールができやすいといわれている。また、診療室が見えることによって、安心感を得られる患者もいる。

　したがって、概して、アポイント制や約束制（予約制）で、あまり待たせないシステムの歯科診療所においては、この開放型が比較的有効な場合が多い。待合室にある程度の時間、ある程度の人数を待たせる歯科診療所においては閉鎖型の方がよいようである。

　しかし、現在大学病院の受付でも開放型が多くなってきている。現代の流れとしては、医者と患者という立場によるへだたりや優位性についても排除しようする風潮があり、物理的な区切りは一考を要する時代と考えるべきである。

＜歯科診療所の施設の考え方・進め方の基本＞
　歯科診療所の施設の考え方・あり方の基本的な考え方としては、差別化、コンセプトを考えた個性的、機能的、そして快適性を兼ね備えた心豊かな空間を提供することである。特に、ユニークなデザインは地域住民の視線を引き付け、購買心理プロセスで知られているAIDMA理論のAttenion，Interestに有効となる（2．デンタル・マーケティング参照）。

　最近では、素材を生かしたデザイン、診療所の重々しい雰囲気を軽減するライトな感じ、明るいイメージ作りが主流である。また、院内には、観賞用植物、熱帯魚等を置き、現代人が最も失っている自然との触れ合いを考えた雰囲気作りは、心を落ち着かせる効果がある。

　さらにBGM（Back ground music）の使用や、各ユニットごとにTVを置き、VTRの映像によるサービスを始めている診療所も出てきている。その他、設計上、歯科診療所の特徴となる事項に、①受付は開放型か閉鎖型かの課題、②患者と歯科医師、従業員との動線分離をするか否かの課題、③アポイント制や、約束制（予約制）にするか来院順で診察するかの課題がある。また、④水平診療でやるかその他の方法でやるかの課題等により、設計上大きな差異が出てくる。

　これらのことを踏まえ、前述の内容について以後詳しく述べることとする。

動線共有設計例

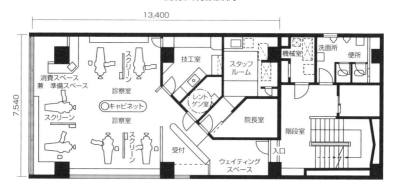

動線分離設計例

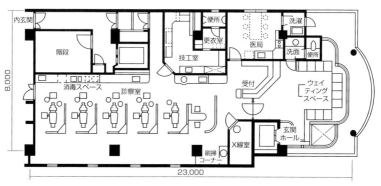

図3-6　動線分離と動線共有のユニット配置の種類

3）歯科診療所設計の基本的な考え方

　歯科診療所設計を考える上で大切なことは、どのようなコンセプトで、どのような歯科診療所作りをするかのイメージ作りがまず必要である。そのためには、歯科医師の歯科医療に対する考え方、歯科診療所経営理念を持つことである。

　その上で、歯科診療所作りの実績のある設計・監理者に相談することが一番よい方法である。そのイメージ作りに必要な基本的な考え方、知識について調べてみる。

（1）診療スペースを把握する

　治療台、治療椅子の仕様によって所用スペースは若干異なってくることをまず把握する必要がある。また、患者領域と診療者領域と分ける、さらに、カウンセリングルーム、またはカウンセリングコーナーが必要である。

　特に自費治療収入の割合を期待している場合には、患者に説明するためのスライド、VTR、その他のツールが置けるスペースがほしい。

　最近ではカウンセリングのイスが、そのまま治療イスに替わるシステムも各メーカーで開発しているので、テナント等で、スペースが十分でない歯科診療所においては有益と思われる。

　さらに、パーティション等を使用する場合には、術者路、患者路の確保が大切であり、両者がムダな動きをしなくてもよいような設計が大切である。

　つまり患者を含めた、歯科診療所内での人の流れに合わせた合理的な空間設計が歯科診療所経営上大切な条件になってくる。スペースが狭い場合には、歯科診療所にとって重要なスペースを優先的に確保し、最後に残ったスペースにしわ寄せをして設計する必要がある。

　スペースの一応の目安として、歯科医師1名で開業する場合、約25坪が必要であると言われている。歯科医師2名では約40坪程度が目安となる。

　最近の医療経済実態調査結果等から、合理的な治療ができる構成人員としては、歯科医師2名、歯科衛生士1名、歯科助手2名、受付1名、歯科技工士2名程度が収入をあげやすい人数となっている。

（2）従業員の**休憩室**はリフレッシュできるようにする
①休憩の意義を理解する

　労働基準法によって、労働時間が6時間を超える場合には、少なくとも45分、8時間を超える場合には、少なくとも60分の休憩時間を与えなければならないことになっている。

　疲労がたまれば作業能率は下がるし、労働災害も起こりやすくなる。休憩は、これらの危険を防止するために与えなければならないものなのである。

　現代においては、もう少し積極的な考え方で、働く人自身のリフレッシュする時間として使用すべきであるとの考え方になってきている。したがって、休

憩室は、肉体の疲労と精神の疲労を癒し、かつ、リフレッシュできる空間を作る必要がある。

②リラックスできる休憩室を
　この休憩室をスタッフルームという名称で使用する人も多い。一般的には、家具としてテーブル、椅子、ロッカー、洗濯機、女子更衣室等を備えている。短時間の使用だからといって、暗い片隅に申し訳程度に休憩室を作ってある歯科診療所をよく見かけるが、この考え方は、前述の理由から間違いである。できれば、ゆったりとリラックスする喫茶店のコンセプトで休憩室を作るのもよいと思われる。

（3）近代的治療機器を備え患者にアピールする
①望ましい歯科診療所の条件
　1988年に発表された日本歯科医師会の消費者行動と意識調査結果を見ると、「望ましい歯科医の条件」として、①治療技術が優れている、②時間的・場所的に便利である、③費用・治療方法を丁寧に説明してくれる、④コミュニケーションに気を使ってくれる、⑤受付や待合室の感じがよいの順に回答があり、第1位が「治療技術が優れている」となっている。
　この結果は、他の同様のアンケート結果においてもほぼ同じ内容が示されている。しかし、治療技術が本当に優れているか否かは、通常患者には分からない。ここが問題である。

②技術の優劣は何で決まるか
　技術の優劣を決める一般的な基準としては、日本歯科医師会のアンケート結果から①痛くない、②とれない、はずれない、③長持ちする、④仕上げがきれい、となっている。その他には、その歯科医師や診療所の後光効果（ブランド又は、好ましい特徴があるとすべてを肯定的に見てしまう傾向による）から、技術の優劣を判定している場合も少なくない。したがって、患者に技術がよいと思われる歯科診療所作りが大切であり、そのためには、消毒が完全に行われているというイメージを与えること、近代的な治療機器を揃えていること等が挙げられる（患者の主観的判断で決められることが多い）。

③近代的医療機器で患者にアピールする

　こんな事例がある。某歯科診療所では、根管内の洗浄を従来のように綿栓によりNCとH_2O_2で行っていた。ところが、その患者が本院において、キャナルイリゲーターで根管内を洗浄すると、「前の歯科診療所は、こんな機器がなかったので、治療技術が遅れていたんだ、だから治療がなかなか終わらなかったんだ」と言って本院の設備と技術のよいことを評価してくれた。

　また、次のような事例もある。急性化膿性歯根膜炎で、激痛を伴って転医してきた患者の事例である。見ると、拡大が十分されており、拡大時におけるリーマーや削片等による刺激が原因と思われたので、イオン導入を試みた。すると5分程度で、今までの激痛がうそのように緩解したのである。ここでもこの機器が患者から大変な評価を受けたことは言うまでもない。

　その他、ソフト、ハードレーザーによる知覚過敏処置、顎関節症から生じる疼痛にレーザー及びマイオモニターの使用、笑気アナルゲシア、ハリ麻酔、電気メス等々を完備することによって、患者に対し、近代的な歯科医療に取り組んでいる姿勢をアピールすることができる。とにかく、通常の治療を試みて効果のない場合には、レーザー、イオン導入器のような機器の利用を試みることも大切である。例えば前述のようにレーザー、イオン導入器等の補助治療器を使用することによって、臨床的にも有効な場合もあり、そのことによって自院をアピールすることができる。

　最近ではレーザー等の近代的設備についてのニュースが多く、またニュースにとり上げられると患者からレーザーを使用しているか問い合わせがすぐくる時代である。そのときにそれらの機器があると、患者から一応の近代設備の整った歯科診療所という評価が得られる。

4）歯科診療所の規模と医業収益（売上）の目安

　開業にあたっては、ユニット台数を何台にすべきか、勤務医、歯科衛生士、受付等の従業員を何人採用すればよいのか等、不安な面がある。第Ⅱ部においても従業員数と収益の関係は実証研究でも規模の大きい方が収益が上がっている等の結果は出ているが、ここでは、コンサルタント等の実務家の数値を紹介する。

　これらについては、（公社）日本医業経営コンサルタント協会歯科専門部会

においても、調査研究しており、一部は「歯科医院コンサルティングマニュアル」(一世出版、2012年) や協会の学会においても公表されている。

(1) ユニット (チェアー) 台数の診療所経営におよぼす影響

ここの数値は、日本でも歯科コンサルタントとして有名な稲岡勲氏が独自に集めた (約200件の黒字歯科診療所) 資料及び税理士法人絆並びに筆者が集めた資料に検討を加えて記載している。

<1　ユニット (チェアー) 台数と医業収益 (年間売上) の関係 (表3-2)>

表3-2　ユニット台数と医業収益の関係

台数	医業収益
1台	3000万円以下
2台	3000万円以下
3台	6000万円台 (50%)
	3000万円以下 (44.4%)
	4000万円台 (37.5%)
4台	3000万円台 (71.4%)
	5000万円台 (55.6%)
	6000万円台 (50.0%)
	4000万円台 (50.0%)
5台	7000万円台 (50.0%)
	3000万円台 (14.3%)
	8000万円台 (14.3%)
	4000万円台 (12.5%)

(( ) 内の%は収入台の内での占める割合)

次に (公社) 日本医業経営コンサルタント協会の会員に対するアンケート調査 (2014年) より、ユニット台数と医業収益、ユニット台数と保険医業収益、自費医業収益等の関係を見ることとする。また、ユニット台数と患者数、レセプト枚数等との関係についても分析を紹介する。これらの資料より、開業にあたって、また増改築及び組織の拡大等に参考にしていただきたい。なお、(公社) 日本医業経営コンサルタント協会会員の資料は公表されたものではないが、原始資料を筆者が学会発表用に独自に加工したものである。

この資料においては、ユニット2台の平均が約3,400万円になっており、3台では約4,500万円、4台では約6,600万円、5台では約1億円、6台では約

1億3,600万円、7台では約1億3,500万円、8台では約1億5,000万円とユニット台数の増加につれて、医業収益平均も増加しているのが分かる。同様の調査は、(社団) 日本歯科イノベーション協会においても実施しており、それによると次のような数値が示されている (表3-3)。

＜2　ユニット台数別［ユニット売上］医業収益（表3-3）＞

表3-3　ユニット台数別の売上合計とユニット売上

n=346

	平均	2台	3台	4台	5台	6台	7台以上
売上合計	4,791,212	2,554,780	3,585,911	5,144,304	7,034,390	12,349,642	13,889,103
保険収入	3,802,453	1,717,128	3,077,221	4,137,156	5,563,638	7,632,022	9,494,319
自由収入	988,759	837,652	508,690	1,007,147	1,470,752	4,717,621	4,394,784
自由診療比率	15.3%	23.3%	12.3%	14.2%	19.2%	36.3%	24.8%
ユニット売上	1,293,874	1,277,390	1,195,304	1,260,609	1,406,878	2,058,274	1,417,108

出所）(社団) 日本歯科イノベーション協会、2012年Data 346より

この表からわかるように、ユニット数の増加に伴い売上合計は増加する。

次に、年間の保険医業収益とユニット台数の関係は次のようになっている。保険だけになると、2台で約2,800万、3台で約3,800万、4台で約5,500万、5台で約7,900万、6台で約8,900万、7台で約1億円となっている。やはり、売上合計より金額は少なくなっているがユニット台数が増えれば保険医業収益も増加していることが分かる。

また、**年間の自費医業収益とユニット台数との関係**を見ると次のようになっている。2台で約500万、3台で約600万、4台で約1,000万、5台で約2,300万、6台で約3,300万、7台で約4,600万円となっている。したがって、ユニット台数が増えると自費医業収益も増加することが分かる。

さらに、**ユニット台数とレセプト枚数の関係**を調べたところ、次のようになっていた。

両者の変数についての単相関係数は0.745となり、正の相関を示している。つまり、ユニット数が増えるにつれ、レセプト枚数（患者数）の増加が明白となった。

同様に、**ユニット台数と医業収益（保険＋自費）の単相関**を調べたところ、単相関係数が0.811となり強い正の相関のあることが示されている。つまり、

ユニット台数と医業収益が強いプラスの相関関係のあることが分かる。

一方、「教科書にはない歯科医院経営の話」の種市良厚氏は、ユニット2台、歯科医師1名で、レセプト件数200枚、保険診療分で240万円から300万円の月額収入が1つの目安であると述べている。同様にユニット3台は、レセプト枚数320枚、月額収入が380万円から3,450万円と述べ、ユニット5台になると歯科医師も3名程度にして、レセプト枚数550枚、月額収入が700万から800万円としている。

これは、優良な歯科診療所の数値と思われる。一般的には、2台のユニットで年間の収益（売上）1,660万円で収支差額が580万円。ユニット3台で3,360万円で収支差額が1,170万円。ユニット4台で4,500万円、収支差額1,440万円。5台で5,300万、収支差額1,380万円。6台〜10台で1億3,300万円、収支差額2,380万円と見るのが一般的数値と思われる。

表3-4 ユニット台数と医業収益及び収支差額

ユニット数	年間収益（売上）	利益（収支差額）
2台	1660万円	580万円
3台	3360万円	1170万円
4台	4500万円	1440万円
5台	5300万円	1380万円
6台〜10台	1億3300万円	2380万円

注）4台より5台の方が人件費が多くなっているために利益が若干低くなっている

（2）医業収益（売上）と月間診療時間の関係

医業収益と月間診療時間の単相関を調べたところ、単相関係数が0.238となっており、関係の無い事が示されている。一般に診療時間が長ければ医業収益が増加するように考えるところであるが、このような分析においては相関性の無い事が示されている。但し、表2-15「3年間の利益からの各変数比較」において、「増患+変化なし」の一週間診療時間は、43.6時間に対し「減少した」は、42.2時間となっており、5％の有意で差のあることが示されている。一方、一週間の夜間診療時間数においては差の無いことが示されている。したがって、診療時間を決定する場合はこれらを参考に十分検討すべきである。

(3) 医業収益合計と歯科医師数および歯科衛生士数との関係

歯科医師数と医業収益との関係を調べたところ、単相関係数が0.721であるところから、正の相関のあることが分かる。つまり、歯科医師数に応じて医業収益が増加する事が示されている。

また、歯科衛生士数と医業収益の関係を調べたところ、単相関係数が0.600であることが示され、多少弱いが正の相関が示されている。したがって、歯科衛生士数は医業収益に影響を与えている因子ということができる。

5) 一般的な開業における必要投資額と開業資金および事業収支予測

表3-5は、一般的な必要投資額（ユニット3台、従業員4人程度）を示している。ひとつの目安として参考にしていただきたい。この投資額では年間約191万円の元利合計の返済となっている。同様に、(社団)日本歯科イノベーション協会のData 346においては、歯科医師1人、ユニット3台規模の損益計算書が示されている。歯科診療所数124の平均が示されているので経費率等も参考にして頂きたい。表3-7においては、利息を初年度60万円としている。

表3-5 必要投資の試算例

■開業投資計画		■資金調達計画	
テナント保証金	100万円	自己資金	2,300万円
工事費		借入れ	2,000万円
（内装、空調、家具工事）	1,300万円	合計	4,300万円
その他諸費	50万円	※借入れ計画	
①診療所入所投資小計	1,450万円	政策金融公庫　利率3.0%　返済期間15年	
歯科医療設備	2,100万円	元金均等返済	
※ユニット3台、デジタルパノラマ、デンタルコンプレッサー、バキューム、照射器など			
		月返済額　111,111円	
		利息額　　 50,000円	
診療用器材	200万円	元利合計　161,111円	
事務用備品（机、椅子等）	50万円		
②設備投資小計	2,350万円		
③運転資金　10ヶ月分	500万円		
必要投資額合計	4,300万円		

表3-6　124の歯科診療所の損益計算書（PL）

診療所数			n=124	
売上			3,443,108	
薬品材料費			271,006	7.9%
技巧料			329,099	9.6%
売上原価			600,105	17.4%
人件費			665,017	19.3%
広告宣伝費			30,630	0.9%
教育・図書研究費			17,195	0.5%
福利厚生費			29,302	0.9%
接待交際費・会議費			55,947	1.6%
地代家賃			309,619	9.0%
利益	個人事業主		967,549	28.1%
	医療法人		65,794	1.9%
ユニット売上		月間	1,147,703	
ユニット/1人売上		医師除く	359,250	
自由金額		自由比率	451,726	13.1%
人員	歯科医師	非常勤	0.3	
	歯科衛生士	常勤	1.2	
		非常勤	0.5	
	歯科助手	常勤	1.2	
		非常勤	0.8	
	合計		3.2	
診療時間		1週間	43.3	

出所）（社団）日本歯科イノベーション協会 Data 346

　開業時に、銀行等に3年程度の事業収支予測を示す必要がある。事例は小規模の歯科診療所であるが、経年的に収支（収入と支出）をどのように考えれば良いかを示している。収入に関しては、この数値になるよう積極的な努力をする必要がある。初年度は、保険収入だけで、年間2,000万円（月約167万円、月23日の可動で1日73,000円の収入が目標になる）と無理のない数値にしてある。支出の専従者給与（青申告の場合）は奥様の給与（24万円は無理のない数値）として出している。減価償却費は、動産、不動産に対する価値の見減りに対して、経費として認められているものである。したがって、364万円は現金として院長の懐に残るものである。税引き前利益はマイナス466万となり、初年度はほとんど税金を支払う必要がないのが一般的である。しかし、実際には専従者給与240万円と減価償却費364万円の合計604万円は使用する事ができる金額

表3-7 事業収支予測例

	初年度	2年目	3年目	備考
保険収入	2000	2800	3000	3年目で25万点／月
自費他	0	0	200	
合計	2000	2800	3200	
材料薬品代	160	224	240	8％とした
技工料	200	280	300	10％とした
粗利益	1640	2296	2660	
衛生士給料賞与	350	350	350	月25万賞与2ヶ月で試算
助手給料賞与	252	252	252	月18万賞与2ヶ月で試算
専従者給与	240	240	240	月20万で試算
人件費合計	842	842	842	29％
支払利息	60	56	34	
減価償却費	364	364	364	※平均7年で計算
地代家賃	300	300	300	月25万円とした
その他経費	540	540	540	
経費合計	2106	2102	2080	
税引き前利益	▲466	194	580	

単位：万円

となる。また、赤字は次の年に持ち越しとなる。したがって、返済は利息だけ支払い元金支払いは1年間据え置き（支払われない）にするのが一般的である。

支払利息が2年目、3年目と少なくなっているのは、元金が年々少なくなっていくからである。つまり、元金均等返済方式に（毎回の元金の返済額と均等にしたもの）による借入金返済方式の場合は、利息が毎年減少する。

一方、元利均等返済方式で借入金の返済をする場合には、毎回の返済額（元金、利息の合計）は均等（同じ）になる。しかし、これは元金等均等返済に比し、総返済額が多くなるので一考を要する。

初年度は、赤字であったものが2年目には194万円の黒字が出、3年目には580万円の黒字収入（収益）となっている。歯科診療所においては、3年目ぐらいから経営的に軌道に乗るのが一般的である（したがって、2年程度の運営資金を持っておく事が必要である）。この表でも理解できるように保険収入（収益）、自費収入が経年的に多くなっていくことが経営上最も重要な要素になっていることがわかる。

6）マーケティング（Marketing）

　昨今、歯科診療所経営においても、マーケティングの必要性が認識されてきている（患者が来院しなければ、健全経営はできない）。

　マーケティングの学問的定義は後述するとして、始めに簡単な表現をすると、**目標達成するための「仕組み作り」**ということができる。つまり、歯科診療所の目標は、患者満足度を高めると同時に**目標とする利益（**健全経営ができる程度）**を獲得する**ことといえる。

　第Ⅰ部の歯科診療所経営に関する環境と問題点でも示している通り、現在は歯科医師過剰状態である。したがって、一般企業における需要と供給の関係と同じ事が歯科診療所経営においても起こっている。そこで、健全経営をするためには、マーケティングの力が必要になる（患者が来院しなければ、健全経営は不可能となる）。マーケティングについては、次に詳しく述べることとする。**本書では、"恋愛型マーケティング"を推奨しているが、経営改善、規模拡大等に対応するために、戦略的経営に使用できる種々の理論を以後紹介する。**

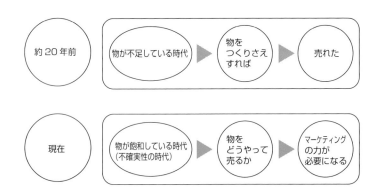

図3-7　マーケティングの必要性

2．デンタル・マーケティング[2]
　―患者の減少が気になりだしたら読む―

　一般の歯科医師は、デンタル・マーケティングって何だ、と中味については知らない人が多いのではないのだろうか。そこで、定義から述べてみたい。マーケティングの定義は、アメリカ・マーケティング協会や日本のマーケティング協会、マーケティングの学者により、多くの定義が見られている。しかし、ここでは、わかりやすく**「目的を達成するための仕組み作り」**と定義する。一言で表現すると**「対市場活動」**という事もできるし、**「商売繁盛学」**ということもできる。歯科診療所の目的は、前述してあるように、患者ニーズに対応した満足度の高い歯科医療の提供である。

　歯科診療所経営において、**患者が来院してくれなければいかに腕が良くても経営は成り立たない**。そこで、患者に来院していただくことを考える必要がある。簡単な対策としては、広告、宣伝がある。広告、宣伝の媒体は、テレビ、新聞、雑誌、看板、ホームページ（HP）等多様である。これが、対市場活動の一つとなる。つまり、市場とは、医療消費（医療提供のニーズを顕在的にも潜在的にもある人）である国民である。それと、歯科診療所が多くなると競合の問題が出てくる（図3-7、図3-32参照）。

　したがって、**マーケティングとは、市場（顧客）志向と競争（優位）志向の経営活動**ということができる。マーケティングの重要性については、アメリカにおける先行研究の中ですでに述べられている通りである。デンタル・マーケティングとは、マーケティングを歯科診療所に適用したものである。以下、具体的な行動内容について説明する。

―――

＜アメリカ・マーケティング協会（AMA）の定義＞
　マーケティングは、顧客やクライアント、パートナー、および社会全体にとって価値のある市場提供を創造し、伝達し、提供し、交換するための事業体とプロセスの集合を通して運営される。組織と個人の活動である（2007年定義）。

> ＜日本マーケティング協会の定義＞
> 　マーケティングとは、企業及び他の組織がグローバルな視野に立ち、顧客との相互理解を得ながら、公正な競争を通じて行う市場創造のための統合的活動である。

1）潜在患者を顕在化する努力が必要

　厚生省（現厚生労働省）がおこなった『保健福祉動向調査』（1999年）結果の中に「歯や口の中の悩みや気になること」に対する回答として、以下の内容が示されている。回答数の多い順に、①ものが挟まる、②歯が痛んだり、しみたりする、③歯ぐきから血が出たり、腫れたりする、④口臭が気になる、⑤歯並びが気になる、⑥噛み合せが良くない、等となっている。

　一方、患者が実際に受けた治療内容を調べてみると、①むし歯の治療、②抜けた歯の治療、③歯周病の治療、が上位に挙げられている。

　以上のことから推測できることは、日常生活において多少の我慢ができる程度の悩み、たとえば「ものが挟まる」「口臭がする」等の悩みについては、歯科診療所の受診を敬遠する傾向にある。その一方、「歯が痛い」「歯肉から血が出る」などの強い動機づけ（症状）があった時には、躊躇することなく、歯科診療所を受診し治療を受けている。

　同じ「歯や口の悩み」であるのに、患者（潜在患者）は、なぜすぐに歯科診療所を受診しないのであろうか。これを「患者のデンタルIQが低いから」といってしまえば簡単だが、ただそれだけの問題ではないような気がする。したがって、**この患者心理を理解して、問題を解決していかなければ、"潜在患者"の"顕在化"はできない**。ここが、まさにマーケティングの必要なところなのである。この運動の成果が、歯科の市場の開拓になる。

　次に、患者を各歯科診療所における受診という視点から類別してみると、図3-8のようになる。つまり、「何らかの歯や口の中に問題があることを自覚しているが、来院しないでいる患者」、もしくは「自覚はないが、もし検診したら問題のある患者で、受診する気持ちのない患者」を"潜在患者"とする。

　さらに、「歯科診療所を受診したくないが、痛くなったり、出血したり、我慢の限界を超えた時のみ受診する患者」を"半潜在患者"と分類する。この患

者の特徴は、痛みなど表面上の症状が消退すれば、予約をブロークンにして来院しなくなってしまう点にある。

また「歯や口の中に何か問題が起こると、すぐに受診するか、遅れても受診する普通の患者」を"顕在患者"とする。この患者は、かかりつけ歯科医をつくり、リピーターとなる人が大半である。

一部の患者は自己の"健康管理者"となり、予防のため定期的に歯科診療所に来院する。

さらに、その上の階層には、かかりつけの先生を尊敬したり、健康管理上の絶対的存在に思ってくれる"信者"がいる。

歯科診療所経営の観点から考えれば、"潜在患者"の層にいる患者を、最終目標の"信者"の層に押し上げる活動やそのためのシステムづくり、さらに、

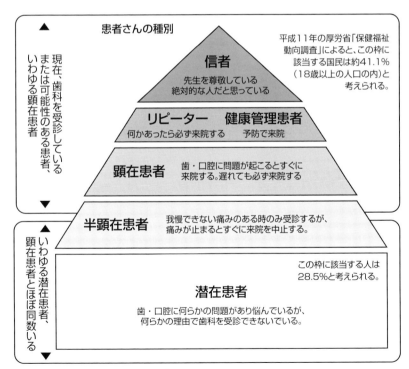

図3-8　来院患者と潜在患者

出所）永山正人：開業医のためのデンタルマーケティング、一世出版、p.44、2004

患者ニーズに対応して、患者に歯科診療所の門を叩かせる仕組みをつくることが"デンタル・マーケティング"といえる。

一方、歯科診療所を受診する患者のニーズには、「歯の痛みを止める」という生活をするための最低限度のニーズから、「歯並びをよりキレイにしたい」「歯より白くしたい」という患者の生活や人生を豊かにするためのニーズまで、ずいぶんと幅があることが分かる。

一般に治療の中心は、生命を維持するための最低限度必要な患者のニーズであり、強い動機づけの症状を呈する歯科疾患に対してである。しかし、昨今では生活を豊かにするための患者のニーズも多くなってきている。

従来の歯科医療は患者ニーズに対応した治療を中心としてきた。つまりナショナル・ミニマム（National Minimum：国家が保障すべき国民の最低限度の生活水準）として保険に導入された治療内容が中心であった。

しかし、いまや国民生活は豊かになり、歯科医療に対するニーズも多様化、高度化してきている。マーケティングでは、「人が感じた欠乏状態」を**ニーズ（needs）**とよび、ニーズを満たそうとする**ウォンツ（Want）**が生まれると考えている。それが、購買力に裏打ちされると**需要（demand）**が創出される。つまり、ニーズを創造することは出来ないが、ウォンツを創造し、ニーズを充足することはできると考えられている。歯科医師は、生活を豊かにするための需要を一部の人々だけに留めず、多くの国民のニーズに答えるべく、需要の拡

患者創造の可能性

「需要は最初からあるものではなく、われわれが作っていくものだ」（松下幸之助）という考え方を参考に、今後は患者の顕在化運動と共に、歯科に対する価値観の向上（Dental IQ を高めること）に務める必要があると考える。「あ！…そんなことも歯科診療所でできるの？」といわれる何かを発見、創造することが大切である。

現在の受診率は厚労省の平成11年度の保健福祉動向調査によると、自分の歯や口の中について悩みがある人が国民の<u>69.6％いると報告されている</u>。

その中で、一年間に歯科医院を受診した<u>人は、たったの35.1％である</u>。患者創造の可能性の大きいことが理解できる。

→ その為には →

ニーズとウォンツ

患者創造のためにはマーケティングで使用している消費者のニーズとウォンツを理解する必要がある。

ニーズは「人が感じる欠乏状態」を示している。ウォンツは「欠乏状態を解決する方法」を示している。

したがって、ニーズを創造することは困難であるが、ウォンツは創造するということを理解できれば、誰もが患者創造ができてくる。

(例)
痩せたい（ニーズ）
↓
解決する方法（ウォンツ）→ ・フィットネス
・サプリメント（痩せる食品）
・美容外科　・食事療法
・薬　・ハリ治療
etc…

図3-9　ニーズとウォンツ

出所）筆者作成

大をはかるべきである。

つまり、ホワイトニング等の口元の美容、歯並び、取りはずしの義歯からインプラントによる固定式の義歯にしたい等々のニーズに関しても、歯科医師が"マーケティング"の手法を用いることで、患者に歯科診療所の門を叩かせるようにできる。この"マーケティング"は今後の歯科診療所経営を考えるうえで極めて重要なテーマである。

2）患者に選ばれるための"顧客志向"を大切にする

歯科医業は、サービス業のなかでは"対個人サービス業"に分類されている。厚生白書（1999年）では、「医療も、サービス業である」という認識の国民が62.4％いることが示されており、この傾向は年々増加している（図3-13）。

また、歯科診療所組織を"ヒューマン・サービス組織"（田尾・1997）注）と位置づけている学者もいる。この"ヒューマン・サービス組織"とは「ヒトがヒトに対して、いわば対人的サービスを提供する組織」のことである。そう考えれば、当然**"患者に対するサービス業"として対応すること**が、**歯科医業のひとつの特徴といえる**。

歯科医業においては、その所得のほぼ100％を顧客である患者から治療費としていただいている。したがって、患者が来院してくれるか否かは、経営上の大きな問題となる。

その患者が歯科診療所を選択するうえでの判断基準は、**第一に「歯科医療サービスの技術的な質の高さ」**であるが、最近では「**その歯科診療所に顧客志向があるかどうか**」が大きなウェイトを占めるようになってきた。つまり、患者さんから、「**技術が優秀なだけでなく、親切な歯科診療所である**」との評価を得なければ患者は来院しなくなる時代になったのである。

筆者の試算では、地域によって多少の違いはあるにしても、人口10万人対歯科医師が70人以上の地域では、何らかのマーケティング活動をしなければ患者は思うように来院しなくなる時代に突入したといえる。そこで、これからは歯科診療所にできるマーケティング、つまりデンタル・マーケティング（Marketing for Dental Practice）が必要である。

注）田尾（1997）：第Ⅱ部文献の17）参照

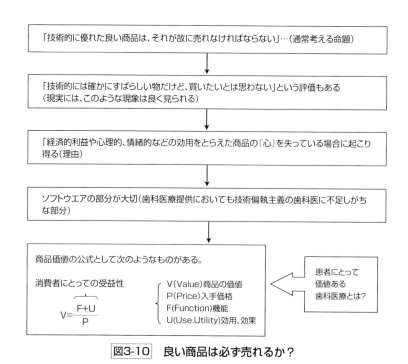

図3-10　良い商品は必ず売れるか？

　日本歯科医師会の「21世紀歯科医療検討会議（議長：田中慈 慶應義塾大学大学院教授）」は、2001年8月に、「平成13年度21世紀歯科医療検討会議中間報告書：歯科医師の供給について」を発表している。

　この中間報告書の中で、「入学数の一層の削減と歯科医学教育の改革が示され、歯学部教育課程にふさわしいコア・カリキュラムを急ぎ策定し、それを効果的に実践する努力が求められている。併せて臨床実習前に実施する知識・技能についての共用試験等により、歯科医師としての知識の資質を一層向上させる方策が欠かせない」と述べている。

　また、歯学部の教育課程においては、「**歯科は、サービス業の一種である**」ことを学生にしっかり認識させるよう、患者や地域社会との関係を学習させるとともに、「**顧客志向の経営管理のあり方**」にかかわる基礎的な事項についても、カリキュラムに組み入れる工夫が待たれる、としている。さらに、「**優秀なだけでなく、患者に親切な歯科診療所**」との評価を得る努力が必要であることを、この報告書は提言している。

この提言は、これからの歯科診療所経営におけるマーケティングの必要性を示唆したものと受け取れる。今後、大学教育において、提言に沿った改革がなされれば、これから開業する歯科医師は、すでにマーケティングの知識をもって卒業してくるということになる。このような若い開業医との競合を考えれば、既存の歯科診療所にとっても、デンタル・マーケティングへの取り組みは避けては通れない。

　そこで、患者さんが求める良質の歯科医療を提供するためには、歯科診療所におけるマネジメントとしての臨床管理、つまり勤務する歯科医や従業員の能力の管理が重要な位置づけとなってくる。これは、インフォームド・コンセントを含めた歯科医療の質と量を管理することである。結果はもちろんのこと、歯科医療が提供されるプロセスについても重視されるということである。

　また、これからの歯科医師に必須とされる"かかりつけ歯科医"機能の充実も必要であることはいうまでもない（第Ⅰ部第１章の注）かかりつけ医参照）。

3）サービス業である事を自覚する

　医療は、産業分類でサービス産業に分類されている。つまり、医療はサービス財といえる。歯科医療は「機能（回復）」を提供するサービス業の視点でとらえることができる（図3-15）。

　医師が無形のサービスを提供するだけでなく、医薬品、補綴、充填物等という機能を交換する側面を持っている[3]。これらは、信頼財として考える事ができる（図3-13、図3-14）。

〈サービス業としての視点〉

① 歯科医療もサービス業であることを理解する
② 患者に不安を与えない医療システムを考える
③ 苦情（クレーム）処理と CS 運動を理解する
　　CS（Customar Satisfaction）顧客満足
④ 患者に満足を与えるにはどのようにすべきかについて理解する
⑤ インフォームド・コンセントの経営管理上の意義を理解する

図3-11　サービス業の理解

・医療の質を高める努力

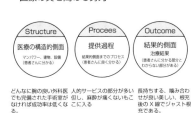

図3-12　医療の質を評価する３つのポイント

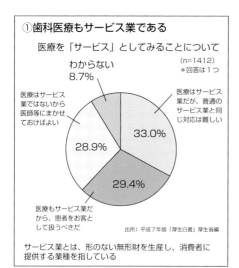

サービス業とは、産業区分としては、第3次産業を指す場合もあり、その内、商業のみを除いたサービス業を指す場合もある。
このサービス業の顧客対象は対個人サービス、事業者サービスに大別できる。歯科診療所においては、ほとんどの場合が患者という個人であり、人的なサービスが重要な業種である
医療サービスは、信頼財としての特質をもつ。

図3-13　歯科医療もサービス業である事を理解する

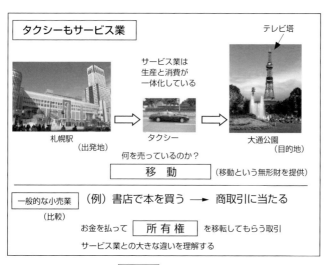

サービス業は形の無い無形財を提供し、経済的効果を得ている。
したがって、無形財に価値観を持っていただく事が重要である。例えば、移動を売っているタクシーであれば、その移動をいかに快適に安全に過ごしていただくかが価値を感じていただくポイントになる。歯科医療においては、Donabedianのいう①構造②プロセス③結果が評価のポイントになる。

図3-14　サービス業の本質を知る

歯科医療は機能の回復という無形財を提供し、経済的効果を得ている。FMCは機能回復のための道具である。歯科医療はあくまでも無形財を提供するサービス業である。サービス業の本質を理解する必要がある。

図3-15 歯科医療もサービス業

　マーケティング活動で一番大切な事は、患者満足度の向上である。近年の一般サービス企業は、顧客満足度を高める運動、つまりCS（Customer Satsfaction）対策に力を入れる事によって、営業成績に大きな成果を上げている。ただし、この"CS"とは、顧客の事前期待と、利用後の実感との相対で決められるものであることに注目しなければならない（図3－16）。

　医療においては、この"CS"はとくに重要である。つまり、患者にとって、治療を受ける前の期待よりも治療を受けた後の実感が小さかった場合には"不満足"になってしまうのである。その反対に、治療を受ける前の期待よりも治療を受けた後の実感のほうが大きかった場合に"満足"となるのである。

　したがって、患者を治療する前には、その期待を十分に聴いておくことが大切である。その際、患者が治療結果に対して、過大な期待をもっている場合には、患者の納得のいくかたちで、その期待を修正しておかなければならない。そうしなければ、どんなに治療結果がうまくいったとしても、患者は治療結果に"満足"してくれないからである（図3－16）。

　このような事例は、インプラント治療を希望する患者によくみられる。患者のなかには、インプラントが魔法の歯であるかのように考えている人が少なくない。

　インプラント治療で、患者の"CS"を得るためには、歯の状態、患者のプラー

クコントロールに関する理解と協力も必要である。なかでも、咬合に関する条件は重要であり、たとえば歯ぎしりや嚙み締めの癖があれば、予後が悪くなる場合が多い。その他にも、食べ物の嗜好、喫煙、生活習慣などが、その予後に影響することを知らない患者が実に多いのである。

　これらのことを十分に理解したうえで治療を受けていただかなければ、患者は、いつまでたっても"満足感"は得られない。歯科医師に、どんなに**"知""技""心"**が備わっていても、患者の"CS"を意識した対策を講じなければ、患者の"満足"は得られず、結果として、患者が少ない歯科診療所になってしまうのである。

　また、患者の"満足"を得るためには、歯科診療所が一丸となって"CSを得るための運動"を展開すべきである。そのための方法と大切な点を以下にあげる。

①「患者第一主義」の経営理念を、従業員に徹底する。
②患者の不平・不満が従業員と院長の耳に入るようにするシステムを作る。たとえば、中断患者が増加したり、約束制（予約制）におけるブロークンが増加した場合には、その原因を調査する必要がある。その結果から、対策がみえてくる。実施にあたっては、いわゆる**報告、連絡、相談（ほうれんそう）** を徹底したシステムとして構築する。
③改善に対する対策を、従業員主導のもとで院長も加わって全員で考える。この方法論として、保坂榮之介氏のカード法や、川喜多二郎氏のKJ法などは有効である（永山正人ほか「カード法を応用したスタッフ教育の試み」日本歯科医療管理学会雑誌、第23巻第2号、1989）。
④他院のCS状況を参考にして、自院で行っているCS運動のレベルを自覚す

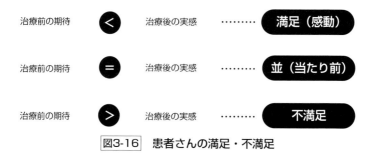

図3-16　患者さんの満足・不満足

る（ベンチマーキング法等：永山正人「開業医のためのデンタル・マーケティング」一世出版、p.66）。
⑤「このCS運動は、従業員の意識改革を狙ったものである」ということを忘れない。
⑥院長自らが、CS運動の最前線に立つ。従業員は、そんな院長の後ろ姿をみて、本気で取り組むようになる。

「歯科診療といえども、患者に対するCSは重要である」という意識を院長がもっている場合、その歯科診療所はすでにある程度のCS対策がなされている場合が多い。CS対策を実践するにあたっては、まず院長自身のがCSを重要であるという意識を持つことが大切である。そのうえで、これから述べる調査、調査に基づく改善案の実践がその効果をあげるのである。

筆者の歯科診療所においては、CS運動の一環として、従業員から月に一度"ファミリー・レポート"を提出してもらっている。これは「従業員に対する教育が効果を上げているか？」、また「院長のCSに対する姿勢について、従業員に知ってもらいたい」という気持ちからおこなっているものである。

通常院長は、自身の患者に対する接し方や、従業員に対する接し方について、従業員から批判されるのはつらい場合もある。しかし、いままでまったく気付かなかったことを知ることもできるため、本院の"ファミリー・レポート"は非常に有益な方法であると考えている（図3-17）。

例えば、院長である筆者の場合には、「患者さんから難しい注文が出され、それについて説明しているときには、眉間にしわを寄せる癖がある」などと書かれていたことがある。これは、本人としては無意識におこなっていることであり、従業員に指摘されることではじめて、自分の未熟さを知った次第である。

この"ファミリー・レポート"によるCS運動は「長く実施していると、レポートに書かれる内容が次第にマンネリ化してくる」という欠点もある。しかし、従業員にとっては「毎月、レポートを提出しなければならない」という緊張感があるため、行動におけるマンネリ化はある程度防ぐことができる。また、レポートに書かれた内容は、院長にとっての情報収集源にもなるため、この方法は比較的有効である。

また、1年に1度程度の頻度で、患者の満足度を知る（実際は、推測するこ

```
A  今月を振り返ってみて、次の文章について考えてみてください    （○・△・×で回答）
    1. 時間のけじめは守られていましたか？                              （  ）
    2. 朝のあいさつはできていましたか（患者さん、院長、同僚に）？    （  ）
    3. 患者さんには、明るい笑顔で接していましたが？                  （  ）
    4. 患者さんには、ハキハキとした言葉遣いをしていましたか？        （  ）
    5. 医院内では、正しい言葉遣い（とくに電話など）ができていましたか？（  ）
    6. 医院で決定した事項は守られていましたか？                      （  ）
    7. 仕事は充実していましたか？                                    （  ）
    8. 「陰日向なく、働いた」と思いますか？                          （  ）
    9. よく気がついて、整理・整頓・清掃をしていましたか？            （  ）
    10.「医院内の消耗品および機械類を、正しく使用した」と思いますか？（  ）
    （備考）設問7で「充実していなかった」と答えた人は、その理由を記入してください

B  今月、失敗したと思うことがあったら書いてください。
    また、その失敗をなくすにはどうしたらよいと思いますか？

C  医院のシステム（きまり他）のなかで「改善してほしい」と思うことがありましたら書いてください。

D  院長の患者さんに対する接し方、従業員に対する接し方について、気がついたことを教えてください。
    ①患者さんに対する接し方、態度     (a) 良かった  (b) 悪かった
    ②従業員                           (a) 良かった  (b) 悪かった
    (b)と記入した方は理由を記入してください。

E  その他、重要事項がありましたら、記入してください「ほうれんそう（報連相）を実施しよう」。
```

図3-17　N医院のCS運動"ファミリー・レポート"

とになる）ための調査"CSサーベイ"を実施すべきである。

　この"CSサーベイ"に関しては、学者や、実際の現場でのコンサルタントをおこなっている人によって「どのような視点で見るべきか」、また「どのような調査方法や調査項目によって、本当の意味の満足度が分かるのか」など、いろいろな考え方がある。

　そこで、筆者の歯科診療所で実際にCSサーベイをしていただいた結果をもとに、コンサルタントとしての視点と、歯科診療所約40年間の経営を通して考えてみる。"技術軸"、"対応軸"、"時間軸"、"イメージ軸"、"信頼軸"という5つの視点で、患者のCSをとらえてみたい。

　この"CSサーベイ"を行うためには、まず来院した患者に対して、無記名でのアンケートを実施する。それぞれの項目は、以下のとおりである（図3-18）。

> 1. 診療室、治療器具が清潔に見えましたか？
>   ①たいへん綺麗　②綺麗　③普通　④やや汚い　⑤とても汚い
>
> 2. 治療中の不快事項（たとえば痛み、「怖い」と思ったことなど）がありましたか？
>   ①たいへん快適　②快適　③普通　④やや不快　⑤とても不快
>
> 3. 治療は丁寧でしたか？
>   ①たいへん丁寧　②丁寧　③普通　④やや悪い　⑤たいへん悪い
>
> 4. 治療効果の満足度はいかがでしたか？
>   ①たいへん良い　②良い　③普通　④やや悪い　⑤たいへん悪い
>
> 5. 先生の説明や態度は親切でしたか？
>   ①たいへん良い　②良い　③普通　④やや悪い　⑤悪い
>
> 6. 従業員（受付を含む）の印象はいかがでしたか？
>   ①たいへん良い　②良い　③普通　④やや悪い　⑤悪い
>
> 7. 治療にかかった時間は適切でしたか？
>   ①たいへん適切　②適切　③普通　④不適切　⑤たいへん不適切
>
> 8. 患者さんの利便性（治療時間など）を考えてくれましたか？
>   ①たいへん適切　②適切　③普通　④不適切　⑤たいへん不適切
>
> 9. 治療技術が信頼できましたか？
>   ①十分に信頼できた　②信頼できた　③普通　④やや不十分　⑤不十分
>
> 10. 本院を家族・友人・知人等に紹介したいですか？
>   ①絶対する　②する　③どちらでもない　④したくない　⑤絶対しない

図3-18　患者さんに実施する無記名のアンケート調査

"イメージ軸"の調査項目

「診療室・治療器具が清潔に見えましたか？」、「治療中の不快事項（たとえば、痛み）がありましたか？」などの項目。

"技術軸"を知る調査項目

「治療は丁寧でしたか？」「治療の結果に満足しましたか？」などの項目

"対応軸"を知る調査項目

「先生の説明や態度は親切でしたか？」「従業員の印象は良かったですか？」などの項目

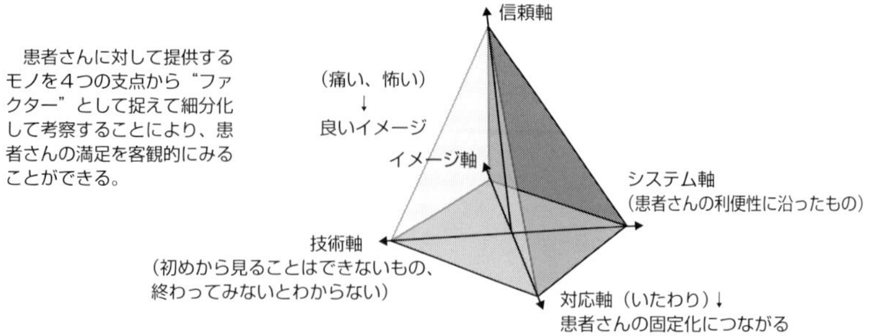

患者さんに対して提供するモノを4つの支点から"ファクター"として捉えて細分化して考察することにより、患者さんの満足を客観的にみることができる。

（痛い、怖い）
↓
良いイメージ

信頼軸

イメージ軸

システム軸
（患者さんの利便性に沿ったもの）

技術軸
（初めから見ることはできないもの、終わってみないとわからない）

対応軸（いたわり）↓
患者さんの固定化につながる

図3-19 患者さんの満足度を知ることができる"CSサーベイ"

"時間軸"を知る調査項目

「治療にかかった時間は適切でしたか？（1回の治療時間、治療回数）」「患者さんの利便性を考えてくれましたか？」などの項目

"信頼軸"を知る調査項目

「治療技術や対応が信頼できましたか？」「安心して治療が受けられましたか？」などの項目

"ロイヤルティ"を知る調査項目

「本院を家族・友人・知人に紹介したいですか？」

図3-19でわかるように、歯科診療所に対する"信頼軸"は、"イメージ軸""技術軸""対応軸""時間軸"のそれぞれが合わさった総合軸として表現されている。判定の仕方は、それぞれの軸を5等分した線上に、アンケート結果で獲得した点数を記入し、それぞれ結んだ線でできる四角柱の大きさや形で、その歯科診療所の患者満足度がわかるというものである。ロイヤルティは、本当に患者が満足したか否かの指標を示している。

この"CSサーベイ"によって、その歯科診療所に不足している部分を目で確認することができる。このような結果から、自院の不足している部分を見出し、それを補うような改善案を立てて、実行することがCS対策になる。

このCS運動においては、「誰かなんとかしてくれるだろう」という受け身の姿勢からは、患者の満足が生まれることはない。院長みずからがCS運動を実

践する姿をみて、従業員も本気で取り組むようになる。

4）患者の満足サイクルと不満サイクルを理解する

　前述した"CSサーベイ"は、非常に重要なことであるが、それ以外にも重要な点がある。

　最近の患者の傾向としてあげられるのが、その見極めの早さである。患者が実際に受けた歯科診療所のサービスのなかで、ひとつでも不満な点があった場合、患者さんの心理では、全体のサービスをゼロとして評価してしまうこともある。この患者志向は重大なことであり、「99％の努力を無駄にしないようにするためには、患者が気にしている残りの1％までにも気を配る必要がある」というわけである（図3-20）。

　自然界の法則においても、植物は、その発育に必須な栄養素が1つでも不足していると、他の栄養素がいくら多くても、その不足した栄養素のレベルまでにしか発育しないということが知られている。また、単純に桶に汲める水の量で考えてみても、桶を構成している羽目板の高さまでしか、水は汲むことはできないのである。

　したがって、これらの歯科診療所経営においては、不満な気持ちを抱かせない努力と患者のクレーム処理を誠意とスピードをもっておこなうことが重要である。したがって、患者の"不満足サイクル"とならないように最善の努力をし、患者の"満足サイクル"を勝ちとるように、従業員ともに真剣に考える姿勢が大切になる。

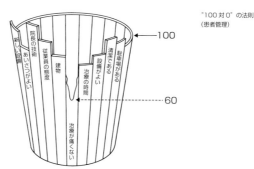

図3-20　最近のCS（患者満足）は"100対0"になることもある

次に、不満足の経営上の影響について考えてみる。

武田哲男氏[4)]は、デパートで買い物をした客の追跡調査研究（1999年）をおこなっている。同氏が"満足客"と"不満足客"の1年後の状況を調べたところ、購入商品・サービスに対して、ほどほど以上の"満足"を感じる客は全体の約60パーセントおり、これらの客が、1年間で5、6人に対して、プラスのクチコミをしていることがわかった。

その反対に、何らかの"不満"を感じている客は、全体の約40パーセントである。このうちの50パーセントは"不満"を表明しない客であり、何％かは"不満"を表明することなく、黙って他のデパートに移ってしまう客である。

何らかの"不満"を感じている客の残り50パーセントは"不満"の意思表示をする客である。またそのうちの数％の客は、苦情処理の対応にも"不満"をもっている。苦情処理に強い"不満"をもった客は1ヶ月間で14、15人、1年間で40〜50人にマイナスのクチコミをすると述べている。

ただし、そういった客の"不満"が、苦情処理によってすぐに解決された場合には、逆に、そのことがプラスのクチコミになる場合もある。また、その解決が遅い場合には、1年間で5人以上にマイナスのクチコミが広まってしまうことがわかった。

以上のクチコミ効果は、われわれが歯科医療を提供するうえでも重要なことである。日頃から、患者の満足を100パーセント得られるように努力することは重要であるが、苦情が出た場合にも、患者の満足を意識して、速やかに解決することが大切である。

患者は、歯科診療所から、"満足"が得られた場合には、リピーターとなってプラスのクチコミをしてくれる。それによって、診療所収入は増加するわけである。しかし、患者を"不満足"のままで帰らせてしまえば、リピーターとなってくれないばかりか、他院に移ってしまい、それがマイナスのクチコミを産み、診療所収入は減少してしまうことになる。

したがって、われわれ歯科医師は、患者が満足サイクルに入るように最大の努力をしなければならない。そのためには、自院の医療レベルや人的サービスのレベルを上げることが必要であり、具体的には、院長を含めた歯科医師の弛まぬ研鑽と従業員教育が重要となる。

さらに、以下にあげるような、患者の心理を考慮した対応が、治療後の"満

足""不満足"の評価の分かれ道になる場合があることを知っておく必要がある。

行動科学によると、「良いニュース」と「悪いニュース」があった場合、人間は「悪いニュース」のほうを先に知りたいと考える。そうすれば、不安を長く抱えずに済み、「良いニュース」を聞いたときに、それを心から味わうことができるからだといわれている。こういった心理を応用することで、歯科診療所の提供に際して、患者の"不満足"を少なくすることができる。

以下は、子どもを治療するときに、筆者がよく使用する方法である。

筆者の診療所では、長時間にわたって我慢させたり、痛い思いをさせてしまったときには、そこで治療が終わりだとしても、そのままの気分で患者を帰すようなことはしない。そういった治療の後には、痛い思いをしたユニットから患者を解放してあげて、別の場所たとえばブラッシングルームで、歯科衛生士が歯の磨き方を教えてあげたり、フッ素を塗ってあげたりするのである。

歯科診療所での治療を終えた患者には、痛みの記憶が多少は残るものだが、これらの対策を講じる事によって、患者の心には、最後に行ったブラッシング指導などの楽な治療のイメージも強く残ることになる。そうすることで、治療全般にわたっての印象を「終わってみたら、たいしたことはなかった」と記憶してもらえるのである。

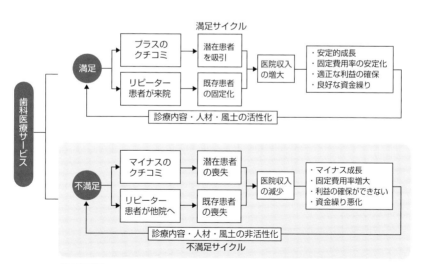

図3-21　患者さんの"満足サイクル"と"不満足サイクル"

また、筆者は、患者に苦痛を強いるようなプロセスは、なるべく早く終わらせてあげるべきであると考えている。歯科医師が、日々行っているプロフェショナルサービスにおいて、最後の段階で、患者の"不快感"を産んでしまうような場合には、その後の段階として、その不快感を和らげるための時間を設けるべきである。

　以上のように、痛みや不快感、長時間の治療などの患者にとっての不快なことは、そのすべてをできるだけ早く終わらせることで、その"不快感"が顧客や患者の記憶の大きな部分を占めないようにすることが"CS"を考えるうえでも重要なことである。

　また、前述した武田哲男氏の研究によれば、"不満"を意思表示した客の苦情処理に一生懸命に取り組むことで、その問題がすぐに解決できた場合には、80パーセントの客が継続して、その店で買い物をしてくれるようになるといわれている。

　このうちの数パーセントの客は、その対応についてのプラスのクチコミもしてくれるようになるというから、素早い苦情処理は、"不満足"を"満足"に変える大きな要因になる。そのため患者からのクレームに対しては、普段から従業員にその処理の重要さを周知することが必要である。また、クレーム再発防止のためのマニュアルをつくるなどの徹底をはかるべきである。

　歯科診療所に寄せられるクレームのほとんどは、患者とのあいだの"インフォームド・コンセント不足"が原因となっているものが多い。これは、歯科診療所の歯科医療サービスに対する意識が低いことに起因している。歯科診療所の技術の拙劣と妥協によっても、患者からのクレームは起こるが、これは良質の医療を提供しようとしている医療人から考えると論外である。

　また、日々の診療が混み入り、忙しくなってくると患者に対してついつい説明不足になってしまいがちであるが、このような状況も、クレームに発展しやすいので注意が必要である。

　患者からの不平、不満を聞いたときには、すぐにまず相手の言い分を聞き、事実にもとづいて解決していくことが大切である。解決にあたって大事なことは、患者の立場になって解決しようとする努力を認めていただくことである。こちらの誠意が認められれば、患者の興奮した感情が沈下し、患者側の強い要求も軟化してくる場合が多いからである。そのような状態になってから、経済

的な解決の方法をとることが必要である。

たとえば、ブラッシングのための染め出し液が服についてしまった場合には「すぐに謝って、クリーニング代の負担を申し出る」という考え方である。なお、染め出し液を使用する場合には「汚れてもいいような服装で来院して下さい」と前もって伝えておくことが、クレーム予防にとって大切なことは、いうまでもない。

また、待合室で患者の靴が盗まれてしまった場合でも、履いてきたものよりも高価なものをプレゼントするという考え方もある（加入している保険によっても対応できる）。このような解決の仕方によって、マイナスをプラスに変えることもできると思われる。前述したように、解決に対しての多少の出費は、「プラスのクチコミを買った」と思って出すのであれば、決して高い買い物にならない。

最後に、**マイナスのクレームをプラスのイメージに変えるための方法**について、以下にまとめてみる。

①スピーディに対応する。
②まず、相手の言い分をよく聞いてあげる。
③事実に基づいて処理をする（早く解決するために相手の言いなりになるのではなく、損害の程度を客観的に評価し、その実態に応じて）
④解決までの時間を早くする。
⑤再発防止に務める。

5）最低限必要な差別化戦略の実践

マーケティングの実践はある意味で差別化戦略の実践ということもできる（図3-22）。

各歯科診療所が、自院の"差別化"のために、もっともしなければならないことは、「患者のニーズに合った、魅力ある歯科診療所」を実現するための努力であることはいうまでもない。このことが、企業でいえば"戦略"にあたる部分である。

そこで、患者のニーズに的確に対応した歯科医療提供について"各歯科診療所で努力しなければならない方策（これをしなければ、他院に差別化されてしまうという内容）"という前提で差別化を考えた場合、どのようなことに努力

すべきなのかを考えてみたい。

　つまり、差別化の第一として、治療費（価格）を安くすることが考えられる。しかし、現実には、歯科診療所経営の売上の80〜95％を占める保険診療において、しかも、治療費を安くすることで、他歯科診療所との差別化を計ることは、療養担当規則などの面からも不可能である。

　ただし、治療費が同じ金額であった場合において、その治療内容が、患者に十分納得のいくものであれば、治療費を安く感じていただけるかも知れない。このような患者の感覚を利用して、"安く感じてもらう"手段としては、いくつかの方法論がある。それは、ひとつには治療内容をよく説明することである。また、自費治療においては、ある程度の幅であれば「治療費を安くする」という差別化が導入できる。

　基本的に、その歯科診療所が保険医療機関であれば、**コスト・リーダーシップ**（"低コスト"で、地位を確保しようとする戦略）をとることはできないのは、前述のとおりである。しかし、もし、それができるのだとしたら、自費治療に関してのみである。

　実際には、自費料金においても、技工料との関係もあるため、治療費を安くすることは容易なことではない。そこで、海外の技工所に技工を発注することでコストダウンを考えている歯科診療所もあると側聞している。すでに一般企業では、経営の国際化にともない「商品の部分を、もっとも条件のよい国でつくる」というグローバリゼーションが行われるようになっているからである。

　歯科への応用は、法律的なことさえ解決すれば、海外の安い労働力を利用することで、自費料金を下げることが可能であり、今後、各地域にコスト・リーダーシップをとる歯科診療所が出てくる可能性はある。

　次に、歯科診療所がもつイメージの**差別化**について考えてみる。患者にとって、従来の歯科診療所のイメージが「削って、詰めるだけ」なのであれば、是非ともそういった暗いマイナスイメージから脱却したい。つまり、広告・宣伝を効果的に活用することで、「健康を維持するために通う診療所」「キレイになるために通う診療所」「個性を伸ばしてくれる相談相手」という**明るいプラスイメージ**に転換できれば、歯科診療所の需要は変わってくる。

　昨今、東京にホワイトニングだけを行う歯科診療所が現れた。この歯科診療所では、う蝕に対する治療はまったくしないので、タービンの音もまったく聞

こえない。したがって、患者は美容院に通うような感覚でホワイトニングを受けているときく。これは、ハーバード大学のポーター（M.E.Porter）[5]教授のいう集中戦略による歯科診療所の成功例であるが、歯科医療の観点から考えると、イメージによる差別化の要素も非常に強いといえる。ここまで極端にならなくても、今後このような要素が求められるはずである。

患者へのサポート面での"差別化"に関しては、いくつかの方法があずけられ、すでに導入している歯科診療所もあるかと思われる。たとえば、「治療後のメインテナンスとしてのリコールシステムの完備」「治療に関する保証」「各種DM（direct mail）」「待たせないで治療するための、約束制の導入」「駐車場の完備」「子供を預かる託児所の設置」等が考えられる。

その中で、筆者が大切に考えているのは、患者に対して、治療が終わった段階でリコールの重要性を説明することである。とくに、リコールに応えて来院してくれる患者と、そうでない患者の歯の生存率の違いなどを、じっくりと説明するようにしている。

また、患者には、その場でリコールハガキに自分の住所を書いていただくようにしており、なおかつ、そのハガキ代（切手代）を患者からいただいてしまうことで、リコールへの動機づけを強いものにしている。今後は、メールを活

ポーター（M.E.Porter）は、著書「競争の戦略」（1982年）のなかで「企業が採用する競争戦略は、基本的に①コスト・リーダーシップ、②差別化、③集中のうちのどれかである」と分類している。これを歯科医院経営に応用してみると、図表のようになると思われる。

コスト・リーダーシップ		①保険診療では、療養担当規則（厚生省令）から不可
		②自費治療においては可（技工料との問題あり）
		③その他
集　中		①訪問診療（寝たきり患者） （バスによる循環診療は不可）その他小児、高齢者、予防志向患者、女性など
		②スポーツ歯学、ホワイトニングなど （マウスガード）、いびき、歯ぎしり、予防グッズなど
		③図書館、船、無医村、歯科後進国、外国人の多いところなどでの開業
差別化	①イメージ	・削ってつめる→健康を維持する（予防歯科）、楽しく学ぶところ ・痛い→サッパリ、スッキリ （暗い・マイナス→明るい・プラス）
	②サポート	・リコール、保証、各種DM、予約（待たせない）、駐車場
	③品質	・治療 　痛くない、長持ちする、美しい（似合う）、よく咬める ・対応 　良く説明してくれる、やさしい
	④デザイン	・治療環境（入りやすい、清潔、明るい、快適：アメニティ） ・消毒臭のしない建物（悪いイメージを払拭する）

歯科診療所応用案（筆者作成）

図3-22　歯科診療所で応用できる"差別化"

用する事も効果的と思われる。

　以上のような工夫をすれば、患者のリコール率を上げることができる。ちなみに、筆者の診療所におけるインプラント治療後のリコール率は95パーセントで、一般治療に関しては約65パーセントのリコール率がある。なお、リコール日を患者が少なくなる時期などに設定することで、常に約束表（予約表）をいっぱいにする効果もある。

6）来院しやすい治療環境の調整と差別化戦術（図3-23）

　次に、治療に関する保証であるが、この点についての"差別化"は、最近の患者さんのニーズでもあることに注目したい。

　歯科医師会などに寄せられた患者からの苦情内容をみると、治療したあとの保証に関するものが比較的多いからである。このような状況下では、各歯科診療所において、自院から保証書を出すことで"差別化"をはかることは、患者にも歓迎されることだろう。

　ただし、あとで首を絞められないように保証期間や保証内容に関しては、資料などを参考によく考えて決めていただきたい。出来れば、弁護士に相談しながら作ることも必要である。

　最後に、デザインによる"差別化"を歯科診療所に応用するにあたっては、治療環境の整備が考えられる。つまり、歯科診療所に入りやすい雰囲気をつくるために、従来の歯科診療所のイメージをできるだけ払拭するのである。つまり、院内をバリアフリーに改装したり、清潔で明るく快適な待合室や診療室づくりの工夫をするのである。

　筆者は、昨今の新しい歯科診療所をときどき訪ねることがあるが、最近の設計やデザイナーは前述の内容を十分に理解した歯科診療所づくりをしていると思われる。

　たとえば、患者にとっての「入りやすい雰囲気」をつくるために喫茶店のようなアプローチの玄関にする。色調、イスの配置などにも気を配り、患者が落ち着ける待合室にするなどである。

　歯科診療所が経営においてとるべき"差別化"の方法は、歯科医師から本来提供される歯科医療サービスにおいて適用すべきである。この考え方については前述したとおりであるが、最近の患者の中には本来の医療サービスではない、

その周辺のサービスに価値観を感じる人もいる。

こういった患者を意識した差別化の"戦術"については、"医の本質"を見失わない程度に、行うべきである。

ここでは、4つの観点についての戦術を考えてみる。

①増患対応、②アメニティ、③サポート、④品質

＜増患対応における差別化戦術例＞

①リコール・中断患者連絡システムの完備
②誕生日検診案内（誕生日カード）
③無料歯科相談の実施（FAXやインターネット使用による）
④患者の健康サークルの結成
⑤DM
⑥患者の紹介者に対するお礼
⑦フリーダイヤルの導入
⑧子供に対するプレゼント

＜アメニティにおける差別化戦術例＞

①待合室におしぼりを置く、ミネラルウォーターのサービス、またはお茶のサービス（某経営研修会では、差別化のために待合室で待っているあいだにコーヒー、ケーキを出すことを奨励しているコンサルタントもいる。その出し方にもよるが、基本的に筆者はこのようなサービスには反対である）
②歯ブラシコーナーの設置とうがい液の提供
③子供イス、車イスの患者さんを考えたつくり（バリアフリー）
④子供プレイランド（この設置は、非常に好評である）
⑤スリッパの消毒（現在では必須の要件である）
⑥TV・BGM

＜サポートにおける差別化戦術例＞

①医療費控除のための説明（筆者の診療所では、受付や事務長が患者に説明している）
②歯に対する情報（歯科診療所のニュースレターのような媒体で広報活動）

歯科診療所における患者サービスの差別化戦略について、本末転倒にならない程度に、4つの視点から示してみた。現在の患者さんの多様化、高度化したニーズに応えるためには、このようなサービスも考えてみる必要がある。

増患に対応	・リコール・中断患者のための連絡システム ・誕生日検診のご案内（誕生日カード） ・無料相談の実施（FAX、インターネットなど） ・患者サークルの結成 ・受診動機づけパンフレットの作成（DMなど） ・患者紹介のお礼 ・フリーダイヤルの導入 ・子供にプレゼント
アメニティ	・待合室におしぼり、ミネラルウォーター、お茶のサービス ・歯ブラシコーナーの設置とうがい薬 ・子供用イス・車イスが入れる構造 ・子供用のプレイランド ・スリッパの消毒 ・TV、BGM
サポート	・医療費控除のための説明と手続き ・歯に対する情報（ニュースレターなど） ・患者カード（健康手帳の発行） ・請求明細書の発行 ・分割払い制またはデンタルローン ・自費治療のマニュアルの作成 ・託児室の設置 ・図書室の設置 ・喫茶店の併設
品質	・保証書の発行 ・デンチャーに名前を入れる（老齢者） ・外科後の電話によるフォロー ・休診日と診療時間の再検討

図3-23　歯科診療所"差別化"のためのさまざまな戦術

出所）ポーター，M.E.の差別化戦略を歯科診療所に応用した内容を示す（筆者案）。

③健康手帳の発行
④請求明細書の発行、治療計画書の発行（特にインプラント治療、自費診療に有効）
⑤分割払いまたはデンタルローンの取扱い
⑥託児室の設置、図書室の設置（診療を待つまでのあいだ、時間を有効にすごしていただくため）
⑦「喫茶室の併設」等

＜品質における差別化戦術例＞
①保証書の発行
②デンチャーに名前を入れる（高齢者）
③手術後の電話によるフォロー
④休日、時間外にも患者さんの希望で診療できるシステムの構築

以上の各戦術は、その使い方によっては"差別化"におけるベター（より良い）なサービスを提供することになり、自院での歯科医療提供に付加価値をつけることになる。なお、②手術後の電話によるフォローについては、誤解されないようにごく日常のシステムとしておこなうことが大切である。

7）マーケティング・ミックス（Marketing MIX）とアイドマ（AIDMA）理論の応用

"売る仕組み"をつくるマーケティングの考え方には、前述のようなものが挙げられるが、どれが完全ということはなくケース・バイ・ケースである。それゆえ、一般企業のマーケティングの中心は、取引を通じての需要創造活動（消費者の「欲しい：want」という気持ちを引き出す活動）だといわれている。

つまり、マーケティングはひとつのセットとして活動するのが一般的である。具体的な一例として、マーケティング・ミックスがある。このマーケティング・ミックスに関しては、アメリカの学者E.J.マッカーシー[6]の「4つのP：Four P's」が有名である。

"4つのP"とは、Product（商品）、Price（価格）、Place（流通）、Promotion（プロモーション）のことであるが、これらの要素がバラバラに展開されるのでなく、いわゆる最適な組み合わせが達成されることが要請される。

企業が以下のようなさまざまな手段を使用して、それぞれの経営目標に向かってマーケティングの諸活動をおこなっているが、その基礎つまり原点は、"顧客志向"であることはいうまでもない。いかにして顧客満足を得るか、また、高めるかが重要なのである。

この4Pは、いかに利益を増大させるかという企業側からの視点で考えられたものである。一方、顧客側の視点で考えたマーケティング・ミックスとしてロバート・ラウターボン（Robert Lauterborm：1993）[7]は、4Cを発表している。

それは、4Pと対応して4Cをすると次のようになる。つまり、製品（Product）→顧客にとっての価値（Customer Value）、価格（Price）→顧客の負担（Customer Cost）、流通（Place）→顧客の利便性（Convenience）、プロモーション（Promotion）→コミュニケーション（Communication）、となっている。

マーケティング・ミックスにおける販売促進活動をおこなうために、消費者の購買に関する心理的プロセスを知ることは、重要な要件となる。このプロセ

マーケティング活動や政策の内容は、①製品（product）、②価格（price）、③流通（place）、④プロモーション（promotion）の4つのPのミックスが重要である。
　つまり、売れるためには「良い製品をつくること」、「買っていただける価格にすること」、広告も含めて、「買いたくなるように仕組みをつくること」、そして「どのようなルートで、どこで売るか」が売れるための決め手となる。このマーケティング・ミックスを歯科医院で応用した場合、どんな活動になるだろうか。

E.J.McCarthy（1960）

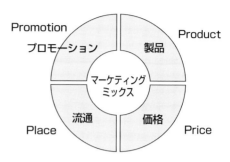

図3-24　マーケティング・ミックスと"4つのP"

スを説明したのが、アイドマ（AIDMA）の理論である。この理論によると、消費者がモノを買うまでの心理的プロセスには、次のような心理の推移があるといわれている。

　①モノに注目する（Attention）
　②興味をもつ（Interest）
　③「買いたい」という欲求が起こる（Desire）
　④そのことを記憶、評価する（Memory）
　⑤購買行動を起こす（Action）

以上の他に、⑥として「愛顧固定（Customer Retention）」を入れる場合もある。

　企業におけるAIDMAの理論を歯科診療所経営に応用することで、どのようなことが可能になるだろうか。
　具体的には「いかにして、多くの患者（潜在患者を含む）に来院していただくか」「来院した患者に、いかにして自費治療などを受けていただくか」などの歯科診療所経営上の重要なテーマについて、AIDMA理論を応用するのである。その場合に「どのようなことが考えられるか」、また「どのようなことが実施できるか」について筆者の考えを述べてみたい。
　前者の「多くの患者に来院していただくためのAIDMA」の応用としては、次のようなものがある。
　"Attention" "Interest"として効果的な方法は、やはり新聞、雑誌広告など

マスコミ媒体の活用がいちばんである。チラシ広告、その他の各種看板もある。とにかく、自院の存在や治療内容、特徴などを認知していただくことが大切である。

"Desire"の段階での応用とは、クチコミがいちばん効果的である。さらに、"Memory""Action"の段階としては、院内設置の各種パンフレット類、その他に広報活動いわゆる販売促進は"Memory"や"Conviction（確信）"に有効である。また歯科医師や歯科衛生士による、ビジュアルなツールを使っての説明がある。これは、とくに"Action"に有効である。

これらの応用策について、さらに具体的な事例を示しながら考えてみる。

＜Attentionの応用＞

新聞、テレビ、ラジオなどを利用した広告やパブリシティが有効である。このうちのパブリシティ（Publicity）とは、報道機関の記事や番組などの話題として取り上げられてもらう活動あるいは記事のことである。広告でないので、当然、無料である。

具体的には、ニュースになってもおかしくないような自院の新しい、もしくは特殊な治療内容、特別な検査機器などの情報を、報道機関に提供するのである。たとえば、テレビでホワイトニングやインプラントの話題が取り上げられれば、当然、視聴者はそれをおこなっている歯科診療所にも注目するようになる。

その他にも、新聞広告に掲載される院長の略歴も効果がある。

＜Interestの応用＞

この"Intrest"に関しては、チラシ広告が有効である。これは、新聞に折り込まれた新規開業案内などのチラシ広告として、馴染みのある手法である。小売業の場合には、商品の安売りのチラシ広告が主であり、消費者の興味をそそっている。

最近入っていたチラシ広告で筆者が興味をもったのは、育毛剤や「体脂肪を燃焼させる」というダイエットサプリメントの広告である。人間は、そのときどきにおいて何らかの悩みをもっており、チラシ広告は、そういう人に大いに興味をもたせる効果がある。ただし、医療の場合には医療法で規定されている

ため、広告規則の枠内でおこなうチラシ広告しか許されていない。

　しかし、来院した患者向けの読み物をつくって待合室に用意したり、過去に来院された患者に対して広報のようなかたちのダイレクトメールを送り、あらためて自院の治療内容を案内することは、医療法に抵触しない。最近の電話帳広告を見ると医療法に抵触している歯科診療所の広告が実に多い。つまり、医療環境管理を無視しては、結局のところは自院の首を絞める事になりかねない。そこで、医療法に抵触しないように、自院の内容を広告できる方法を研究し、おおいに利用することが重要である。

＜Desireの応用＞
"クチコミ"がいちばん有効といわれているが、筆者は患者による自院の治療体験手記も、同様の効果を得られるものではないかと考えている。この手記の事例としては、たとえば「近所の奥様が、N歯科診療所でホワイトニングを受け、非常にきれいになった」手記を読むことによって、「ホワイトニングはまったく痛くない治療であり、かかる治療費も出せない金額ではない」ということがわかり、「私も、やりたいなあ」と治療に対する欲望が出てくる。これは、"クチコミ"の効果である。

＜Memoryの応用＞
　院内のポスターやパンフレット類、いわゆるPOP（Point of purchase）広告である。あるとき、歯が欠けてしまったのでN歯科診療所に行くと、ホワイトニングのポスターやパンフレット類が置いてあった。その中には、治療内容を体験した患者さんの手記が載っている。こういったPOP広告があれば、患者さんはそれを見て「ホワイトニングをやるなら、このN歯科診療所でやろう」と、まず記憶してくれる。

　ここまでは、前述の"Desire"からの流れと変わらないが、"Memory"の段階では、患者さんがそのパンフレットを持ち帰って保存してから流れが違ってくる。

　たとえば、「昔から、自分の歯は黄色っぽい」と思っていたところに、他人からそのことを言われたのをきっかけにして、そのPOP広告の記憶が呼び起こされる。そして、患者さんはすぐにN歯科診療所に行って、ホワイトニングを

自院に来院していただく場合や、自院の中で自費の治療をしていただくにも、まず患者さんがそのものに「注目して→興味を持ち→行きたい→欲しい」と思わなければ、それ以上は進まない。では、どうしたらよいのだろうか。

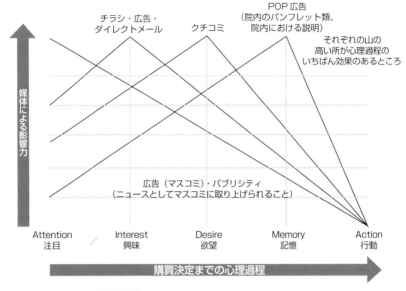

図3-25　AIDMA理論と媒体による影響力

受けることとなるのである。

このように、人間は欲望（Desire）が高まっていると、意外と些細なことで行動を起こすものである。このときの受診の動機はまさにそれであり、この結果としての受診行動が最後の"Action"になる。しかし、デンタル・マーケティングでは最後の"Action"として受診行動が起これば終わりではない。その後の"Satisfaction（満足）"までを考える必要がある。つまり、歯科診療所においては、満足の結果としてリピーターになっていただくことである。

最後に、**AIDMAからAMTULへの転換の必要性**について述べる。

AIDMA理論（モデル）は、本来購買心理段階を示したものであるが使い方によっては、新規の患者を獲得する方法としても有効な理論として知られている。しかし、現在のような厳しい環境下においては、一度来院した患者がリピーターになっていただくことに力点をおくことの方が経営上有益である。このことに応用できるのがAMTULの実施である。つまり、よくいわれている「ニッパチ（2・8）」の理論の実践においてAMTULが使用されている。この「ニッ

AIDMAモデル		AMTULモデル		検証
Attention	認知する	Awareness	認知する（認識する）	再認知度率
Interesut	関心を持つ	memory	記憶する	再生（知名）率
Desire	欲求する	Trial	試す	使用経験率
memory	記憶する	Usage	使用する	主使用率
Action	購入（行動）する	Loyalty	愛用者になる	今後購入意向率

▶ 再購入、長期的視点に立った顧客作り

図3-26　AIDMAからAMTULへ

　パチ」の理論とは、売上高を上げるために新規開拓を進めるよりも、売り上げ8割を占める2割の得意先を大事にし、そこから売上げを上げる方法を考えた方が良い結果が得られる場合の方が多いというものである。つまり、新規患者の獲得を考えたAIDMA（消費者の購買心理）の理論よりも、AMTUL（長期的購買行動）の理論の方が、クチコミによる新規患者の獲得及び長期視点に立った患者作り、すなわち長期継続的な患者作り（リピーター作り）には有効である。そこで、AMTULの理論について説明する。AはAwareness（認知）、MはMemory（記憶）、TはTrial（試用、サンプル）、UはUsage（使用、使用感）、LはLoyalty（愛用、ファン、リピーター）の頭文字を示している。このAMTULモデルの良い所は検証ができるところにある。

　この理論の歯科診療所経営における応用は次のようになる。まずは、自院を認知していただくようなあらゆる手段を講じる。あるいはインプラントのような治療法について認知を高める広告、広報等を実施する。そして次に記憶していただくようなプレミアム（自院のネーム入り歯ブラシの無料配布）、ダイレクトメール（自院のネーム入りの地図、カレンダー、予防の知識集等の保存版）、院内設置のカタログ・パンフレット等を使用する。これによって、インプラント治療を希望して来た時や、再インプラント治療を希望して来た時、何によって知りましたかの質問等により、再生知名率を調べることができる。次に、使用経験をしていただくことが大切なポイントであるが、インプラント等は、サンプル等で試すことができないので、Trialと使用するUsageが一緒になることもある。したがって、TとUは模型や資料、パワーポイント等を使用し、ビジュアルに説明し、十分納得した後にインプラントを実施し、十分なる満足を得る努力をすることが大切なポイントとなる。

一方、超音波ハブラシ等の販売に際しては、サンプルを１週間程度お貸しして、その効果によって購入していただく事になる。この場合はTとUは別々の行為となる。

　さらに、その結果としてリピーターとなるわけである。このプロセスを大事にすることがAMTULの理論の応用ということになる。

8）患者維持を考えた取り組み

　今後は、競合歯科診療所を意識せず患者の満足を直視した患者維持を考えた取り組みが重要となる。

　従来のマーケティングの主なものは、競争相手（競合歯科診療所）を倒す**"戦争型マーケティング"**であった。現在、これを信じて実行している人も少なからずいる。このマーケティングによる成功は、一時的には良い結果が得られることもある。しかし、長い目でみれば、歯科界全体が落ち込むことになる。

　さらに、"戦争型マーケティング"は、競合相手の患者さんを奪いとるマーケティングになりがちである。この考え方によるマーケティングでは、歯科医師の共存共栄はあり得ない。これでは、殺伐とした歯科界になってしまい、歯科医師も国民も不幸になる。

　現在は、この"戦争型マーケティング"を実行している歯科医師がまだ少ないために、その弊害があまり出ていないだけである。したがって、このような考えのマーケティングは、お奨めしたくない。そこで筆者は、今後の歯科界が目指す考え方として、患者の喜びをめざす、つまり患者満足をめざす、"恋愛型マーケティング"を推奨する。さらに、長期的、継続的なファンづくりを強調する**"ファン維持型マーケティング"**を実行すべきであると考える（予防管理型歯科診療所もこれに近い）。

　つまり、患者さんを直視したマーケティングが必要なのである。従来の考え方に従うことで競合歯科診療所を意識しすぎてしまい、結果的に患者さんを横目で見るようなことは慎まなければならない。

　最近注目されているバイオリニストの奥村愛さんは、テレビ番組で司会者から"バイオリニストとして一流となれた理由"を質問された際に「人と競うよりも、"人に感動を与えたい"と思ってきたから」と語っていた。この発想は、まさに"恋愛型マーケティング"の真髄である。

以上のことを、換言すれば、次のようになる。

"恋愛型マーケティング"の視点（エネルギー）は、従来のマーケティングのように競合相手にではなく、患者さんに向けられることとなる。そのため、競争相手の行動を気にすることなく「患者満足度を高めるには、どうしたら良いのか」にそのエネルギーを使えることになる。

そのためには、これまで述べてきた「患者のニーズ」や「歯科医療はサービス業である（図3-13、図3-14参照）」という視点、「**DOSからPOSへの転換**（図3-76参照）」などが重要になってくる。この活動をおこなうことによって潜在患者が顕在化することとなり、競合相手の患者さんを奪わなくても、自然に患者は増えてくる。

恋愛型マーケティングのコンセプトは、患者を"恋人とか家族"として、大事に思う精神と"痒いところに手が届く"ようなコンセプトで接することである。

そして、いったん自院を受診してもらえたら、長期的に診察させていただくシステムに乗せることが重要である。これこそ、かかりつけ歯科医機能の強化である。つまり、この"ファン維持型マーケティング"の視点としては、リコールシステムの完備（リコール率の良いシステム管理）が必要となってくる。

これからの歯科診療所は、新規に来院する一般患者をマーケティング手法を用いて、ファン層の患者、つまり"リピーター"とすることが必要である。さらに、"信者"へと格上げしていくような努力が必要である。そのためには、患者との長期継続的なお付き合いができるシステムづくりが重要になってくる。このような考え方によるマーケティングを恋愛型マーケティングと呼ぶことにする。これは、**One to Oneマーケティング**（D.Peppes&Rogers.M,1993）[8]に酷似してる。

このマーケティングの実施には、リコールシステムが必要である。このリコールシステムにも課題があり、筆者の経験では、患者に対して通りいっぺんの対応をしているだけでは、リコール率は5、60パーセントにしかならない。これを70～80パーセント近くにするには、治療中にも、少しずつリコールの動機づけをし、治療が終わった段階で、リコールの必要性について再度説明する必要がある。

患者さんへの説明には、説明用のツールが2つは必要である。その1つ目は、

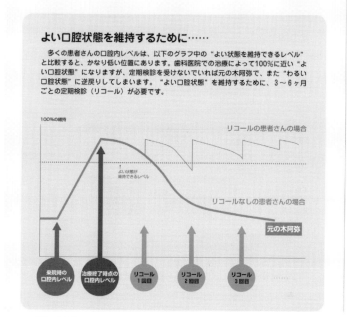

定期検診の重要性を患者に説明する時に使用しているツールを示している

図3-27　患者さんへの説明用ツール「定期検診の効果」

図3-27に示したような**リコールの効果**に関してである。

　たとえば、「リコールの患者であれば、いったん良くなった口腔内環境（歯周病、う蝕、補綴物など）をいつまでも良好な状態で維持できる。しかし、リコールなしの患者の場合は、いったんは良くなったとしても、時間の経過とともに"元の木阿弥"になってしまうことがある」ということをよく説明することである。

　2つ目のツールは、「痛くなったら、来院する」というような断片的な治療をしている患者さんに対して、有効な方法である（図3-28）。

　たとえば、「リコールなしの患者を10年のスパンで観察すると、本院のデー

タでは、約5本の歯を喪失している、しかし、リコールを続けている患者に関しては、治療を時々必要とはしましたが、喪失歯は1本もありませんでした」といったことを説明し、「あなたは、どちらがいいですか？」と促したうえで、リコールハガキに患者さんみずから住所と名前を書いていただくのである。

なお、自院に患者に示すリコール実績がない場合には、図3-28を患者に見せて、「50歳から60歳までのあいだに日本人は平均にして約4本の歯を失っている、しかし、リコールに来ている患者は治療はあってもほとんど歯を失うことはありません。あなたは、どちらを望みますか？」と説明するのである。

以上のような対応によって、**患者さんのほぼ100％がリコールを希望してく**

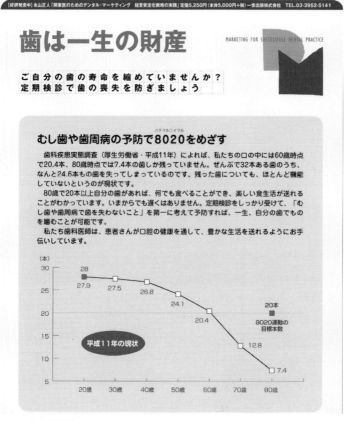

定診の重要性を説明する時のツールを示している。

図3-28　患者さんへの説明用ツール「歯は一生の財産」

れる。また、52円の切手代もいただいておけば、患者は「リコールに応じなければ、何か損をする」ような気になるため、リコール率が高くなるのである。さらに、もっと積極的にリコール率を高める方法もある（現在は、スマートフォン等を利用）。

　この方法は、患者の前歯に対して多くの補綴治療をした場合において、自然歯が残されているときに有効である。たとえば、$\overline{3|3}$ までの補綴治療であれば、$\overline{4|4}$ 歯を対象として、無料でホワイトニングをしてあげるのである。そのうえで「ホワイトニングは、3～6ヶ月ごとに行わなければ効果が薄れる」ということを説明し、リコールに応じてもらうという方法もある。このことによって、一口腔単位で管理されていただけることになる。

　とくに、患者さんの主訴がホワイトニングであった場合においては、まったく問題なくこのシステムに乗せることができる。つまり、ホワイトニングを通じて、長期継続的な患者管理ができるわけである。

　このように、リコール率を上げるための工夫によって、長期継続的なファン層づくりは可能である。一見、姑息な対応に思える方もいるかも知れないが、要は「定期的に来院していただくのは、患者のためである」という信念でおこなうことである。以後紹介する理論は、戦争型マーケティングに通じるものと判断されがちであるが、応用の仕方によって変わってくる。

9）患者ニーズから得られた増患対策

　フィリップ・コットラー（Kothler,P.）[9]のマーケティングより、歯科診療所に応用できる内容について紹介する。始めに、コットラーはマーケティングを次のように定義している。**マーケティングとは、交換過程を通して、ニーズ（必要性）とウォンツ（欲求）を満たすことを意図する人間の活動である**、としている。具体的な戦略としてコットラーは論文の中で次のようなことを述べている（以下の文章は、筆者が歯科診療用にアレンジしてある）。①医療の質（良質の医療）で患者を集めよ。これは、その治療において最高の医療サービスを提供せよ、そうすれば、患者は集まってくる。というものである。②絶え間のない歯科医療提供の改善で患者を集めよ。患者のニーズとウォンツの理解と実践で患者は集まってくる、というものである。③材料、医療技術の革新で患者を集めよ。レーザー、歯科用CT、痛くない治療、治療回数を少なくする治療、

1. 医療の質（良質の医療）で患者を集めよ
   （その治療においては最高の医療サービスを提供）
2. 絶え間のない歯科医療提供の改善で患者を集めよ
   （患者ニーズの理解と実践）
3. 患者の期待を上回る歯科医療提供で患者を集めよ
   （治療前の期待 ＜ 治療後の実感（評価））
4. 材料、治療技術の革新で患者を集めよ
   （レーザー／歯科用CT／痛くなく／治療回数を少なく／長持ち／良く噛める／審美性が良い）
5. より良い人的サービスで患者を集めよ
   （接遇／説明／思いやり／配慮）
6. マス・カスタマイゼーション（mass customization）の導入で患者を集めよ
   多くの患者の一人ひとりのニーズに合わせた（患者の多種多様なニーズ）
   歯科医療提供を低コストで実施できる体制を築くこと

フィリップ・コトラー（Kothler, P.）：「コトラーの戦略的マーケティング」，デンタルダイヤモンド社，2000年より歯科医療経営用に修正

＜患者ニーズと医療の質を考えた経営基準＞
1. 患者第一主義（Paitient first）
2. 良質な医療・保険・福祉の提供（We deliver the best）
3. 社会的責任経営（Corparate Social Responsibility：CSR経営）

図3-29 患者のニーズから得られた増患対策

良く噛めるようにする、審美性がよい、個性が活かされている治療等々を考慮した歯科医療提供、システムによって患者は集まってくるものである、としている。④患者の期待を上回る歯科医療提供で患者を集めよ。これは、治療前の期待＜治療後の実感（評価）になるように意識して患者満足度の高い歯科医療提供を考えることを示している。⑤良い人的サービスで患者を集めよ。いわゆる接遇、説明、思いやり、配慮といった人的サービスを徹底することで患者を集める、ということである。これに関しては、石川県にある加賀屋の顧客サービスが参考になる。⑥マス・カスタマイゼーション（Mass Customization）の導入で患者を集めよ。これは、多くの患者の一人ひとりのニーズに合わせた（患者の多種多様なニーズ）歯科医療提供を低コストで実施する体制を構築して患者を集めよ、ということである（図3-29）。

10）一般企業の増収（活性化）対策と歯科の取るべき道

マーケティングの最後に、一般企業が増収策、または活性化策として採用している図3-30に示すような種々の戦略を紹介し、歯科の取るべき道を考えてみる。自動車業界は、既存の車種が売れなくなると、**モデルチェンジ**をする。すると、新しいもの好きのユーザーは、すぐ新しい車種を買う、という戦略を使用している。一方、**業種の業態化**という戦略もある。これは、**コンセプトに**

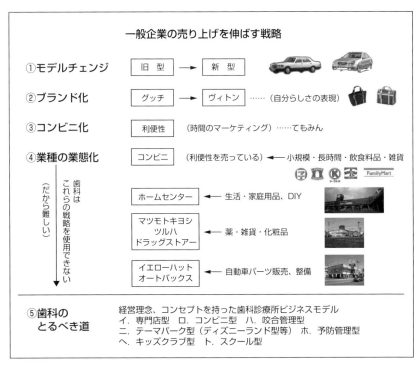

図3-30 一般企業の増収（活性化）対策と歯科のとるべき道

よる業態化とも解釈できる。

　平成3年（1991年）に、アメリカの小売業を視察に行った時、ネイチャーカンパニーという「自然（と触れ合う）」というコンセプトで品揃えをしている店を訪れカルチャーショックを経験したことがある。このことは、現在業種の業態化に応用されている[注1)]。

　人間は、目的を持った時行動（人間行動の基本モデル）することをK. レヴィン（1935）[注2)]が示しているが、正にコンセプトショップは、この心理を突いている。

注1) 永山正人他「魅力あるコンセプトで競うコンセプトストア」、「ニューストア経営のすべて」、経営情報出版社、1991

注2) Lewin,K.:A Dynamic theory of Personality,Selected Papre, 1935（相良守次、小川隆訳、パーソナリティの力学説、岩波書店、1957）

さて、歯科診療所経営においては、どのようなマーケティング戦略が効果的か考えてみる。つまり、歯科医療は、患者（国民）を幸福にするサービス業である。そこには、信頼財（安心・安全含む）というサービスを提供することから経営理念、コンセプトをベースに歯科診療所のビジネスモデルを考えるべきである。つまり、**かかりつけ歯科医機能を持ったコンビニ型歯科診療所**（便宜性が重要）、特殊な治療、特別な患者のオーダーを提供する**専門店型診療所**、小児から成人まで咬合機能の管理を主体とした**咬合管理型診療所**（専門的な小児の治療と矯正治療ができる）、主に小児に好かれるように**テーマパーク型診療所**（ディズニーランド型、キッズクラブ型等）、むし歯や歯周病の罹患予防をメイン（定期的に検査、PMTC等）にした**予防管理型**（予防継続管理型）が考えられる。これらのビジネスモデルが今後注目され、発展するものと思われる。

3．戦略的運営―SWOT分析の活用（歯科診療所での応用）
　―経営上の問題に対し、現在及び近未来を拓く―
　厳しい歯科診療所経営において、今後戦略的運営は必須の条件になる。ここでは戦略的運営に参考になる理論と応用を紹介する。

　第Ⅱ部の実証研究を基礎とする歯科診療所のマネジメント論において、歯科診療所の戦略的運営には「患者満足志向」、「技術志向」の重要性が示されている。

　これは、患者の高度化、多様化するニーズに答え患者満足度を高めることが歯科診療所経営に重要であることを示している。

　したがって今後は、患者満足度を高めるための種々の方策が必要であるが、ここでは企業等が使用している経営戦略を歯科診療所経営に応用するメリットについて考えてみる（歯科診療所に応用され、事例報告されている理論を紹介する）。

　始めに、経営戦略とは何かについて述べる。経営戦略についてはすでに基本事項でも並べているが、ここでは、歯科診療所に特化した形で解説する。

　経営戦略とは、歯科診療所の経営目標を達成するための包括的な手段として、診療所の外部および内部の環境の変化に対して、**経営活動を全体として計画的に適応させるための決定ルールである**。これに対し、**経営戦術とは、前述の経営戦略をさらに実践的にしたものであり**、現場において日常的に行っている具体的行動指針を指している（図3-31）。

　ここでいう外部環境とは、地域の中でその歯科診療所がどのような存在価値を有しているか、また、他の歯科診療所との競合状況はどのようになっているかを示している。その環境の中で自院の立場の有利性、不利性について分析し、内部環境である自院の能力（人的、物的諸資源）を把握し、その結果、いかに資源を配分するか、さらに、発展する可能性についても検討し、そのうえ有効適切な成果を上げるためにはどのようにしたらよいか、という観点で各歯科診療所において日々種々の問題を解決していると思われる。この問題解決をする際の指針となるものを経営戦略といっている。換言すれば、**基本的に経営戦略とは、目的を達成するために経営体の所有する諸資源を有効適切に利用することである**。

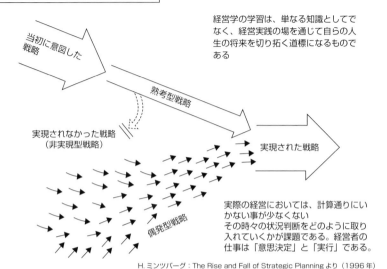

図3-31 経営学が必要な理由

　また、簡単な表現に換言すると、組織の目的を達成する包括的手段として、組織の**外部環境に対して組織活動全体を適応させる決定ルール**ともいえる。

　経営戦略には、**成長戦略**（全社戦略）と**競争戦略**（事業前略）がある。成長戦略には、ドメインの決定、事業ポートフォリオの決定、資源配分の決定等が含まれる。競争戦略には、経験曲線、コストリーダーシップ、差別化戦略、集中戦略、SWOT分析等が含まれている。Porter（1986）は、競争を理解するための分析の基本単位として、**5つの競争要因**がある事を示している（図3-32）。つまり、図3-32に示している5つの項目（要因）である。この5つの自院に向けられる競争要因を常に考えながら戦略的運営とする必要がある。また、今後は経営学の視点で診療所の経営が必要である（図3-31）。

　歯科診療所経営で使用できると思われる**ポートフォリオ分析、SWOT分析**について例示をしながら解説する。厳しい歯科診療所経営における組織全体に適応させる決定ルール作りには役立つものと思われる。

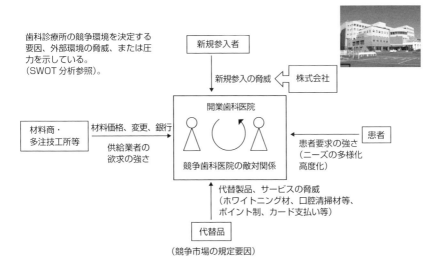

Porter,Michael,E.Competitive Stratategy:Technique for Analyzing Indusutries and Competitiors New York : The Free Press, 1980

図3-32　5つの競争要因（Five Force）

1）ポートフォリオ分析（Product Portfolio Management：ボストン・コンサルティング・グループ）—PPM

　1970年代初頭に、ボストン・コンサルティング・グループ（BCG）が経験曲線の概念をもとに考案したもので、プロダクト・ポートフォリオ分析を用いた成長率—市場シェア・マトリックス（growth-share matrix）として開発した、というものである。このPPMは、歯科診療所経営においても、有る程度の規模になったり、規模を拡大したり、また多角的に事業を展開したいという場合に有効な指針となる。さらに、時代の流れの中で、歯科医療のどの分野に力を入れるべきかの意思決定にも役立つ理論である。

　筆者の経験においてこの理論の有益性が確認されている。つまり、筆者が開業した昭和54年（1979年）頃、札幌市内で開業するには、既存の歯科診療所の玄関から200m離れなければならないという歯科医師会の開業規則があった。1年ほど札幌市内を探したが、いわゆる開業立地の良い所は全て開業規則に抵触し無理であった。結局、種々の理由があり、経営学でいう開業立地とはほど

遠い市街化区域になったばかりの畑の真中で開業してしまった。なんとか倒産はしたくないと考え、いかにして患者を集めるかをじっくり考えた。その結果、当時競合歯科診療所が比較的敬遠していた**小児歯科**をメインに**小児矯正**及び、**夜間診療**をおこなった。小児歯科においては治療後、定期検診に来院していただき、検診と同時に親子教室に出ていただくような**リコールシステムを完成**させた。そのおかげで小児が乳歯から永久歯別に変わる時には、かなりの矯正患者となり自費治療が増えた。その後、母親が患者となり、夜には父親が患者となった。しかし、時代の流れとともに子供の患者は少なくなり、それに伴い**現在ではインプラントの患者**が増加してきている。それは、小児患者が多かった時から、次の時代はインプラントと感じ、定期的な研修会に出席していた事が役に立った。そのお陰で、現在では日本口腔インプラント学会の認定医、指導医にもなり、**インターネット**でこの資格をたよりに来院する患者も増加するようになった。以上のような経験を振り返ると、PPMによる分析は、5年に1度くらいは実施すべきと考えている。**時代の変化に適応するために、自院はどう変化すべきかを考えるツールとしてPPMは有効である**（図3-35）。

　この理論では、市場占有率（シェア）と成長性が高いセグメントを「スター商品（Star）」、と呼んでいる。このセグメントとは事業単位とか戦略事業単位（strategic business unit:SBU）といわれているもので、歯科診療所経営においては治療分野と考えれば良い。また、市場占有率は高いが、成長性が低いセグメントを「金のなる木商品（Cash Cow）」、成長性はあるがまだ市場占有率が低いセグメントを「問題児商品（Qusetion Mark）」、成長性も市場占有も低いセグメントを「負け犬商品（Dog）」と名付けて各セグメントのとるべき戦略を示した理論である（図3-34）。本来は、4つのセグメントに「商品」と付けてないことが多いが、ここではイメージし易いように各セグメントに「商品」を付けてある。

　以上のことを簡単に表現すると、Aという会社で4つの商品を売っているとすると、この4つの商品の内どの商品に資金を投入し力を入れる事が売上を上げ、将来的に会社のためになるかを考える理論である。歯科診療所でいうと、矯正に力を入れるべきか、小児歯科に、補綴に、インプラントに、と考える場合にも役立つものである。

　以下、各セグメントに関する特徴と、注意点等について述べる（図3-33）。

①スター商品（高成長率・高シェア）：現在の地位を維持・強化することが大切

　シェアが高いため利益率が高く資金流入を多くもたらすが、成長のための先行投資も必要とするので、短期的には、必ずしも資金源にはならない。つまり、長期的な成長率の鈍化につれて、「スター商品」は、「金のなる木」となり、次の「スター商品」を育成する資金源として使用される場合が多い。

②金のなる木商品（低成長率・高シェア）：いかに資金を刈り取っていくかが重要

　シェアの維持に必要な再投資を上回る多くの資金流入をもたらし、資金を支出する他のセグメントの重要な資金源となる。

③問題児商品（高成長率・低シェア）：成長分野にいながらシェアが低いので金食い虫になっている。強化するものと撤退するものを選別する。

　資金流入よりも多くの投資を必要とする部門で、企業はこれを積極的に投資によって「スター商品」に育成するか、それとも放置して「負け犬商品」のままでポートフォリオから削除するかのどちらかの戦略をとるのが一般的である。

④負け犬商品（低成長率・低シェア）：通常撤退の対象

　収益性は長期的に低水準に置かれるが、市場成長率は低いため資金流出は少ない。

　以上の4つのセグメントは、ライフサイクルを持っている。つまり、「問題児商品」で出発し、功成り名遂げれば「スター商品」となり、成長率の鈍化につれて「金のなる木商品」となり、最後には「負け犬商品」となる運命にある。企業としては、「金のなる木商品」から十分な資金を得て「問題児商品」を「スター商品」に育てることが重要となる。そのためには、それぞれのセグメントが今後何をすべきかを常に考える必要がある。

　それには4つの代案がある（図3-34）。

①拡大せよ（bulid）：

たとえば「問題児商品」にとっては、次の「スター商品」になるためにはシェアの拡大をしなければならにという対策が立てられる。

②維持せよ（hold）：

たとえば、継続的に大きな資金流入をもたらす強い「金のなる木商品」には適切な対策である。

③収穫せよ（harvest）：

これは、短期資金流入を増大させることである。たとえば多くの資金流入が必要な「金のなる木商品」には適切である。これは「問題児商品」や「負け犬商品」にも使える。

④撤退せよ（divest）：

これは事業を売却するか清算することで、資源を他で有効に使用するという考えである。たとえば「負け犬商品」や時に「問題児商品」に使用される。

このような理論は、要約すれば、限られた資金を集中と選択的投資によってより利益をもたらし、組織の存続、発展を図るものである。歯科診療所経営に

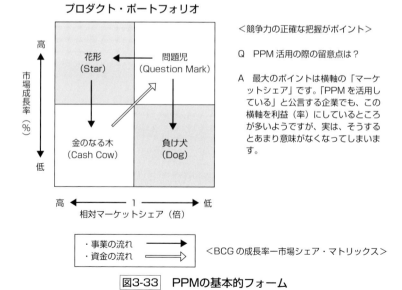

図3-33　PPMの基本的フォーム

ポートフォリオ分析（Portfolio analysis）

①シェアの維持
　スターはスターで資金を使い、金のなる木に移行させる

②シェアの拡大
　問題児への投資によってスターへ育成できる場合がある

③撤退（切り捨てる）

④金の成る木の利益を使用して、新しいものを開発・導入する。そして、スターを育成し、金のなる木へと移行させる

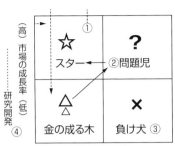

PPMは、市場の成長率と市場占有率の2つの軸で、各々の事業の位置づけを分類し、会社全体のキャッシュフローをバランスさせるという観点から各事業への資金配分の基本的考え方を与えるものである。

PPMの基本的考え方

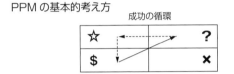
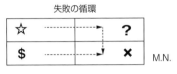

M.N.

注）プロダクト・ポートフォリオ・マネジメント：事業の束（電気メーカーでいうとテレビ部門、ステレオ部門、電話部門の束）をいかにマネジメントするかを示す理論。

図3-34　プロダクト・ポートフォリオ・マネジメント（PPM）

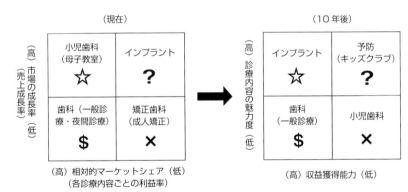

図3-35　PPMの歯科診療所での応用例

おいては「負け犬商品」や「問題児商品」になった分野を「儲からない」という理由で切り捨てることは困難な場合が多い。しかし、設備や経費を最低限にして「スター商品」や「金のなる木商品」の部分に多くの資金を投資し、常に維持（hold）を考えなければならない。歯科医療における治療分野のライフサ

イクルは、企業が扱っている商品のように短くはないが、10年、20年の単位で患者のニーズの変化が起こり、これに伴って治療分野のライフサイクルも起こっている。これらの対策として、この理論を応用する価値はある。

2）SWOT分析（管理者が持つべき問題解決・意思決定のツール）

　1960年代からハーバード大学ビジネススクールで教えているSWOT分析等について説明する。これは、各歯科診療所が置かれている経営環境から、自院がどのような機会（Opportunity）が存在しているかを分析し、自分達のできることでポジティブなこと、つまり強み（Strength）をテコにしてチャンスを活かしつつ、コントロールできない脅威（Threat）に備え、さらには、弱み（Weakness）が目立たなくなるような戦略を立てる手法である（表3-8）。

　まとめると、①強みを活かして、機会を利用できる戦術（例えば、スタッフが中心となり実施するグルメ講習会、食育講習会、プレママ講習会等を企画し実施する）。②強みを活かして脅威に対抗できる戦略（例えば、一度来院した患者に広報誌を年1、2回送付する）。③弱みを踏まえて機会を活かすことができる戦略（例えば、口腔の健康がグルメ志向、食育に必要な事をパンフレット等にしてPRする）。④弱みを踏まえて、脅威を避けることができる戦略（例えば、クチコミを大切にして、患者満足度を高めるプロジェクト作り等）にな

表3-8　SWOT分析用語解説

用　語	解　説
1．強み（Strengths）	他の病医院と比較して、当該病医院の方が優れている点（ソフト、ハードの両面から）また他の医療機関と比較して差別化できている要素など
2．弱み（Weaknesses）	他の病医院と比較して、当該病医院の方が劣っている、また今後改善していかなければならない要素、内部で抱えている問題点など
3．機会（Opportunities）	社会環境の変化等が、当該病医院にとって追い風やチャンスになる要素など
4．脅威（Threats）	社会環境の変化等が、逆に当該病医院にとって向かい風や不利に作用する要素など

　SWOT分析用語で解説している4つの視点から、自院のおかれているポジション（活躍する場）を認識し、問題がある場合は改善案を考えたり、組織のさらなる発展を目指して拡大しようとする時には、自院のとるべき、戦略は何かについて指針を与えてくれるのがSWOT分析である。
＜SWOT分析は、ハーバードビジネススクールで以下の教授により提唱された＞
①エドモンド・ラーンド　②C・ローランド・クリスティンセン　③ケネス・アンドリュース

る。

　したがって、歯科診療所の管理者も是非このSWOT分析を理解し、応用していただきたいと考えている。

　SWOT分析は、図（図3-36）に示すように内部環境（歯科診療所そのものの機能）としての強みと弱みをセルの中に書き入れる。次に、外部環境（自院を取り巻く環境）として自院に追い風になっているような事柄は何かを考え、機会として記入する。

　さらに、自院を脅かすような環境は無いかを考え、脅威の中に記入する。このSとOは結局のところ、自院にとってのプラスの事項である。一方、WとT

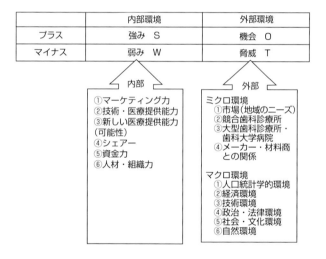

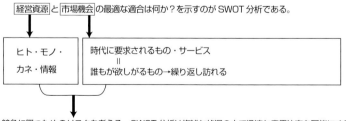

図3-36　SWOT分析で戦略を考える

```
クリニック名：N歯科診療所                          制作日 200  年   月   日

SWOT分析

(Strength)                              (Opportunity)
・駅から1分とアクセスが良い              ・グルメ志向により歯の大切さが
・インプラントの実績がある                 地元紙にとり上げられた
・腕の良いスタッフがいる                 ・食育が歯科で行われることが雑誌に紹介
・子供をあずかる事ができる                 された
・歯科医師が多い                        ・歯周病が全身の病気の元になる事が新聞、
・歯学博士、専門医取得の歯科医師がいる     テレビのマスコミで発表された
・小学校の校医

(Weakness)                              (Threat)
・スタッフの定着率が低い                 ・近隣に大型歯科診療所が出来る
・駐車スペースが無い                    ・大学歯学部が近くにある
・腕の良い歯科医師が少ない               ・若い人口が少なくなってきた
・キャンセルが多い                      ・大型病院に歯科が入る
・収支差額が少ない、資金力がない          ・景気低迷
・広告の予算が少ない
```

図3-37 SWOT分析記入例

は自院にとってマイナスの事柄である。

　次に、内部環境とは何か、外部環境とは何かについて具体例を示してみる。

　以下、どのような事を記入するのかを例示す（図3-37）。

　SWOT分析は、このままでも有効であるが、クロス分析[10]まですすめて本当の意味での効果を享受することができる。

　以下、クロス分析の例示を示しているので是非自院の内容について分析してみていただきたい（図3-38）。今まで気づいていなかったような事が見えてくる。

＜クロス分析のポイントについて具体的戦略案として以下示してみる＞

① 「強みを活かして、機会を利用できる戦略」
　・駅から近いので診療圏を広く考える広告をする。
　・食事の楽しみをPRするイベントを企画し、インプラント治療も含め、口腔機能の大切さをアピールする。

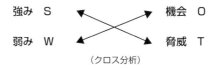

（クロス分析）

自分達のできることでポジティブなこと、強みをテコにしてチャンスを活かしつつ、コントロールできない脅威に備え、さらには弱みが目立たなくなるように、ということを意図とした枠組み

①強みを活かして、機会を利用できる戦略
②強みを活かして、脅威に対抗できる戦略
③弱みを踏まえて、機会を活かすことができる戦略
④弱みを踏まえて、脅威を避けることができる戦略

図3-38　クロス分析

・スタッフミーティングの見直しをし、スタッフが中心となり実施する、グルメ講演会、食育講演会、プレママ講演会等を企画・実施する。または、特殊外来を設置する。
・学会・研究会出席に対する補助制度を作り、出席した歯科医師、従業員にポイントを付与し、ボーナス時に反映させるようにする。

②「強みを活かして、脅威に対抗できる戦略」
・一度来院した患者に広報紙を年1～2回送付する。
　メールアドレスを持っている人にはインターネットを通じ広報紙を送る（歯科医師が多い）。
・午前中は、プレママ検診や小さな子供をスタッフがあずかり、母親が治療をできるシステムを作りあげる。
・大型歯科診療所にはできないきめ細かな人的サービスの徹底をはかる。
・業績評価型の給与の導入（能力資格制度の導入）。
・院長とのミーティングを年数回行う。

③「弱みを踏まえて、機会を活かすことができる戦略」
・口腔の健康が、グルメ志向、食育に必要な事をパンフレット等でPRし、予防をメインに患者管理をする。

④「弱みを踏まえて、脅威を避けることができる戦略」
　・クチコミを大切にし、患者満足度を高めるプロジェクトを作り、患者の歯科医院を選ぶポイントである痛くない、清潔等を徹底する。

　ここからは、SWOT分析を理解していただくために某県でコンサルを実施した時の**事例を3つ紹介する。**
　アンケート（図3-39）は来院患者に選択する事なく書いていただいた内容を示している。
　SWOT分析で使用した時の資料から筆者がN先生にアドバイスをレポートする形で改善点等について解説する。このことによって、SWOT分析をどのように利用するかについて理解を深めていただきたい。

　分析の概要は、後述するとして、**始めにホームページ（ＨＰ）について、アドバイスした内容を示します**（第Ⅱ部8.4）「ホームページと受診行動」参照）。
　ＨＰや広告は、それを見た患者さんが来院しようと思うような内容でなければ意味がありません。さらに、歯科的に全く問題の無い人は、ＨＰや広告はほ

表3-9　事例1　研究

名前	N先生(男性,66歳)　A県A市内
規模	歯科医師1名　歯科衛生士1名　歯科助手2名 医療法人, 診療科：歯科／小児歯科／矯正歯科／歯科口腔外科 その他：医学博士, 認定医あり ユニット：3台
診療時間	月～金　9:00～18:30(内1時間昼休み) 土　　　9:00～16:00(　　〃　　)
年間売上	1,800万円(内自費200万円) レセプト枚数：約100枚／月
問題点	①10年前より毎年患者数がジリ貧、現在は赤字傾向　→来院患者の減少、収支差額赤字 ②半径1km内に歯科16件、人口減少、10年間に6件廃院　→競合歯科医院の乱立
アンケート結果A	①清潔 4.1　②不快事項 3.5　③丁寧 4.3　④満足度 4.0　⑤説明 4.4　⑥従業員 4.4 ⑦治療時間 3.9　⑧利便性 4.1　⑨信頼 4.1
アンケート結果B	①達成基準への運動化 4.5　②支持関係 4.5　③ネットワーキング 3.5　④業績評価 5.0 ⑤革新的志向 4.7　⑥チームプレイ　⑦個人プレイ　⑧学会
管理者タイプ	標準型, チームプレイ型　(両方の性質を持つハイブリッド型, 第Ⅱ部1.3)管理者パターンの自己申告)

表3-10　事例1　SWOT分析

クリニック名：N歯科医院　　　　　　　制作日 2010年4月10日

SWOT分析　　（以下はN先生記載）

（Strength）
・O市内の中心部にありよく目立つ
・交通の利便性は非常に良い
・保存、補綴、矯正、口腔外科のいずれの治療もできる
・臨床経験40年

（Opportunity）
・利用しやすい駐車場をできるだけ広く作る
・マスメディアの利用をおこなう
・保存、補綴、矯正のメンテナンスを保証する
・予防歯科を中心に診療し宣伝、アピール、広告する
（筆者注：ここは間違って対策を記入している）

（Weakness）
・5, 6年の間に半径1km内に歯科診療所が16件開設、地域患者人口の移動、減少
・10年間に6件の廃院有
（筆者注：ここは院内の弱いと思われる内容を示すところ。上記の内容は脅威の内容）

（Threat）
・新設医院の極端な増加
・患者人口の地域移動
・A市の景気の持ち込み

アンケート結果記入用紙

アンケート実施日　2010年　4~9月
アンケート回収率　58人 / 58人

1. 診療室、治療器具が清潔に見えましたか？

①	②	③	④	⑤
15	34	9	0	0

2. 治療中の不快事項（例えば痛み、「怖い」と思ったことなど）がありましたか？

①	②	③	④	⑤
5	22	29	2	0

3. 治療は丁寧でしたか？

①	②	③	④	⑤
21	32	6	0	0

4. 治療効果の満足度はいかがでしたか？

①	②	③	④	⑤
16	31	9	0	0

5. 先生の説明や態度は親切でしたか？

①	②	③	④	⑤
30	25	2	0	0

6. 従業員（受付を含む）の印象はいかがでしたか？

①	②	③	④	⑤
22	34	3	0	0

7. 治療にかかった時間は適切でしたか？

①	②	③	④	⑤
9	34	14	1	0

8. 患者さんの利便性（治療時間など）を考えてくれましたか？

①	②	③	④	⑤
17	32	9	0	0

9. 治療効果が信頼できましたか？

①	②	③	④	⑤
19	31	7	0	0

アンケート実施日　2010年　4~9月
アンケート回収率　100%

項目	平均		
1	4.1	238	82.1%
2	3.5	204	70.3%
3	4.3	251	86.6%
4	4.0	231	79.7%
5	4.4	256	88.3%
6	4.4	255	87.9%
7	3.9	225	77.6%
8	4.1	240	82.8%
9	4.1	240	82.8%
満点	5.0	290	100%

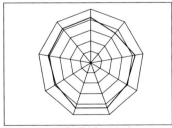

（左のアンケート結果を図表化したもの）

注）アンケートの回答は、リカートの5点法。　①大変良い5点、②よい4点、③普通3点、④やや悪い2点、⑤悪い1点

図3-39　事例1の分析結果（経営に関するアンケート調査）

表3-11 SWOT分析から事例1の改善点を導き出す

問　題　点	改　善　点（対策）
①1人の医療で4科の標榜科目を出しており、特徴がない ②すべてを出来ると思い込んでいる ③ネットワーク作りが弱い 　情報が少ない（浦島太郎？） ④すべてが古い ⑤医療法人のメリットが生かされていない	①標榜科名を絞るか順序を変える 　歯科口腔外科・矯正歯科・歯科 ②学会・研究会会員との交流を図る ③流行っている歯科医院を見て自院に不足しているところを自覚する ④市内中心部の歯科に対する患者志向は専門性であることを自覚する ⑤歯科口腔外科で周りの歯科医院から紹介してもらうぐらいになるべき ⑥医院内外の整理・整頓・清潔を見直し、不備の所にはお金をかける ⑦PR用のパンフ・HPを作る ⑧医療法人→個人にしたほうがいい
	（売上だけで考えた場合、しかし、承継を考えているならそのまま）

とんど見てくれません。歯科のHPや広告を見る人は、歯科的に何らかの問題を有している人、または家族等に問題がある場合ではないでしょうか。

　一般的に、どのような問題をかかえている人がいるでしょうか。歯が痛くなった、歯がしみてきた、または、歯肉が腫れてきた、口臭が気になる、歯肉から出血する、入れ歯が合わない、入れ歯が当たって痛い、歯の無い所に人工の歯を入れたい、歯を白くしたい、歯並びを綺麗にしたい、治療費はいくらか（料金を知りたい）等々だと思います。

　以上のような問題をかかえた人が、N先生のHPを見たときに来院してみようかな？　と思うような内容が必要です。かつ、自分が有する問題をどのように治療してくれるかな？　というのが次の問題になるはずです。**つまり、痛くないか？　期間は？　費用はいくらかな？　治療中は食事ができるかな？**　等です。これらの内容が分かるようなHPであったり院内案内（院内提示、パンフレット等）であれば良いと思います。そうでないと来院する気にならないはずです。多くの歯科医院の中から、患者さんがどのようにして歯科医院を選択するかを考えると分かると思います。

　増患対策を考える上では、一度患者さんの視点で自院を見つめる事が大切です。先生の提案した内容では、場所と治療時間と先生の素晴らしい経歴は同業

者は良く分かりますが、素人の方は分かりません。どんな先生を望んでいるでしょうか？そのことが分かる**簡単な経歴でHPは十分**だと思います。

　また、一人の先生で、歯科、小児歯科、矯正歯科、口腔外科、審美歯科、予防歯科、スポーツ歯科とこんなに多くのことをやれるのかな？と疑問に思われるのではないかと思います。複数の歯科医師でやるなら担当等も記載すべきです。**ＨＰには自分が本当に得意としている分野をもっとＰＲした方が**、患者さんは遠くからでも来院してきます。

　また、書いている内容が素人の人には難しすぎます。もっと、**イメージがすぐ分かるような平易な言葉**で十分です。（同業者に見られることを意識しない方が良いと思います）

　そこで、エピソード、インフォメーションは大幅に変更が必要と思います。先生が示している内容を患者さんに伝えるなら、メッセージではなく「**私の治療に当たっての信念**」とか「**私の治療に対する姿勢**」等が良いと思います。

　最後に写真ですが、入り口の青地に白の字は、茶系のレンガ作り（レトロな感じでとても重厚で落ち着いた感じがします）の建物には強すぎる色に見えます。できればＮ歯科と金字の所と窓の形が面白いので、その部を大写しにした方が良いように思います。さらに、治療室の中は、安心して治療が受けられる空間の演出と、自慢できる医療機械、器具の紹介をしたらどうでしょうか。

		Ｎ先生がパンフレット・HP案で使用している言葉
（例）	歯科保存	（この言葉は患者さんは分かりません）
	↓	
（表現例）	むし歯の治療は最新式の器具を使用し、痛くなく早く、綺麗に仕上がる治療を目指しています。	
	根の治療も痛くなく、通院回数も少なく、再発の少ない治療を目指しています。	
（例）	補綴	（これも患者さんには分かりません）
	↓	
（表現例）	綺麗な歯で、かみ合わせの良い治療をモットーにしています。	
（例）	口腔外科	

　　　　　　　↓

（表現例）　大学病院で行うような手術も本院では対応しています。一度ご相談下さい。すべては患者さんのために。

　一方、年間売上1700〜1800万円の内、1200〜1400万円が自費というのは不自然に思います。もしこれが事実なら、自費を勧めることによる患者減少ということができます。しかし本日は、最初に送られてきた、年間売上が1800万円程度、そのうちの200万円が自費収入という事で回答させていただきます。つまり、1600万円が保険収入、200万円が自費収入ということになれば、保険収入で月約133万円、自費収入で約17万円ということになります。一般的に黒字の歯科診療所では、先生の所の規模で年間約2900〜3000万円の売上を上げています（「第Ⅲ部1.4）歯科診療所の規模と医業収益（売上）の目安」参照）。

　売上の減少は結局患者さんの減少が主な原因と思います。また、先生自身もそのことは理解しているものと思います。患者減少の原因について、競合歯科診療所ができたため、駐車場が少ないためと思っているようですが、そうではないと思います。**患者さんのニーズが変化している事に気づかなかったからだ**と思います。また、極力目立つように改造リフォームを考えているようですが、

表3-12　事例2　研究

名前	O先生（男性，38歳）B県B市
規模	歯科医師1名（副院長1名、奥様）　歯科衛生士3名 診療科：歯科／矯正歯科／小児歯科 ユニット：3台 その他：開業3年目
年間売上	3440万円（内自費100万円） レセプト枚数：約180枚／月
問題点	①矯正治療をメインにしたいと思っている患者が来ない ②小児の患者も来ない ③1km圏内に矯正専門医1件ある
アンケート結果A	①清潔 4.4　②不快事項 3.9　③丁寧 4.4　④満足度 4.2　⑤説明 4.7　⑥従業員 4.4 ⑦治療時間 3.8　⑧利便性 4.1　⑨信頼 4.4
アンケート結果B	①達成基準への連動化 2.3　②支持関係 2.8　③ネットワーキング 1.8　④業績評価 4.0 ⑤革新的志向 4.0　⑥チームプレイ　⑦個人プレイ　⑧学会
管理者タイプ	①個人プレイ型　②標準型（自己申告）　①と②のハイブリッド型と申告している

表3-13 事例2 SWOT分析

クリニック名:O歯科医院　　　　　　製作日　2011年4月20日

SWOT分析（O先生記載）

(Strength)	(Opportunity)
・矯正（舌側矯正）・インプラント・3Mix等、できるだけ最新の治療を臨床に取り入れ、患者さんのニーズに応えられる様取り組んでいる。 ・生活道路に面した立場であるので近所の人に認知されやすく、駐車場も広くとってあり車の出し入れが楽。	・地域のスポーツ少年団に指導員として参加。仕事以外での地域の人々との交流の場を大切にできればと考えています。 ・現在数社の材料業者と取引をしており、業者主催の講習会に参加し情報入手に務めている （筆者注:自院に追い風になるような内容になっていない、自院のおかれている環境を良く見えていない）
(Weekness)	(Threat)
・受付専任がいない為、多忙な時間で患者さんの応対が充分でない時がある。 ・予約制をとっているが、治療が長引き予約の患者さんを待たせてしまうときがある ・ホワイトニング等審美歯科にも取り組んでいるが、患者さんの満足度が充分でない様に感じられる	・近隣に来春新しい歯科医院が開院するとの事 ・近隣の医院が矯正の代診を採用し、歯並び無料相談を行っている

表3-14 事例2 SWOT分析よりまとめると以下のようなことがわかる

問題点	改善点
①ユニット3台、歯科医師2名で3440万円は少ない ②特に矯正治療を希望していないながら自費100万円は少ない ③患者さんの評価で、不快事項3.9は患者ニーズに対応できていない証拠 ④治療時間が3.8は、治療システムや役割分担が出来ていない証拠 ⑤管理者行動で、達成基準への運動化2.3と支持関係が2.8、ネットワーキングが1.8は、必ず衰退する	①経営理念（目標）を明確にし、従業員にもその内容を朝礼やミーティングで説明し、納得し、協力してもらうこと ②従業員より尊敬され、信頼関係を構築できるようにすること ③小児歯科の患者を増し、その延長線上に矯正をおこなうようにすることで、矯正専門医との差別化をすべき ④小児歯科の患者を増加させるためには、産科にパンフレットプレママ健診を置いてもらう等、積極策が必要（その為には、支持関係、達成基準への連動化を強化すべき） ⑤今来院している患者さんを大切にして、家庭での食事のときに話題に出るような、患者ニーズに対応した歯科医療提供を考えること

リフォームの目的をいま一度考えていただきたいと思います。患者さんが多い歯科診療所の集患力のほとんどはクチコミによるものです。従って、一度来院した患者さんにいかに満足していただけるかという視点でいろいろな事が判断されるべきと思います（木村著「成功する歯科医院の戦略的リニューアルとマニュアル」日本医療企画）。

　先生のアンケート結果を見ると、患者さんに満足を与える志向度は90点、従業員の関係も90点（労働時間が長いのに従業員が満足して働いているのはどうしてでしょうか）、先生の経営方針・治療方針についても従業員の理解度が90点で患者さんが少なくなったり、売上が減少するのは不思議な感じがします。アンケート結果から判断すると、先生はほぼパーフェクトに近い努力をされているように思います。そうであるなら現在の現象はなにが原因なのでしょうか？大変失礼ですが、**経営等に関する判断は独り善がりで固定観念**が強いように思います。60歳を過ぎた人間が価値基準を直すのは大変な労力が必要ですが、本文を読んで、思い当たるところがあれば自分の目的のために経営、医療を考える視点を少し考え直してみてはいかがでしょうか？今までの壁が嘘のように消えるものと思います。先生の管理者としての型は、チームプレイ型を志向している**業績評価型**に近いものと思います。

＜HPに掲載すべきでない事項＞（基本的に客観的事実を証明できないものは不可）
　2007年にはHPに広告規制がなかったので、現在では注意すべき表現もあるので注意を要する。
　　1．当院では、絶対安全な手術を提供します
　　2．どんなに難しい症例でも必ず成功します
　　3．一日で全ての治療が終了します　　等

　事例2の資料からO先生にアドバイスをする形でSWOT分析を解説をする。

　歯科診療所の規模から、業績に書かれている数値は頑張っている数値だと思います。しかし、今後のことを考えると、次のようなことに注意が必要と思います。

表3-15 事例3 研究

名前	Y先生(男性,50歳)C県下C市内
規模	歯科医師　1名+非常勤1名(週に1回)　歯科衛生士　4名 医療法人　　　診療科：歯科・小児歯科・矯正歯科 治療用チェア：5台
年間売上	7894万円(内自費832万円)
問題点	①マンネリ化(スタッフのモチベーションが低い) ②長期雇用のデメリットが心配 ③自費が低い
アンケート結果A	①清潔　4.3　②不快事項　3.9　③丁寧　4.4　④満足度　4.3　⑤説明　4.6 ⑥従業員　4.6　⑦治療時間　4.0　⑧利便性　4.2　⑨信頼　4.4
アンケート結果B	①達成基準への運動化　3.2　②支持関係　4.0　③ネットワーキング　4.1 ④業績評価　4.5　⑤革新的志向　3.0　⑥チームプレイ　⑦個人プレイ　⑧学会
管理者タイプ	チームプレイ型(自己申告)

表3-16 事例3 SWOT分析

クリニック名：　Y歯科医院　　　　制作日　2012年4月25日

SWOT分析　(Y先生記載)

(Strength) ・長期間勤務者が多く、スタッフ自身が地元の高齢者に信頼されている	(Opportunity) ・C市の周辺ベッドタウンで人口は微増中、若年比率は高い。ほとんどが持家なので、流動が少なく固定客が中心
(Weakness) ・スタッフの年齢層が高くなり、講演会等への参加が減り刺激がなくなる	(Threat) ・C市は大学をかかえており、これからも競合相手は増加する

　先生のSWOT分析は妥当性のある良い内容と思います。矯正は、広告宣伝が重要になる科です。HPを始め、地元紙等でアピールすることが大切です。また、友人知人のクリニックで矯正患者の相談や治療が出来るようにシステムを組むことは大変良いアイデアだと思います。

　また、**矯正患者を増加させるには**、先生が考えているように小児歯科から矯正歯科へというパターンが一番良いと思います。筆者のビジネスモデルの研究から「**咬合育成型**」の歯科診療所は成果が上がっています。

アンケート結果記入用紙

アンケート実施日 2012 年　2〜3 月
アンケート回収率 272 人 ／ 308 人

1. 診療室、治療器具が清潔に見えましたか？

①	②	③	④	⑤
130	99	37	5	1

2. 治療中の不快事項(例えば痛み、「怖い」と思ったことなど)ありましたか？

①	②	③	④	⑤
79	100	85	6	2

3. 治療は丁寧でしたか？

①	②	③	④	⑤
138	111	24	0	0

4. 治療効果の満足度はいかがでしたか？

①	②	③	④	⑤
115	120	35	0	0

5. 先生の説明や態度は親切でしたか？

①	②	③	④	⑤
179	81	11	0	0

6. 従業員(受付を含む)の印象はいかがでしたか？

①	②	③	④	⑤
170	91	12	0	0

7. 治療にかかった時間は適切でしたか？

①	②	③	④	⑤
78	131	57	1	0

8. 患者さんの利便性(治療時間など)を考えてくれましたか？

①	②	③	④	⑤
103	121	47	0	0

9. 治療効果が信頼できましたか？

①	②	③	④	⑤
134	111	25	1	0

アンケート実施日　2012年　2〜3月
アンケート回収率　88.3%

項目	平均		
1	4.3	1168	85.9%
2	3.9	1064	78.2%
3	4.4	1206	88.7%
4	4.3	1160	85.3%
5	4.6	1252	92.1%
6	4.6	1250	91.9%
7	4.0	1097	80.7%
8	4.2	1142	84.0%
9	4.4	1191	87.6%
満点	5.0	1360	100.0%

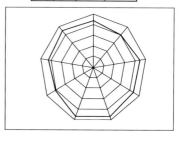

図3-40　事例3の分析結果

表3-17　事例3の改善点

問題点	改善点
①長期雇用者によるマンネリ化 ②自費率が少ない(シフトしたい) ③規模拡大をしたい	①ミーティングの改善をする ②各スタッフにテーマ(OJT計画書等使用)を持たせる ③退職金の積立(退職金制度) ④訪問診療の導入 ⑤インプラントの導入 ⑥規模拡大には勤務医が必要なので、勤務医を入れた診療スタイル、流れ、収支差額の検討(シミュレーション)が必要

さらに、全く矯正をしない先生にお願いして（パンフレット、医院案内を作って渡しておく）紹介していただき、商品券等によってお礼をする（お中元、お歳暮時等）システムは効果があります。
　先生の管理者行動は、業績評価型をベースにした個人プレイ型です。
　記載されている内部は少ないが、SWOTの記録すべき要件は理解されている。そこで、この事例を基にクロス分析をする。

事例３の資料からY先生にアドバイスする形で解説する

　先生のSWOT分析の記入・改善策から判断すると、大変有能な方と思います。但し、冷静に自分を見ているのですが改善策は効果のある具体案でないように思います。これから述べる文章全体から回答を読み取っていただきたいと思います。
　まず、先生の所の規模で業績に書かれている数値は立派だと思います。ただ人件費が多くかかっているようですので、収支差額は経年的に下がっているかもしれません。それを解消するためには、自費率を上げることが必要と思います。さて、スタッフのモチベーションを上げ続ける件ですが、先生のアンケートから**「達成基準への連動化」が低い**ことがわかりました。これは、先生が考えている経営目標・治療目標等に従業員を引っ張っていくリーダーシップを含む管理者行動が弱い事を表しています。だからマンネリ化状態が感じられるものと思います。
　これを解消するためには、先生自身が**目標をもう一度見直し**、明確なものにする必要があります。そしてその目標は、出来れば数値目標とし、従業員にもわかるように朝礼や院内研修会等で何度も説明することが必要です。そして、それが何故必要なのかについても理論構築しておく必要があります。また、新しい機械（例えばレーザー・電動麻酔器・補綴関連機器）の導入、医療安全のための役割分担、マニュアル作り、患者管理等、目標に向かっての役割分担をし、その成果を発表させる等、マンネリ化を防ぎ、自院の存続・発展に向けた方向付けはいくらでもあると思います。
　先生自身が現在の状態で満足し、革新的な行動をしなければ、従業員の尻を叩いても無理な話です。
　経営管理者の型は、標準型に近いチームプレイ型の行動をしていると思いま

す。その内の行動で少し弱いのが、達成基準への連動化ですので、この行動の強化が今後の貴診療所の経営のカギになるものと思います。

「達成基準の連動化」は第Ⅱ部「5．管理者行動と組織有効性」を参照して下さい（p.194）。

歯科のクロス分析例 （事例3を例示として）

（1）強みを活かして機会を利用できる戦略

　従業員が地元の高齢者に信頼されている事を利用して定期的な口腔ケアに来院していただけるような管理型の診療所としてPRする。残存歯の長期延命と入れ歯の定期的機能管理を歯科衛生士を中心にシステムを構築する。先生1人でもシステムにより患者は増えてくるし、従業員のマンネリ化は解消される。ちなみに、口腔ケアとしては次のような内容を考えている。歯科衛生士を中心に①全身的な変化のチェック（足が痛くなった、病院に通うようになった、薬を飲んでいる等々）、②歯間ブラシによる残存歯の清掃、③歯磨き粉をつけた歯ブラシによる残存歯の清掃、④手指による歯肉マッサージ、⑤口腔周囲筋の舌運動によるマッサージ、⑥歯科衛生士の手指による咀嚼筋のマッサージ、⑦舌下、耳下腺のマッサージ、⑧患者自身による口腔周囲筋のマッサージ、⑨「カッカッカ」等音を出す、口腔機能の活性化運動、唾液腺機能の活性化運動もおこなう、⑩義歯が入っていれば、義歯の清掃、⑪次回訪問するまでに注意する事、何度が復唱する。

　以上のシステムを確立し、クチコミ等を通じて地域に密着することが重要である。

（2）強みを活かして脅威にも対応する戦略

　また、Y歯科では、地域に若手比率が高いという機会も示されているので、小児の予防システムも同時に確立すると、口腔機能管理型、咬合育成型の診療所としての戦略を展囲できるものと思われる。（2）の強みを活かして、脅威に対抗できる戦略は、前述している通りであるが、Y歯科で脅威と考えている競合歯科診療所の増加に対しては、特徴のある歯科医療提供、特徴のあるシステムを持つことで対応できる。

(3) 弱みを踏まえて、機会を活かすことのできる戦略

　競合歯科医院が増加したとしても、Y歯科の周辺はベットタウンで人口は微増中であり、ほとんどが持家なので自費診療にウェイトをおいても十分経営できる環境になる。したがって、患者のニーズを把握し、クラスプの見えないデンチャーとかインプラント、クリアアライナー（アソアライナー）、ジルコニア等々の材料、新しい治療法等を取り入れる対応をするべきである。

(4)の弱みを踏まえて、脅威を避けることができる戦略

　これらに関しては、次のようなことが考えられる。Y歯科の弱みは、スタッフの年齢層が高くなり、講演会等への参加が減り、刺激がなくなることである。つまり、マンネリ化がY先生も問題として挙げている。Y歯科がおかれている環境を理解し、近未来に来るべく競合歯科の増加をミーティング等で数値、グラフ等を使用し理解してもらう（脅威を利用してモチベーションを高める）。同時に、院長からY歯科の理念（ミッションマネージメントに通じる）を示し、「患者の喜びを本院の喜びとする」等の標語によって、従業員のモチベーションを高める。以上の（1）〜（4）は、相通じるところがある。4つの視点から、外的環境、内的環境を見ると自ら、自院はどうすべきかの戦略（指針）が見えてくる。

3）これから必要な戦略の視点

　以上述べてきたマーケティング、戦略論を踏まえ、現在の歯科診療所経営を取り巻く環境を考えると、次頁のような戦略が一般論として効果的な内容になるものと思われる。

戦略（１）
インプラント市場の成熟化に対応する必要がある
- インプラント市場は過去フィクスチャーの出荷ベースで年率20％程度成長してきたが、昨年から伸び率が低下している。
- インプラントに対する苦情や相談が激増しており、日本歯科医学会の各学会でも治療ガイドラインの作成を開始した。数年前に発生した東京での死亡事故や、愛知県豊橋で発生したインプラントの使いまわし事件などによって患者の不信感が高まってきている。そのため、激安診療所や初心者への受診が激減してきている。
- このなかで、地域密着型の一般の歯科診療所での手術が増加し、大型のインプラントセンターの経営が苦しくなりつつある。
- なお、インプラントは厚労省への患者からの問い合わせが増え、今後、治療のガイドラインや第三者機関（日本専門医機関）による専門医の認定資格などの設定が検討されている（日本歯科医師会と日本歯科医学会の会長名で歯科の専門医の扱いについて厚労省に申し入れをしている。2020年頃までには、専門医、標榜科名問題は解決すると思われる）。

戦略（２）
今後10年はインプラントを強化する

　今後10年程度は、インプラント市場はゆるやかに拡大する。ただし、成熟化とともに価格競争が激化し、経営安定化効果が小さくなる。
- インプラントを実施している診療所では、欠損補綴の第一選択として積極的に提案していくことをお勧めする。
- これから開始する診療所では、最低でも年間10本以上埋入しなければ赤字になる。専門の医師による出張手術の活用などの方法も考える必要がある。この方法は、初期費用を抑制できる。
- 留意点：一般の歯科診療所ではサイナスリフトなど難易度の高い治療は避け、技量にあった治療を心がける必要がある。万が一、治療成績が低下すれば医療訴訟の危険が増し、悪いクチコミが広がり、患者減少につながることを危惧しなければならない。
- インプラントの実施には、価格設定が重要である。激安診療所との距離

感や近隣の診療所の価格水準などを見極めて自院のインプラント価格を決める必要がある。

戦略（3）

中高年にターゲットを絞った増患対策が必要である

　不況の影響により、歯科診療所では低所得者層を中心にさらに患者が減少する可能性がある。

　そのため、少しでも他の歯科診療所より選ばれる工夫が重要である（差別化戦略）。

　患者の年齢構成では50歳代、60歳代、70歳代が過半数を占める。また70歳以上の国民歯科医療費が増大している（2030年には75歳以上が4人に1人になる）。

　つまり、中高年の利便性を高め、彼らに支持される医療サービスを提供する方向での増患対策が今後重要となる。

戦略（4）

自費率を高める

　消費税率が平成29年より10%になる事が決定し、保険診療報酬は長期的にはマイナスになる可能性がある。

　そのため、自費率を高め、保険診療報酬に依存しない経営を目指す必要が出てきた。

　自費率30%を目指す。自費治療の営業利益率は保険治療の2倍であり、利益で半々になり、診療報酬改定や景気変動の影響を受けにくいという利点がある。

　そのためには、自費のメニューをそろえ、説明ツールの整備や従業員教育の充実を進める必要がある。

戦略（5）

提供する歯科医療メニューを充実させる

- インプラントや、ジルコニアなどを使った新しい審美歯科や、入れ歯であることが気づかれにくい義歯など、患者に選ばれやすいメニューをそろえ、多様化する患者の選択肢に対応する必要がある。CAD/CAMが

保険導入された事を踏まえて大臼歯のCAD/CAMによる補綴を説明する（大臼歯は2016年度より保険導入）。
- インターネットで調べたとき、患者のニーズに合った診療メニューが出るようにHPの整備が必要である。

戦略（6）
審美歯科を充実させる
- 女性の審美歯科への意識の高まりとともに、バッグやスーツを買うより歯を白くきれいにしたいという患者が増えている。
- 審美歯科のアイテムを充実させ、患者の選択肢を多くする工夫が必要である。
- 例えばジルコニアを中心にオールセラミック修復のラインを構成する。ジルコニアブリッジなどはインプラントより利益率が高い。
- ホワイトニングを希望する患者の増強も維持管理型の診療所を考えた時重要になる。

戦略（7）
予防歯科を充実させる
- 予防歯科は、患者の口腔内の状態を良好に保てるだけでなく、患者を継続的に来院させ、他の歯科診療所に行く気持ちにさせない効果がある。
- 技工料や材料費が不要なので、一定の収益安定効果がある。
- 不況により来院患者の減少が見込まれる中で、継続的に来院していただける患者を確保することは重要である。
- そのために、患者に予防歯科の経済性や健康への効果をわかりやすく説明する工夫が必要である。
- 首都圏では保険での検診に加えて自費でのＰＭＴＣを行う歯科診療所が増えており、今後地方でもこの予防管理が広がっていくと考えられる。

戦略（8）
超高齢社会時代に向けた歯科医療への取り組み
- 高齢化の進行に向けた歯科医療への取り組みを強化する必要がある。

- 土足化や手すりの設置などバリアフリー化、訪問歯科医療の開始、通院困難な高齢者の送迎サービスなど、初診患者を増やし、継続的に患者を診療できる方向性を検討する必要がある。
- 訪問歯科診療の充実は今後の大きな課題である。

4）バランス・スコアーカード（Balance Score Card:BSC）からの経営戦略を考える

BSCは、ハーバード大学のロバート・キャプラン（Robert S.Kaplan）教授とコンサルタント会社社長David P.Norton氏により考案されたものである。

これは、企業経営や行政におけるナビゲーションの役割を果たし、①ビジョンと②戦略をアクションに落とし込み、総戦力で成長と競争力をつけ、**未来を切り拓く戦略志向のナビゲーション経営システム**である。

一般にBSCは、**財務の視点、顧客の視点、内部プロセスの視点、学習・成長の視点**といった４つの視点（区分）それぞれに対し、戦略目標が立てられる（表3-18）。次に、その戦略目標が達成されるための具体的な成功要因が設定される。更に、その成功要因の達成を具体的な数値で図るための成果尺度（KPI）[注]と目標値が設定され、診療所全体で目標値の達成を目指する、というものであ

表3-18 BSCによる戦略具体化のプロセス

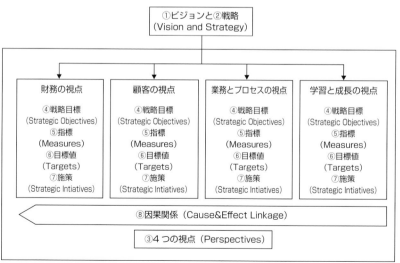

資料1　BSCの基本フォーマット

視　点	挑戦的目的	成果指標	目標値	行動計画
財　務				
顧　客				
内部（ビジネス）プロセス				
学習と成長				

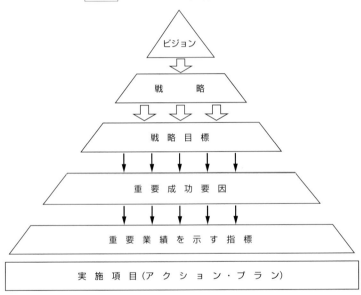

資料2　BSCによる戦略の落とし込み

る。

　BSCの利用目的は、戦略を意識しながら業務を実施できるところにある。つまり、日常の業務が戦略に基づいていることを意識できる。

　この特徴は、財務の視点より長期的志向で経営を評価し、顧客の視点、内部

注）KPI：Key Performance Indicator

業務プロセスの視点、学習・成長の視点より短期的志向で経営を評価し、両者のバランスをとることにある。病院等では、約20年前より実施されているものであるが、歯科診療所に応用するには、実施において環境が整っていないと思われるので、ここでは紹介にとどめる。

　BSCは、SWOT分析を使用する特徴があることからSWOT分析をより応用したい場合には有効なものとなりうるものである。表3-18および資料1,2はBSCによる戦略具体化のプロセスを示している。

4．パフォーマンス（成果）向上戦術

（第Ⅱ部「3．歯科診療所のパフォーマンス向上要因を探る」を参照）

―より医業収益を上げるための要因を知る―

　パフォーマンスを高めるためには、Katz=Kahn（1966）が言うように利益（医業収益、収支差額）と存続（患者満足、患者数）が重要である。ここでは、それらを得るための戦術の一部を紹介する。

　第Ⅱ部の実証研究の結果において、第1として自費治療の充実（自費治療へのシフト）に力を入れている歯科診療所がパフォーマンスの高いことが示されている。第2に概して規模の大きいところが、パフォーマンスの高いことが示されている。第3に、歯科診療所の業務に関する標準化や分業化が出来ている歯科診療所が、パフォーマンスの高いことが示されている。さらに、従業員の職務満足が高く、モチベーションが高く管理されている歯科診療所及び管理者（院長）が患者満足志向、技術指向の高い歯科診療所がパフォーマンスの高いことがわかってきた。そこで、具体的な戦略としてはどのような事をすれば良いのかについて述べてみたい。

1）自費治療の充実（自費へのシフト）が重要

　自費率を上げるためには、①カウンセリングルーム又はコーナーを作る、②すべての患者に一応は自費の話をする。その前にAIDMAの理論を実践した自費率向上のための仕組みを作っておく。③待合室で自費の情報を発信しておく。

　自費率が上がらない場合には、何故自費率が上がらないのかについて理由を良く理解しておくことが大切である。つまり、一般の患者は、保険料を支払っているのだから、保険を使わないのは、損と考えている。また、選べるだけの情報を持っていない。だから、保険治療で十分だと思っている。したがって、患者に、自費を押しつければ、押しつけるほど、患者は自費から遠ざかる。しかし、患者は自分だけではできるだけ「良い治療」「身体にやさしい治療」をして欲しいと思っている。だから、「良い治療」を選べるように環境を整えれば（説明を十分に行い、自費を選択したくなるような雰囲気）、自費率は向上する。この時の患者の意思決定には、AIDMAの理論が影響する（前述の「2．7）マーケティングミックスとアイドマ理論の応用」参照）。

また、実証研究でも確認されているように、カウンセリング体制を整えることによって、自費率は向上する。同時に、ビジュアルに患者に自費治療の良さが分かるように、カウンセリング・ツールを整備する必要がある（図3-41）。
　同時に、自費の有利な点（または身体にやさしい事）を説明するとより効果がある。つまり、自費治療は高額になるが、医療費控除を受けることができることや、健康に害にならない材料が多い点をよく説明する。例えば、金属アレルギーとか環境ホルモン等を気にしている患者に対しては、全く問題の無い材料（ジルコニア等）で機能回復できることを良く説明することが重要である。
　さらに、保険診療の欠点といわれている、前装冠のマージンが黒くなることや、前装部が長い期間使用すると磨り減ったり、色が変化する事等を説明する。自費治療においては、それらの欠点をカバーする材料、作り方がある事を説明する。口元の美しさは、「明眸皓歯」といわれるほど、価値のあるものであることを強調する。金額に関しては、保証している5年とか10年の期間で考えると1年、1ヶ月、1日の使用料は安い事に気がついてもらうように数字を使った説明も必要である。また、クレジットカードの使用や、カードも分割支払いができる事を説明する。但し、歯科診療所が治療費の分割払い（診療所独自の

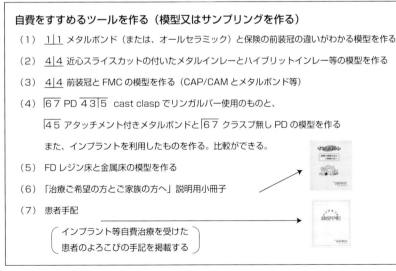

図3-41　自費をすすめるツールを作る

クレジット）をおこなうのは、種々の理由から反対である。

2）「得意治療」や「規模」そして「設備」の重要性

　第Ⅱ章の4において、組織有効性に影響を与える要因として、「技術」が組織有効性、つまり、パフォーマンスや医業収益に影響を与えることが実証研究結果として示されている。

　先に「規模」では、歯科衛生士数が多い（3人から4人）診療所が収益を上げていることが示されている。また、受付は専任の受付がいる方が収益が上がっている。歯科医師数も1人よりは2人程度いる方が収益を上げている。概して、40歳前後の院長がいる歯科診療所の方が収益を上げている。「設備」としては、ホームページを持ち、カウンセリングコーナー、またはルームのある方が、収益を上げている。「得意治療」としては、インプラントや歯周病治療に力を入れている歯科診療所の方が収益が高くなっている。これらのことから、G・ハメルとC.K.プラハラード[注1]が、コア・コンピタンス経営の有益性を訴えている通り歯科診療所経営においても、歯科医師過剰になればなるほど、コア・コンピタンス経営は重要であることが分かる。コア・コンピタンスとは、他院には真似のできない自院ならではの価値を提供する歯科診療所の中核的な力と定義できるものである。したがって、通り一遍のインプラントや歯周病治療ではなくて、他院では真似のできないような技術を持つ事を意味する。例えば、サイナスリフト[注2]やオギュメンテーション[注3]を含めたインプラント治療ができること。顕微鏡下による歯周組織手術や歯根端切除手術等ができること及びメンテナンスが出来る事等が挙げられる。また、一般的な治療であっても、他院より優れた治療実績を持ち、PRする事も重要である（Porterら、2006）。

注1）G.ハメルとC.Kプラハラード：第Ⅱ部4．組織有効性に影響を与える要因（p.190）参照

注2）サイナスリフト（Sinus lift）：日本語では上顎洞挙上と称し、インプラント埋入に備えて自家骨や代替骨により、上顎洞底の骨増生を行うこと。Sinus elevation,Sinus graftもほぼ同義語。

注3）オギュメンテーション（Augmentation）：インプラント埋入に不足している骨量を増大させる治療法をまとめて臨床家が使用している言葉である。Sinus augmentation（上顎洞底骨増生術）等

5．組織構造（新しい構造の創造）
　　―能率のよいシステムを考える―

　組織構造とは、先行研究の所でも示しているように、歯科診療所のケア・サイクル（Porterら2006）[11]ということができる。一方、構造とは、システム（System）における要素間の連結パターンを意味する（桑田、田尾、2010）[12]。また、システムとは、共通の計画にしたがうか共通の目的に役立つ多くの異なった部分から構成される複合の1単位であるということもできる（マネジメントEDPS、産業能率大学）。**簡単な言い方をすると、システムとは、多くの構成部分が集まってできた一つの仕組みであるといえる。**

1）歯科診療所のシステム

　歯科診療所の日々の仕事は、患者が来院すると受付業務が開始され、次に患者は診療室に入る。そこでは、問診→検査→診断・治療計画→治療（投薬）→治癒・メンテナンスという活動がある。これらの要素は、有機的に繋がっているところからシステムと見ることができる。

　また、Porter and Teisberg（2006）のいうケア・サイクルがシステムとしても認識されている。

　つまり、歯科診療所の理念、目標に向かって、マニュアル通りにスムーズに診療が流れ、合理的にケア・サイクルが回ることが組織有効性を向上させることになる（図3–45）。

　一方、システムをブラック・ボックス的理解をすると以下のようなイメージ

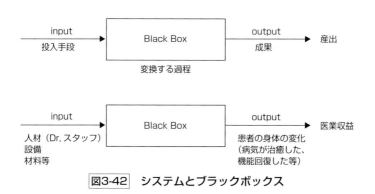

図3-42　**システムとブラックボックス**

になる。

　システムを表現する場合によくブラックス・ボックス（Black Box）がよく用いられる。

　システムというのは、目的とする成果、つまり、アウトプット（output）をあげるための投入手段、つまりインプット（input）を投入し、投入手段を目的とする成果に変換するといえる。換言するとインプットをアウトプットに変換する過程であるともいえる（図3-42）。

　一方、丸山（2004）[注]は、次の3つの条件を備えたものが**システム**であると述べている。

　①**2つ以上の構成要素**（部分）が存在し、②**個々の構成要素が相互に関係**しあい、③**全体としての機能が発揮**されること、としている。いずれにしても、合理的なシステムの構築が歯科診療所の組織有効性に影響を与える。

2）歯科診療所に必要な診療工程とシステム

　工程とは、「作業手順、またはその進み具合、生産過程を多くの段階に分けて分業を行う際の、それぞれの加工段階」といえる。

　また、工程管理とは、「生産計画に基づいて、設備機器と原材料と労働を合理的に組み合わせ、所定製品を予定の期日までに完成させるにおこなう管理手続」ということができる。

　医療において、工程＝過程＝プロセスとすれば、その最終段階において、医療を提供したことにより、どれほどの満足が患者に得られたかによって、工程の善し悪しを判断することができる。治療に関わるプロセスにおいて、作業、仕組みなどは、標準化が遅れているといわれている。そこで、チーム医療が行われている現在、情報の共有化に基づき、効率化、質の向上を望む場合には、標準化は必ず必要であり、その為には、EBMに基づいた診療ガイドラインやクリニカルパスが必要になってくる。これらの必要性が認識されると、医療、つまり診療、治療のシステム化が可能になってくる。

注）丸山啓輔（2004）：第Ⅰ部第2章p.44参照

3）予約制から約束制への変更の重要性（システムの創造）

　開業当初の患者確保の方法は、前述したとおりであるが、その他の視点から、患者確保には予約（約束）表をいっぱいにするという考え方がある。当然、来院患者が少なければ予約（約束）表はいっぱいにならない訳であるが、この予約（約束）表の空白部分を埋めるにはどうしたらよいかを考えることが、患者確保につながるというわけである。

　患者が少ないうちは1人の患者にあてる時間を多めにとる。たとえば1人1時間とると、1日8時間の診療時間であれば8人しか診られないことになる。つまり1日8人来院すれば予約（約束）表はいっぱいになる。しかし、1日の来院患者全部に1時間の治療ができるとは限らない。そこで、歯ブラシ指導、治療内容のきめ細やかな説明、来院患者の個々のレベルに合わせたビデオによる啓蒙等、直接点数や収入につながらない内容でも予約（約束）表をいっぱいにする。そして、これらが近い将来、点数や収入に必ずなるのである。

　さらに、予約（約束）表をいっぱいにする効果に、新患で来院してきた患者に対し「ここは常に患者がいる歯科診療所だ」というイメージを与えることができる。これがクチコミとなり、先生の腕が良いからいつも患者がいるのだ、と解釈されるのである。また、従業員も常に働いているという職場環境がモラール（Morale）を高める効果となる。患者がいない時に従業員がお茶を飲んでいるような歯科診療所では、患者が来たら煩わしくなって、なんとなく態度にあらわれてしまう結果になる。

　このような方法で予約（約束）表を埋めると、8人以上になった時はどうするかという新たな問題がある。この時は、1人30分単位にして所要時間に強弱をつける。そうすると16人まで診られることになる。15分単位にすると32人まで十分診ることができる。

　その他にも、歯冠修復物のセット日の調節によって予約（約束）表をいっぱいにすることができる。たとえば、インレーや冠などはセット日の1日前ぐらいに納品されることが多い。院内ラボでも前日にできているというのが一般的である。

　そこで、予約（約束）表に空きがあれば、患者に電話をして1日早く来院させることもできる。このような操作によって予約（約束）表をいつもいっぱい

にしておくことが重要である。

次に、キャンセル・ブロークン防止について考えてみる。

予約制におけるキャンセル・ブロークンは、経営上に大きなマイナス要素として、常に問題になっている。これを防止するために電話、インターネット、携帯電話等により、数日前に確認通知をする方法が多くの歯科診療所で行われている。

このような方法により、ある程度のキャンセル・ブロークンの防止ができるようになってきているが、完全な方法が無いのが現状である。しかし、患者の意識を変える事で、このキャンセル・ブロークンを大幅に減少させている歯科診療所もある。一般的に「予約」という概念は「キャンセル」という概念を裏に抱えている。つまり、都合が悪くなったらいつでも「キャンセル」しても良いという概念である。そこで、この「予約」を「約束」という言葉に変えて、「約束制」診療にする事で、従来の「キャンセル・ブロークン」を大幅に減少させる事ができる。この「約束制」の言葉の導入には、歯科診療所内にあるすべての書類、掲示物、会話の中を含め、徹底する事が重要である。そして、必ず「○○さんのために、○日の○時に先生と約束しましたよ」「おだいじに！」という言葉を添える事が必要である。「約束」は守る事を原則にした言葉で、患者の意識の中にも「キャンセル、ブロークン」の概念が無くなってくるというわけである。

約束表（予約表）
＜予約表（約束表）をいっぱいにする一般的対応＞
　1．広告
　2．広報（コミュニティ新聞等）
　3．HP
　4．クチコミ
　5．中断患者に対するハガキ、リコール誕生日検診等
　6．その他、虫歯、予防デー、健康フェア等への積極的参加の案内

4）一般企業の組織構造と歯科診療所の組織構造

一般の企業は、図3-43に示すような組織構造を採用している。歯科診療所

組織構造（Organization Structure）

1. 職能別組織：職能別の専門職能において上位置が下位置に指示、命令しながら職能を遂行する組織
2. ライン組織：最上位置から最下位まで指示命令系統が１つのラインで結ばれている
3. ライン・アンド・スタッフ組織：トップから最下位まで１本の指揮命令系統で結ばれているライン機能を軸に、職務の遂行を助けるスタッフ部門を加えた組織
4. 事業部制組織：製品等、地域等、市場等、顧客等などの単位で組織を形成したもの
5. カンパニー組織：事業部別の事業ごとの責任・権限をさらに高めた発展形
6. マトリックス組織：異なる組織形態の利点を同時に達成しようとするフレキシブルな組織形態
7. ネットワーク組織：組織の各社員が相互に連携した組織構造をもつ組織形態
8. フラット組織：階層の多い組織の意思決定のスピードを速めるために、管理階層を削減した組織形態
9. その他

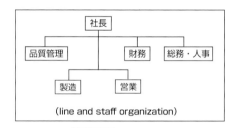

図3-43 組織構造

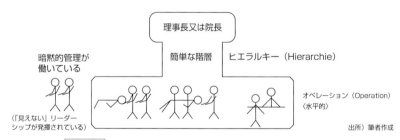

図3-44 歯科診療所の組織構造（暗黙的管理が重要）

においてはフラット組織に類似した組織構造を示している場合が多い。

　以上のような形態的な組織構造は、命令系統や責任の所在、仕事内容が分かり、有効な面も多々あるが、組織内の機能上の問題点等を分析したり、考える事は困難である。組織構造に関わる機能面での分析は他のツールが必要である。

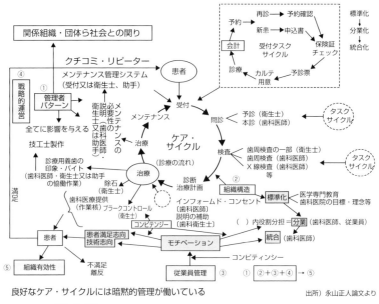

図3-45 ケア・サイクルに影響を与える組織構造要素

図1-44で示したH.ミンツバーグの組織構造は、機能的側面から捉えたものである。

つまり、組織内の調整手段は間接監督とスキルの標準化が働き、組織の重要部分は、オペレーション部分であり、弱い水平専門化が存在する。権限は院長に集中し、経営の執行者であり、オペレーションの主役を演じている。手続きは、官僚的な部分もあるが、個々の裁量に委ねる部分も多い組織である。そこには、暗黙的管理が働き、診療のスムーズな流れが保たれている（図3-44）。

前述の機能的組織構造[注)]をシステムとして見たものが図3-45になる。機能的組織構造とケア・サイクルを見ると歯科診療所構造が立体的に見えてくる。どこが、どのようなタイミングで何をするとケア・サイクルが効果的に回り、成果を高めることができるかがわかる。

注) Barnardの経営者の役割「協働システムと組織」（飯野春樹編，有斐閣新書，初版第20刷，p.40-56，1979，参照

6．実践的人事管理（人的資源管理）

―患者満足度を高め、医業収益を増加させるための人の使い方―

　第Ⅰ部第2章の6.2）人的資源管理、第Ⅱ部の4）戦略的運営に影響を与える従業員管理でも示しているのように、患者満足志向を高めることは、歯科診療所においても患者数の維持、患者数の増加のために重要である。

　この「患者満足志向」を高めるためには、分析結果から、「職務満足」や「内発的モチベーション」をしっかり押さえられておくことの重要性が示唆されている。

1）従業員が気持ちよく動く要件 → 活動や力を引き出す

　歯科診療所のパフォーマンス（患者満足と医業収益）を高めるためには第1に従業員の職務満足が実証研究等の結果、重要であることが示されている。**職務満足**とは、**従業員が自己の職務および職務環境に対して持つ主観的満足感**である。この場合、この要因は、仕事を通じて自分の内側からこみあげてくるような充実感である。つまり、仕事の中味がおもしろいという仕事を通じての達成感がある。周りから認められた、仕事でチャレンジができた、創造性を発揮した等の時に感じるものである。短期的なものとしては、昇進・昇格ができた時に感じるものがある。以上は、**内在的職務満足**というものであるが、**外在的職務満足**も知っておく必要がある（林，1997）[13]。

　これは、会社の経営方針、資金のあり方、上司のあり方、職場仲間との人間関係、労働条件、雇用の安定、処遇ルール、休暇制度などをいっている。これらについても十分納得し、満足感が感じられれば、職務満足が高くなることが知られている。職務満足が顧客満足に関係していることはデパート等の小売業においては知られているところであるが、昨今、病院を調査対象とした神戸大学MBAコース修士論文2件において看護師の満足が患者満足につながることが実証研究により示されている（金井ら，2008）[15]。これらの結果から院長は、前述している職務満足を与える事を常に人事管理の重要な位置づけとして実践することが大切である。

　第2には、モチベーションを高めることである。**モチベーション**とは、行動

を一定の方向へ向けて発動させ促進し、持続させる過程を意味する。このモチベーションも、従業員が何によって動機づけられるかによって、**内発的モチベーション**（intrinsic motivation）と**外発的モチベーション**（extrinsic motivation）がある。

内発的モチベーションは、後述するようなintrinsicな報酬によって有効な職務行動に動機づけられる。つまり、仕事のやりがい、達成感、成長感、自立性などのように個人が仕事遂行上あるいは、仕事自体の内容から自ら知覚する報酬あるいは満足を与えられた時に存在する。アンケート等で、この内発的モチベーションを調査する時には、次のようなインジケーターが使用される。

① 仕事上の自主性、独立性
② 興味ある（面白い）仕事をすること
③ 会社にとって重要な仕事をすること
④ 自分の仕事に対し、自ら責任をもつこと
⑤ 仕事上のやりがい（達成感）
⑥ 自己の能力の向上
⑦ 自分にあった仕事
⑧ 自己の能力相応の仕事
⑨ 自己の能力の発揮

外発的モチベーションとは、経済的・物理的なものをはじめとして、目に見える報酬を与えられることにより喚起されるモチベーションである。これは、給与、昇進、労働条件などのような努力―業績の関係によって、さらには、組織の一員となることによって個人が組織から得られる報酬あるいは満足を与えられた時に存在する。アンケート等で、この外発的モチベーションを調査する時には、次のようなインジケーターが使用される。

① 給料，賃金
② 職場の楽しい人間関係
③ 上司の態度・監督方式
④ 会社の管理のやり方
⑤ 会社の経営政策，方針
⑥ 昇進の可能性
⑦ 上司からの信頼
⑧ 同僚からの信頼

外発的モチベーションに使用される職能給については、図3-50、図3-51を

参照の事。

2）達成基準の連動化と支持関係の獲得（暗黙的管理の要素）

　現在及び将来に向けて、チーム医療の重要性が医療関係者等において認識されてきている。その実践には、従業員に対し、達成基準への連動化と支持関係の獲得が重要である。この「**達成基準への連動化**」とは、次のような、院長の考え方、行動指向について述べている。つまり、院長が求める達成基準の遂行には、その基準に従業員を向かわせること、また、従業員の仕事に専門性を要求することが多いため、専門能力の獲得を薦めなければならないこと、さらに、仕事の中で具体的なモデル（自己、他者、言葉）を利用して仕事を教え込むことが必要となる。つまり、院長（管理者）が有する基準の達成に向けて従業員を育成、活用することである。これは、金井（2008）[14]の「変革型ミドルの探求」で示しているタスク志向、育成、モデリングの3つを想定した次元として使用している。具体的な視点としては次のようなことがいえる。

　①従業員に役立つノウハウを積極的に教えている。②仕事を通じて部下の育成に努めている。③従業員に質の高い仕事を求める。④従業員に高度な専門知識の習得を勧める。⑤従業員に仕事の能率を上げるように求める（成果も含む）。⑥優れた従業員を見習うように他の従業員に求める。⑦従業員の仕事遂行上の問題点を報告させる。⑧従業員の仕事に役立つ成功談、失敗談を語っている。⑨従業員に仕事のあるべき姿を示している（理念、目標等を含む）。⑩従業員の仕事の質をチェックしている。⑪従業員にいったん決定したことは必ず実行するように求めている。⑫良い仕事をした従業員をほめる。⑬難しい仕事でも思いきって従業員に任せることがある。⑭新しいことを始める時、従業員にわかりやすく説明する、等を挙げることができる。

　一方、「**支持関係の獲得**」とは、従業員の仕事における社会的期待を満足させるために、支持的な関係で作りだすことである。つまり、①従業員の気持ちや立場を大切にする。②従業員の意見を公平に聞いている。③従業員の考え方や人柄を理解している。④従業員の不満を理解している。⑤従業員の優れた仕事を素直に認めている。⑥従業員の失敗をカバーしている、等が具体的な視点として挙げられる。

　これは、院長のリーダーシップ、仕事の価値を認識させることや、仕事の中

教育に対する姿勢

教育を成功させるためには、『山本 五十六』がいったといわれている、
「やって見せて、言って聞かせて、やらせて見て、ほめてやらねば、人は動かず」
の態度および考え方の実践が必要である。

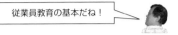
従業員教育の基本だね！

山本 五十六（ヤマモト イソロク）

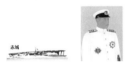

1884(明治17)年新潟県生まれ、1904(明治37)年海軍兵学校卒、1905(明治38)年日進乗組員として日本海戦に参戦して負傷、1916(大正5)年海軍大学卒、ハーバード大学(1916年、1921年)、元師海軍大将。

図3-46　山本五十六の教育姿勢

で生きがいを見いだせるための動機づけを行う中で実行することができる。

　最も大切なことは、スタッフ教育を通じて、達成基準への連動化、支持関係の獲得及び従業員の資質、診療所の風土、コミットメント（Commitment：一体化、関与、忠誠心）、等が大きく関与している事を認識しておく必要がある。したがって、優秀な人をいかに採用するか、その後、いかに良い人材に育てるかが、人事管理上の大きなテーマとなる。そのためには、まず、労働条件の整備が必要である。筆者は、教育・育成の基本姿勢として、上図の事を座右の銘にしている（図3-46）。参考にしていただければ幸いである。

　達成基準への連動化と支持関係の獲得は、組織有効性を考えたチーム医療遂行上非常に重要なものであることは前述している通りである。しかし、その中にコンピテンシーという重要なファクターが内在している。今後、コンピテンシーの理解が、人事管理のカギになる（図3-47）。

3）従業員の「心」をとらえる

　達成基準への連動化や支持関係の獲得には従業員の「心」をとらえることが必要である。

　従業員の人事管理で大切なことを述べる時、決まって思い出すのは、子ども

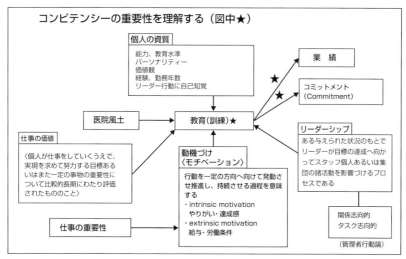

図3-47 達成基準への連動化と支持関係の構築に影響を与えるファクター

の頃に読んだイソップ物語の「北風と太陽」である。読者の皆様もこの物語については記憶があると思いますが、簡単に述べてみる。この物語は、「北風」と「太陽」が力比べの議論の末、遠くに見える旅人の服をどちらが早く脱がせることができるかで勝負をし、太陽が勝ったというものである。

つまり、北風が力ずくで服を脱がそうとしたのに対し、太陽は旅人の周りを徐々に暖かくして、旅人自ら服を脱ぎたくなるように仕向けて、服を脱がせたという内容となっている。したがって、この物語の教訓は、人を動かすにあたっては、権力等の力ずくでは効果がなく、自ら働きたくなるような動機づけと環境づくりが必要であることを示している。

このように、イソップ物語の話をすると、「バカにするな」と立腹する人も

いるかもしれないが、この話を出した意図は、誰でも知っているこのような人生訓を人事管理に意外に応用していないと思うからである。知識を知識として知っている内は、単なる知識でしかあり得ないが、知識を実践して初めて「智恵」となることを案外忘れているのではないだろうか。

もう一冊、人事管理に関係して紹介したい本がある。それは、フランスの作家であるサン・テグジュペリ（Antonie DE SAINT-EXUPERY）の書いた『星の王子様』（The Little Prince）である。これは大人の童話としてマスコミにも取り上げられたことがあるので、知っている読者も多いと思われる。その中に、"It is only with the heart that one can see righty : what is essential is invisible to the eye"（心で見なくちゃ、物事はよく見えないってことさ。肝心なことは、目に見えないんだよ）という文章がある。この意味は、愛とか真実とか、相手の本当の気持ち等、目に見えないものは見えづらいので、しっかりと心で見るように、という人生訓だと解釈できる。

つまり、いろんな人間関係の問題は、心で見なければ本当のことを知ることができないということを物語っている。相手を心で見ると、従業員を心で知ること、従業員が心から院長のためならと感じるようにすること等は、人事管理の前提条件として重要なことと考えている。つまり、**人事管理は、従業員の心を捉える、動機づけ、リーダーシップ、コミュニケーション等も重要な位置づけ**と認識する必要がある。歯科診療所における従来の人事管理は、この辺りがあまり重要視されていなかったように思われる。

人事管理の課題 （一般的に歯科診療所の人事管理において、以下のような課題を抱えていることが多い）
① 優秀な人材確保をいかにおこなうか
② 仕事の環境をいかに良くするか
③ 教育をいかにするか
④ 患者の接し方、診療の取り組み方をいかにおこなうか
⑤ 業務の掌握をいかにするか
⑥ 仕事の評価をいかにするか
⑦ 勤務時間をいかにして短くするか
⑧ 給与、賞与をいかに設定するか

⑨有給休暇をいかに与えるか
⑩就業規則をいかにうまく作るか

　院長の心得が理解できたところで、次ページより上記の課題を持って読んでいきたい。
　図3-48は、人的資源管理の観点から**人財**を示す。

　また、教育・訓練においても愛情と院長の医療に対する情熱が必要と考えている。
　教育・訓練を成功させるためには、機械的な考えではなく、優しさと愛情、そして院長の医療に対する情熱が従業員に伝わらなければうまくいかない。このような観点から、従業員の管理がうまくいった事例を紹介する。
　いまや歯科医師過剰時代、少子化時代ということで、悲観的な見方も出ているが、「21世紀の歯科界はバラ色である」と考えている人もいる。それは、「高齢者に誇りをもって健やかに余生を送っていただくことは、充実した歯科医療なしには成立しない」と考えるからである。
　筆者らが老人ホームへの訪問診療を開始した当初は、「義歯があっても装着しなかったり、清掃しないまま何年間も口腔内に装着したままだったり」という状況であったが、「作成した義歯を装着することにより、見違えるように意識や記憶が鮮明になってきたり、元気でしっかりとした表情を見せるようになり、それまで足が遠のいていた家族が見舞に訪れるようになった」と感謝される場合も少なくない。このような内容は学会でも時々発表されている事例である。

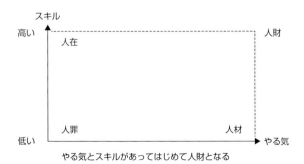

図3-48　人的資源管理の観点から人財を見る

出所）筆者作成

近年、このような患者に摂食をしっかりと指導することで、いわゆる痴呆患者の回復する事例も報告されている。この根拠は、脳神経12本のうちの４本が口腔内に来ていることでもわかる。つまり、口腔への刺激で、脳の３分の１以上に刺激を与えることができるからである。口腔に刺激がなければ、痴呆は当然に起きるし、痴呆を改善するためには、摂食機能を回復しなければならないことになる。

　筆者は、摂食指導が、リハビリテーションに大きく貢献できる可能性を示す興味深いケースとして、以下のような経験をしている。

　半身マヒのために何年も寝たきりで、ほとんど起きあがれない患者が、リハビリテーションをしていた手の動かないのを見て、次のことを試みた。食事の時に、まず起きあがってすることとして、動かない左手を必ずテーブルの上にのせることを指示した。そうして１週間たったら、手がピクピク動き出し、１ヶ月半後には、ちゃんと両手が使えるようになったのである。これは不思議でもなんでもない。目で見ることで、動かない手を使いたいという意志が働いてた結果と考えられる。そして、ピクリとでも動き、その神経のどこかが接触があれば、それによって運動が回復してくるのである。

　刺激の仕方によって、機能が大きく改善する例もある。

　摂食困難な人、たとえばダウン症の子供たちの下口唇を刺激してやると、短期間で摂食が可能になる。また、交通事故で顔面に広範囲のマヒがあった患者で、歯ブラシの柄の部分で頬筋を刺激（マッサージ）するだけでマヒが改善され、経口摂取が可能になった例も報告されている。

　摂食機能の改善をはかるためには、私たち歯科医師は、ご飯を食べる時の箸の角度が、何度で口に入るかを知っていなければならない。つまり、平均すると45度で口に入り、下口唇に箸をつけ、舌３分の１にのせ、上口唇につけて口から出している。

　また、摂食機能訓練をし、嚥下困難な患者を診ていけるのは歯科衛生士の仕事であり、口腔衛生指導料として、医業収益に寄与するので大いに関心を持つべきである。

　いま歯科医師が、なかなか歯科衛生士を採用できないといわれているが、その理由は、経済的な問題もあるが、前述の事例のようにやりがいのある仕事をしてもらう、かつ、収益アップになるようなチーム医療をおこなうことで、歯

科衛生士の採用も容易になると考えている。

　また、施設入所高齢者の死因として、誤嚥性肺炎が注目されているが、その実際の原因の多くに、義歯の食物残渣が関係している。そのため、義歯の洗浄管理や、就眠中には義歯を外すなどの生活習慣指導が重要である。

　このようなことを、歯科衛生士と一緒になって取り組んでいる歯科診療所がある。このような歯科診療所では、歯科衛生士は日に日に能力の向上がみられ、情熱をもって患者に関わるようになっている。

　さらに、これまで歯科医療界は、半身マヒになった人が片手で入れ歯は磨けないと思ってきた。そこで、診療所において院長はじめスタッフで日夜努力した結果、片手で洗える吸盤付きの入れ歯ブラシ"かたてまくん"を開発している。

　ブラシの角度、耐久性、衛生面などでも試行錯誤を重ねた末に完成し、実用新案登録（第3033083号）も法人で取得できている。患者さんから大変好評で、平成9年に科学技術庁長官賞を歯科衛生士が受賞した事例もある（永山, 三嶋, 2003)[17]。

　このように、歯科医療の実施における困難な環境を従業員と一緒に打開する中で、教育・訓練は、大きな成果を上げることができる。

4）効果的な給与・賞与に対する考え方
　　―職能給は歯科診療所活性化の条件―

　現在、ほとんどの歯科診療所においては、年功序列型の給与表を使用している。一部に、業績評価型のもの、これからの混在した給与表も使用されていることと推測する。

　この年功序列型というのは、単に年齢と勤務年数が増加するという理由で毎年昇給する型の給与体系である。このことは、年齢と勤務年数が増すとそれに伴ってベテランになり、歯科診療所の業績を上げるために貢献しているに違いないという観点に立っているものである。確かに、ほとんどの従業員の年齢や勤務年数と仕事のできる質と量には相関性が見られている。しかし、相関性を示さない従業員も少なくないことは、ご承知のとおりである。

　このような場合、相関性を示す従業員からは、相関性を示さない従業員と同じ昇給では不満が生じてくる可能性が大きいと考える。したがって、年功序列

型だけの給与体系では、多くの従業員はサボタージュ傾向を示し、全体として職場風土の悪い歯科診療所になってしまうことが懸念される。さらに、図3－49に示すように、実績が横ばいか下降気味なのに、給与だけ上昇するという不都合が生じる。そこで、歯科診療所活性化のためには、**職能給を導入した給与体系**をすすめたい。

　その方法は、**職能資格制度**に従って職能表を作り、従業員にも公表し、その給与体系によって、歯科診療所の活性化が得られる方法である。職能給表を作るにあたっては、もっと給与に対する基本的な認識が必要と思うので、まずその点の基本的事項について述べてみる。

　給与は、経営者（院長）からみれば、医業収入を上げるための一つの経費ということができる。したがって、少しでも少ない人件費が望ましいと考えるのは経営者側の理論である。一方、従業員からみれば社会生活維持の手段であり、本人は当然ながら家族がいれば家族の生活に必要な物資などを購入して生活を営む費用、つまり所得となる。したがって、従業員の観点からいえば給与は多い方が良いということになる。

　給与の決定要因として、この二面性は、調整作業の必要なことを物語っている。そして、調整作業には基準となるものが必要であり、基準によっては従業員を満足させたり、不満足にさせたりするものになる。そこで、はじめに従業員側からの基準について考えてみる。これには、従業員の生活費を規準に決められるべきであるという原則がある。つまり、図3－50にあるように生活保障給をベースにした給与体系である。その上に職能給を重ねるという方法が一般的である。しかし、本人給の割合が多いと、能力ある従業員は不満を示し、あまり業績が上げられない従業員にとっては都合の良い給与体系となる。

　したがって、この割合が重要であり、地域差や経営戦略、院長の考え方によって多少なりとも調整は必要と思うが、筆者は、**いちばん働き盛りの30〜40歳頃に本人給40%**というのが歯科診療所活性化のためには良いのではないかと考えている。しかし、この給与は、給与を決める種々の決定要因によって決められていることも認識すべきである。

①業績給（能力給）の扱いについて

　人事管理についての講演をした際に必ず出る質問が、「能力のない従業員に

お金を出したくない、能力給による給与の出し方はどのようなものか？」というものである。気持ちはよくわかるのだが、これは歯科診療所においては困難ではないかと考えている。一般企業の営業では、売上高の何パーセントを能力給として支給するというのは比較的行われている方法だと思うが、歯科の場合は客観的に評価する良い方法が見当たらないからである。

　歯科技工士には、技工物の出来高によって計算する方法を実施しているところはある。しかし、歯科衛生士や歯科助手、受付に対しては、その方法論が見当たらない。一部には、患者に勧めた物販の売上高によって、また、自費の説明によって自費治療が実施された場合、その額によって、さらに歯科衛生士実地指導料、訪問歯科衛生指導料の出来高によって能力給を一部取り入れているところもある。また、法的な解釈を別にすれば、矯正歯科では歯科衛生士がブラケットをつけた数によって評価しているところもある。

②業績（能力給）の法的解釈

　働く従業員に高給を出し、働く意欲を引き出すために能力給にしたいと考える管理者（院長）は多い。しかし、基本給と能力給（業績給）との支給割合は、法的には制約がある。例えば、給与額を15万円とし、基本給を5万円、業績給を10万円にしたとすると、業績がまったくない場合には給与が5万円になる。この場合、労働時間が8時間、勤務日数が22日間と想定して計算すると、時間給が285円程度になり、地域別最低賃金額を下回ることになる。つまり、最低賃金法に抵触することになり、違法となる。

　したがって、業績給（能力給）を採用する場合には、最低賃金法を上回る基本給を設定し、業績給がゼロでも違法にならないように設定しなければならない。さらに、業績給をゼロにするには感情的な評価とか、感覚的なものではなく、算定根拠をしっかりしておく必要が必要である。

　以上のことから、業績が悪い場合には、ほとんど給与を出さないようにしたいという考え方は、現実的には無理がある。つまり、給与は人事院の勧告によって、標準生計費以上でなければならないという決まりがある。この理由は、憲法で定められている文化的な生活を営むためにはこれくらいが必要であると決めたのが標準生計費だからである。つまり、極端に言うとどのような給与体系（従業員が納得するなら）を作っても良いが、いずれの場合でも、最低標準生

計費以上にしなければならないことになる。つまり、全国の標準生計費を見て、この数値よりも低く設定することはできない。さらに、この数値は毎年見直されているので、最低賃金法とも合わせて自診療所の給与が法に触れる内容になっていないことを確認する必要がある（地域の労働基準監督署に基準を示すパンフレットが置いてある）。パートの場合は、時給のみ最低賃金法に抵触しなければ、ある程度の自由度は認められる。

収入売上横ばいで経費が上昇すると利益は低下する

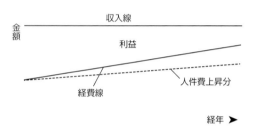

現在の収入は下降気味であるのに、経年的に給与だけ上昇する仕組みは矛盾が出てる。給与体系の工夫が必要である。

図3-49　収入と経費の関係

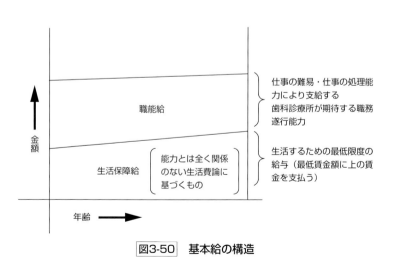

図3-50　基本給の構造

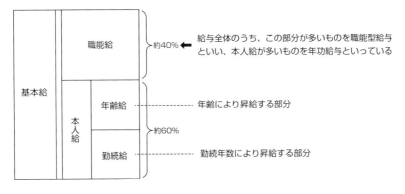

注）最低賃金は毎年、人事院および各都道府県の人事委員会から発表される標準生計費が基礎となっている。そこで、本人給に賞与や家族手当等を加えたものが、この水準を上回っていることが必要である。

|図3-51| 年功型給与と職能型給与の構造

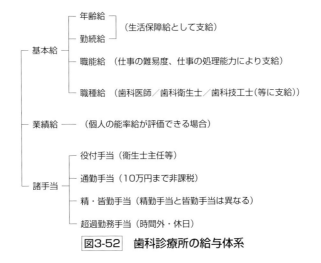

|図3-52| 歯科診療所の給与体系

③給与体系の作り方

　各診療所における給与体系は、ほとんどが歯科医師会等で作ったモデル賃金表や、社会保険労務士に頼んで作ったものを使用していると思われる。一方では未だにドンブリ勘定の給与の出し方をしている診療所もあると聞いている。給与はハーツバーグの衛生要因にも示しているように不備があると職場に対する大きな不満となり、歯科診療所の活性化の足枷になる。そこで、院長たる者

は、簡単な給与体系を作れる知識を持つべきである。社会保険労務士に給与体系を作ってもらっているとしても、その体系を理解し、時には見直す必要もある。

以下は、基礎的な知識を身につけるために、簡単な**給与体系を作る方法論**を示してある。

始めに、基本給のピッチ（一定の上げ幅）計算は基本給モデルを参考にしながら作ることが大切である。

基本給のピッチは業界の（日本歯科医師会・歯科医師青色申告全国連合発表のもの）基本給モデルで計算する。または、各地区の商工会議所で中小企業モデル賃金が出されているので、その資料を使用するものも一つの方法である。

このピッチ計算は、受付・事務ならば18歳と40歳の間で求め、歯科衛生士・歯科技工士については20歳から40歳の間で求める。40歳以上の数値は、修正が加えられていることが多いので使用しないほうがよい。

給与に関する講演の際によく聞かれるのが、「本診療所の従業員は長く勤務する人が多く、給与がドンドン上がり、ボーナス、退職金が心配です。何か良い方法はありませんか？」というものである。まず、給与がドンドン上がるの

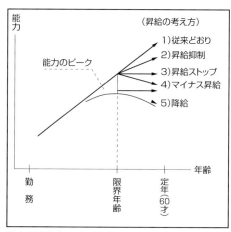

一般企業では40歳を能力のピークと考え、年齢給、勤続給のピッチを打止めか、一定年齢減額かのどちらかに設定をしているところが多い。本書における給与体系においても5）の降給を設定している。このように、年齢給等の設定は各歯科医院の状況に合わせて決めるとよい。

図3-53 定年延長に伴う限界年齢以降の給与の変更例

は、**限界年齢**を決めていないからで、ある一定の年齢までは給与が上がるが、限界年齢からは下がるように給与体系を作ることで問題は解決する。また、ボーナスもこの基準に準じて計算するので問題はない。**退職金も10年を最高限度額**と就業規則に書いておけば40年いても退職金は10年分ですむことになる。これらは、採用時に従業員に知らせておくことが条件である（図3-52、図3-53、図3-54）。

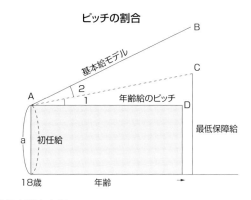

ピッチの割合

注1）年齢給はなるべく少なくする
注2）∠1＋∠2が基本給ピッチ
注3）ACは年齢に応じた誰もが与えられる共通の給与部分
注4）∠2は能力の違いによって格差が出る部分、同じ年齢でも能力によって異なる部分
注5）∠1のピッチ配分を多くすると生活保障の色彩が強くなり、∠2のピッチ配分を多くすると能力の違いを給与に大きく反映することになる

＜ピッチの目安＞
ピッチとは経年的に上る割合額を示している。

基本給のピッチ	18～25歳	1,000円	職能給の付加給	
	26～30歳	800円	歯科衛生士、歯科技工士	1年目 3,000円
	31～40歳	500円		2年目以降 5,000円
勤務給のピッチ	1～5年	1,000円	短大卒	3,000円
	6～10年	500円	大卒	5,000円
	11～60年	300円	その他手当	
職能給のピッチ	初級	5,000円	主任	3,000円
	中級	5,000円	部長	5,000円
	上級	5,000円	目標達成手当	1ヶ月に付 500円
	特級	10,000円	家族手当（妻帯者）	10,000円
			子供1人に付	5,000円

（60歳定年の場合）
注）現在では65歳定年となっている場合が多い

図3-54　ピッチの考え方

④**時代を反映した賃上げ（ベース・アップ）も数年に１回はする**

　日本経済の状況や労働力の需要・供給のバランスによって、従業員募集時に、初任給を上げなくてはならないこともある。そのことによって、既存の従業員給与との金額において矛盾が出てくる場合があるので、それに対応する方法として初任給とのバランスを考えた賃上げ（ベース・アップ）が必要になってくる。これは、昇給のピッチをそのままにして、現行賃金カーブをそのまま新賃金カーブに持ち上げることを意味している（図3-55）。

⑤**職務級によって職能給を支給する方法**

　本来は、**職能資格制度**をしっかり作って、それに基づいて職能給表を作るべきであるが、これも歯科診療所経営の中では大変である。そこで、表3-19のようなごく簡単な等級表を作り、これにより人事考課を考え評価して、この等級によって職能給（能力給）を支給する方法も有効と考えている。

　また、表3-20のように、等級の中を号棒のように分ける方法もある。この場合、A〜CにあるようにAを優、Bを良、Cを普通とし、年々種々の観点から評価して、A〜Cを支給するという方法もある。したがって、2年目に初級の①であったものが3年目もAと評価されて①となり、本人給分は昇給したが、職能給分は昇給させないという方法にも使用できる。ABCの評価は表3-20のような評価法を使用するものも有効と考えている。

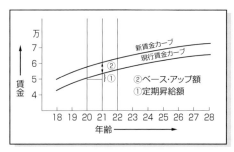

（例：年齢が21歳になった場合、ただし、同等級内での昇給）

注）現行賃金カーブは、定期昇給を示し、個々の従業員のもつ能力の向上（年1回）に応じて支給することを示すもの。
注）ベース・アップとは、この賃金カーブそのものがもち上がることを意味する。

図3-55　定期昇給、ベース・アップ

表3-19 等級表

	単初級	初級	中級	上級	特急
標準在籍年数	～2年	1年～2年	1年～2年	3年～5年	4年～
仕事場の整理整頓、清掃等	先輩に見てもらわないとできない、先輩の指導が必要	ほぼマニュアル通りにできる、時々ミスがある	マニュアル通りにできる、後輩の指導、手伝いもできる	完全にマニュアルを理解し実施できる、後輩の指導や助言もできる	完全にマニュアルを理解し、後輩の指導助言もでき、かつ改善案等の提案や総合的観点から管理できる
治療器具、ユニット回り等の準備、使用手入・管理等	先輩の指導がなければ完全にできない	ほぼマニュアル通りのことができる、時々ミスがあり先輩の指導を受ける	マニュアル通りにできる、どのような治療についても一通りのことはできる、後輩の指導、手伝いもできる	完全にマニュアルを理解して、どのような治療についても完全にできる、後輩の指導、助言もできる	マニュアルの完全理解の他、応用ができる、後輩の指導や改善案の提案や創意工夫ができる
望ましい研修活動		日歯助手認定、1回以上の研修会出席	2回以上の研修会等に出席	3回以上の研修会等に出席	4回以上の研修会等に出席
人間関係		従業員の中に溶けこんでうまくやっていける	後輩の面倒も見れる	従業員のまとめ役としての役割ができる	人事管理に関する院長業務の一翼ができる
役付			チーフ	部長	

表3-20 評価法

職務級		年数条件	ランク	号数（棒）
準初級	①	準初級と評価された1年目	A	1
	②	準初級2年目、以降同じ	B	2
初級	①	初級と評価された1年目	A	3
	②	初級2年目、以降同じ	B	4
中級	①	中級と評価された1年目	A	5
	②	中級2年目	B	6
	③	中級3年目、以降同じ	C	7
上級	①	上級と評価された1年目	A	8
	②	上級2年目	B	9
	③	上級3年目、以降同じ	C	10
特級	①	特級と評価された1年目	A	11
	②	特級2年目	B	12
	③	特級3年目、以降同じ	C	13

注) ①～③の評価の方法として、年数によるものとA～Cまでの職能により分類する方法がある。
また、1～13までの号数として使用してもよい。この使い方は、各歯科医院の従業員の人数等と勘案して、独自のものを考えていただきたい。

⑥賞与（ボーナス）より活性化をはかる

　歯科診療所の給与体系においては、一般企業と比べると賞与の額が少ない傾向を示している。このことは、「優良企業並みの収益を上げることができないので仕方ない」という理由と、従来の経営者としての院長の意識の中に「借金してまで賞与を出したくない」という理由があるために、毎月の収入の中で支給できる範囲で賞与額を決める傾向によるものと推測される。

　さらに、歯科衛生士、歯科技工士の意識の中に毎月支給される給料の多い方が、賞与が多いよりも良いという考え方があり、従来からの慣例として、歯科診療所における賞与は一般企業より少ない傾向を示している。

　しかし、賞与の意味は、日本における習慣としての中元、年末時にかさむ生活費の補助費用としての位置づけがある。これは**賃金調整的後払い説**に基づく考え方で、毎月定例的に支給される給料は生活給であり、非弾力的性格のものがあるが、景気変動その他の事情により診療所の給料支払能力は変動的なもの

表3-21　ボーナス支給方式の一例

```
基本給×支給月数×査定係数×出勤率
```

（査定係数）
A（1.5）：きわめて優秀
B（1.1）：優秀
C（1.0）：標準
D（0.9）：やや劣る
E（0.8）：きわめて劣る
　注）差額をどれくらいにするかが問題である。
　　　差が小さければ、あまり効果が出てこない。
　　　大きすぎると従業員間に心理的な亀裂を生じ
　　　させることある。

（査定率）
　これは、いちばん優秀な従業員は標準従業員の20％増、いちばん劣る従業員は標準従業員の20％減程度にする。

（出勤率）

$$\frac{所定就業日数-欠勤日数}{所定就業日数}$$

これは欠勤1日につき $\frac{1}{所定就業日数}$ 分を支給額から控除することを意味する。遅刻、早退は3回につき欠勤1回とみなして計算する。

表3-22 評価表

	項目	院長評価	自己評価	総合評価
A 実績	1. 仕事の質 2. 仕事の量 3. 向上度	5 4 3 2 1 5 4 3 2 1 5 4 3 2 1	5 4 3 2 1 5 4 3 2 1 5 4 3 2 1	5 4 3 2 1 5 4 3 2 1 5 4 3 2 1
B マインド	1. 挨拶、返事 2. 言葉遣い 3. 心遣い 4. 注意度 5. 動作、行動の敏捷性 6. 向上心、自己啓発 7. 創意工夫 8. 清潔 9. けじめ 10. 従順度 11. 協調性 12. 責任感 13. 積極性 14. 勤労意欲	5 4 3 2 1 5 4 3 2 1 5 4 3 2 1 5 4 3 2 1 5 4 3 2 1 5 4 3 2 1 5 4 3 2 1 5 4 3 2 1 5 4 3 2 1 5 4 3 2 1 5 4 3 2 1 5 4 3 2 1 5 4 3 2 1 5 4 3 2 1	5 4 3 2 1 5 4 3 2 1 5 4 3 2 1 5 4 3 2 1 5 4 3 2 1 5 4 3 2 1 5 4 3 2 1 5 4 3 2 1 5 4 3 2 1 5 4 3 2 1 5 4 3 2 1 5 4 3 2 1 5 4 3 2 1 5 4 3 2 1	5 4 3 2 1 5 4 3 2 1 5 4 3 2 1 5 4 3 2 1 5 4 3 2 1 5 4 3 2 1 5 4 3 2 1 5 4 3 2 1 5 4 3 2 1 5 4 3 2 1 5 4 3 2 1 5 4 3 2 1 5 4 3 2 1 5 4 3 2 1
C 能力	1. 知識・技能 2. 実行力 3. 指導・育成力 4. 理解・判断力 5. 電話対応 6. 印象・採得 7. セット 8. バキューム操作 9. 対患者態度 10. 対同僚態度	5 4 3 2 1 5 4 3 2 1 5 4 3 2 1 5 4 3 2 1 5 4 3 2 1 5 4 3 2 1 5 4 3 2 1 5 4 3 2 1 5 4 3 2 1 5 4 3 2 1	5 4 3 2 1 5 4 3 2 1 5 4 3 2 1 5 4 3 2 1 5 4 3 2 1 5 4 3 2 1 5 4 3 2 1 5 4 3 2 1 5 4 3 2 1 5 4 3 2 1	5 4 3 2 1 5 4 3 2 1 5 4 3 2 1 5 4 3 2 1 5 4 3 2 1 5 4 3 2 1 5 4 3 2 1 5 4 3 2 1 5 4 3 2 1 5 4 3 2 1

表3-23 基本給×支給月数×査定係数×出勤率

〈査定係数〉
5：A（1.5）：きわめて優秀
4：B（1.1）：優秀
3：C（1.0）：標準
2：D（0.9）：やや劣る
1：E（0.8）：きわめて劣る
注）差額をどれくらいにするかが問題です。差が小さければ、あまり効果が出てこない。
大きすぎると従業員間に心理的な亀裂を生じさせることがあります。

（出勤率）
$$\frac{所定就業日数－欠勤日数}{所定就業日数}$$
これは欠勤1日につき $\frac{1}{所定就業日数分}$
を支給額から控除することを意味します。遅刻、早退は3回につき欠勤1回とみなして計算します。

（査定時）
これは、一番優秀な従業員は標準的な従業員の20％増、
一番劣る従業員は標準的な従業員の20％減にします。

である。

　一般には、歯科診療所のその年の業績および決算利潤にリンクさせて支給するので、**成果配分、利潤配分説**等と言われることがある。

　このような賞与は、歯科診療所の業績寄与に対する功労の意味が含まれている。そこで、少ない賞与であっても、個人の成績を反映させた支給方式を使用すべきであり、このことによって歯科診療所の活性化につながるものと思われる（表3-21）。

⑦**給与とリンクした教育・訓練のすすめ**

　従業員が受けた教育・訓練の成果が給与に反映するシステムがあれば、効果的である。そのためには、業務内容を明確にし、院長が勤務職能評価表を作っておくと有利である。それも、初めから詳しい内容を記載するのは困難であると思われるので、日常の臨床の中で、従業員がどの程度の仕事ができればよいかについて、まず5段階程度のランク作りをする（表3-22）。これに対応した能力給与体系を採用することで、このことが実現できる。

　この能力評価表を作るのが困難な場合には、off JT[注]等に出席したら、そこで学んだ内容についてレポートを提出させたり、朝礼等で報告させ、報告内容についてA、B、C程度の評価を加え、昇給や給与、ボーナス等でその努力に対する評価結果を示すという方法もある。

⑧**給与は人件費という経費である**

　歯科診療所の従業員に関する不満の多くは、給与規定の不備、不公平感のある人事考課（院長の感覚で決めている）と他業種の同年齢者との給与額比較における低さに対して現れている。そこで、これらの不満をなくし、勤労意欲を引き出すために、また歯科診療所経営の活性化のためには、給与の考え方として、業績給をとり入れた給与体系の採用を奨励する。

　つまり、能力に応じた給与を公平な人事考課に基づいて支給することが今後の歯科診療所経営の課題となっている。しかし、ご承知のとおり、給与は人件費という経費であり、目標利益との関係からどの程度人件費が出せるかという

注）off JT：(off the job trainingの略) 集合教育といわれている職場を離れて一斉に行う講義式の教育。

表3-24 年間の人件費から年間必要な売上高を出す

ここでは、年間必要人件費が決まったら、これを経費として支出するための健全経営における年間売上高、つまり、医業収入をいくらにしたらよいかの計算式について考えてみる。次の式によって年間売上高を出すことができる。

$$\text{年間必要売上高} = \frac{\text{年間人件費} + \text{年間経費} + \text{目標利益}}{\text{計画限界利益率}}$$

注）$\text{限界利益率} = \dfrac{\text{固定費}}{\text{損益分岐点}}$ ……売上高と限界利益の割合

　　　この利益が大きいということは、固定費の回収が早くできることを意味する。高ければ高いほど良い。

また、年間人件費予算としては、次の式により、予算を立てることができる。

月間平均在職者数 ×｛昇給前1人当たり平均給与 ×（1＋予定賃上げ率）｝
×（12カ月＋年間賞与予定支給月数）

注）人事管理の実務について詳しく知りたい人は、「チーム医療の人事管理」（歯科医院経営叢書2、東京臨床出版）等を参照されたい。

考え方と、これだけの人件費を出すためにはどれだけの収入高が必要かという考え方をしなければならない経費の一つである（表3-24）。

経営上は、どちらの見方も必要であり、給与を経営計画の経費として分析し、有効なる給与総額から、給与体系を作り上げる必要もある。

人件費は、狭義の意味においては、**賃金給与・諸手当・雑給のほか賞与・一時金を含んだもの**を指している。広義の意味においては福利厚生費（法定福利厚生費と法定外福利厚生費）と退職手当金を含めている。

経営分析等を実施する場合には、広義の意味において検討すべきと思われるが、本文中においては狭義の意味における人件費について検討をしている。

7．会計・税務に関する戦略的思考
　　―税理士任せにしないための基本的知識を身につける―

1）受付会計の問題点と改善策

（1）「お金」のマネジメント
　経営に必要な「ヒト、モノ、カネ」の「お金」の部分に関するマネジメントの考え方について理解しておく必要がある。始めに、会計の始まりである受付業務におけるお金の取扱いに関して考えてみよう。受付における「お金」の扱いに関しては、従業員に任せきりで、チェックするシステムがない歯科診療所が多い。

　一般の企業においては、大なり小なり必ずチェックするシステムがとられている。例えば、自費治療で領収書を出していない歯科診療所では、患者から実際にいくら領収しているのかが不明であり、領収書を出していても、レジの操作によっては入金して領収書を出し、「間違い」の操作によって払い戻しをしたことにして最終合計金額を合せることもできる。その他、横領についての事例を書けばきりがないほどである。

　したがって、金銭の授受に関しては、チェックシステムを作るべきである。チェックシステムの例としては、日計表とカルテと現金とを合わせ、各担当者がそれぞれの立場で確認したら押印するという方法である。このチェックのためにも領収書（自費診療で出していない場合もある）を出すというのが、現在の経営においては常識である。

> [課題] 青森県住宅供給公社で経理担当主幹がチリ人妻アニータ・アルバラートに送金するために約14億円業務上横領した事件や、徳島県の土地改良区で会計主任（嘱託職員）の女性が息子の借金返済のために6億円横領した事件は何が原因だと思いますか（横領された側から考えて）。

（2）「お金」のマネジメントと税務
　次に、お金のマネジメントで大切なのが税務関係である。ほとんどの歯科診療所において税理士に税務関係をお願いしていると思われるが、任せきりでは、

経営者として失格である。窓口収入で、100万円の売り上げをするには、大変な努力とリスクを負うことはご承知のとおりである。しかし、申告の仕方によっては**100万円の税を余分に支払うミスは簡単に**起こりうる。多く払うミスに関しては、なんら税務署は指摘をしてくれないのである。

したがって、ある程度の税の知識を身につけ、税理士と上手に付き合い、大いに活用して、実際的な数値による経営計画や経営戦略を考えるべきである。

さらに、開業形態によっても税の支払いが変化してくるので、その点も含め、理解が得られるよう勉強が必要である。

（3）領収証の発行（表3−25）

従来より、歯科診療所における治療費の支払に際して、患者から「お金をとられた」「治療費を払わされた」等と受動的な表現が使われている。

これは、患者に満足感や信頼感を与えていない結果として表現される言葉と考えることができる。差額徴収の華やかな時代に出た副産物としての好ましくない評価が、いまだに残っているものと考えられる。

現在では、歯科の治療内容については、かなり信頼感や満足感を与えることができる内容になってきている。しかし、治療内容と支払の関係においては、まだ不十分のところがあるように感じている。特に、領収証の件に関しては、平成18年の診療報酬改定より明細書付の領収書発行をすることになった。しかし、自費に関してはいまだに領収書を発行しない医療機関がある。患者から歯科診療所に対し、発行依頼をすることは、心理的に抵抗があるようである。したがって、これから自費においても必ず領収書を発行するシステムにしておくと、患者から喜ばれ、信頼感を勝ち得ることにもなる。また、医療費控除申告のために、領収証を必要とする人も最近では多くなってきていることを認識する必要がある。一方では、自費診療率を伸ばすために、積極的な医療控除の申告をすすめ、領収書ばかりでなく、保証書も出している歯科診療所も見られるが、各種帳簿類には、保存期間がある事を忘れてはならない（表3−26）。

（4）治療費は会計の前に先生（担当者）が概略を説明する

患者に治療費を請求する場合には、保険治療であっても概略で治療内容を説明することが必要である。当然治療が終わったら、担当歯科医より治療内容を

表3-25　領収証と印紙税

● 領収証の基礎知識

　領収証は金銭の支払いと引き換えに手渡される最も重要な証書である。領収証を受け取る時のチェックポイントとしては、①日付が正しく記載されているか、②あて先が上様でなく正しい名前が使用されているか、③金額に間違いないか、④但し書きに何のためにお金を支払ったかが記載されているか、⑤発行者の名前と受領者の印かサインが付いているか、⑥収入印紙が3万円以上の場合貼られているか、⑦筆記具は鉛筆など後に訂正されるもので書かれていないか等である。

　この領収証は、確定申告の各種控除には必ず必要なものである。

● 収入印紙の知識

領収書の記載金額	収入印紙の額
3万円未満	非課税
3万円以上　100万円以下	200円
100万円超　200万円以下	400円

〈例外〉
1. 医療費に対する領収書は印紙不要
2. クレジットカード支払いに対する領収書は印紙不要

注）100万・消費税5万円＝105万円　額面に対する印紙は100万の額に対する印紙となる。

説明していると思われるが、再度「本日はプラスチックを6本つめましたので、治療費は6,000円になります」といって請求すると、トータルの金額が大きくても、6本つめたのなら1本1,000円となり妥当な金額ということで患者の納得が得られる。

　さらに、窓口会計においてお金を受けるときには、「では、10,000円お預かりします」あるいは、「ちょうど6,000円いただきます」と患者の前で確認する。おつりを渡すときも、「10,000円お預かりしましたので、4,000円お返しいたします」と言って、目の前で確認しながら渡すべきである。そして、「どうぞお確かめください」とつけ加えると金銭的な授受によるトラブルは防げるのである。このことによって、歯科診療所の評価が「きちっとしている」という評価になる。同時に、このようなシステムの歯科診療所なら治療もきちっとしているに違いないという評価にもつながると思うのである。

　課題　窓口会計でお金に関して間違いが発生した事例を上げてみよう。また、その改善策を考えてみよう。

表3-26　各種帳簿類の保存期間

●帳簿種類の保存期間

青色申告者	帳簿	7年
	決算関係書類	
	現金預金取引等関係書類	7年（前々年分所得300万円以下の人は、5年）
	その他の書類	5年

白色申告者	記帳対象者	決定帳簿	7年
		任意帳簿	
		書類	5年
	記帳保存対象者	帳簿および書類	一律5年

注）医療法人は、平成27年9月28日の医療法の改正により会計帳簿及びその事業に関する重大な資料は、帳簿の閉鎖時より10年間の保存義務ができました。詳しくは、税理士等に確認して下さい。

（5）平均的な歯科診療所像を探る（公表されている数値から）

　自院の経営評価をする場合に、同じ規模の診療所との比較が有効である。その際、日本全国平均と、同じ地域の平均と比べて優劣等を見る方法がある。一方、ベンチマーキング法として、同業歯科診療所で優れた成果を上げているところと比較をして、自院を評価する場合もある。ここでは、まず平均的な歯科診療所像を、公表されている数値を使用し、計算により出してみたい。基本的な数値として、日本における総来院患者数は、130万人、歯科診療所数は69,000軒、歯科医療費は2兆7,000億円とすると次のような平均値が導かれる。

① 歯科診療所1軒あたりの保険収入：$\dfrac{2.7兆円}{69,000軒}=3,900万円$（日本歯科医師会の平成24年度の資料では約3,600万円となっている）

② 歯科診療所1軒あたりの患者数：$\dfrac{130万人}{69,000軒}=18.8人$（日本歯科医師会の平成24年度の資料では19.8人となっている）

③ 歯科診療所1ヶ月の医療収益（売上）と患者数：$\dfrac{約19人 \times 30日}{22日（診療日）}=$一日あたりの患者数約26人、26人×636点＝一日当り収益（売上）16,536円

④ 歯科診療所の一ヶ月のレセプト枚数：$\dfrac{26人 \times 22日}{通院回数2回}=$レセプト枚数286枚、286枚×2回＝572人（延患者数）×636点（平均点）＝月収益（売上）約364万円、年収益364万×12カ月＝年収益4,368万円となる。したがって、平均的な歯科診療所の年収は4,400万円前後と考えてよいと思われる。

(6) 歯科診療所の会計

歯科診療所のお金に関する処理・管理等について「会計」とか「経理」とか「財務」という言葉が整理されないまま使用されている。

一般に、「経理」の仕事としては、各種伝票の作成、帳簿の記帳、計算、支払い、現金の管理、給与計算、試算表作成、資金繰り、分析と予算編成等がある。経理の基本は、どのようなものもすべて分類、整理（仕訳）して保管することにある。

一方、「会計」は、もともと商人が財産を管理し、会社の活動の状況を把握するために帳簿に記録するという意味で簿記が中心的に考えられていた時期がある。その後の発展を続け、現在では、簿記論、財務会計論、原価計算論、管理会計論、監査論、財務会計論を使用して、組織活動の結果を利害関係者（Stakeholder）に正しく報告する、組織の所有する財産を保全する、経営管理の資料とすること等を「会計」の機能と考えている。これらの機能を実施するところが会計課である。

以上のような意味から、「会計」でも「経理」でもどちらを使用してもよいと思われるが、本書においては考え方を主に述べているので「会計」を使用したい。

一方財務という言葉を使用している人もいるが「財務」は少しニュアンスが異なり、資金調達、管理、支出および実態財産の管理運営をメインにおこなうとなっている。これらの3つの言葉はお互いに、実際に扱っている内容は重なり合う部分が多いが目的とするところは多少異なっている。このことを理解したうえでなら、どの言葉を使用しても実務的には大きな間違いではないと考えている。それでは、歯科診療所の会計で必要な基本的な事柄について述べる。

①歯科診療所の収益

歯科診療所の収益は、保険収入（社保、国保等）、自由診療収入（自費診療、自賠責、労災等）、雑収入（文書料、歯ブラシ物販、金属屑売却、公衆電話代、老人医療の事務手数料等）となっている。

②歯科診療所の必要経費

必要経費とは、医業収益を得るために直接要した費用と、その年分の医療業務を遂行するために必要とした事業所の費用である。したがって、個人に関わ

(1) 医院収益	保　険　収　入	
	自 由 診 療 収 入	
	雑　　収　　入	
(2) 必要経費	原価	材　料　薬　品
		外 注 技 工 料
	一般経費	減 価 償 却 費
		事業用借入金利息
		そ の 他 の 経 費
	専 従 業 者 給 与	
院 長 所 得 ＝ (1)−(2) （収支差額）		

図3-56　診療所収益と必要経費と院長所得

るものは事業の必要経費にならない。問題になるのは診療、業務上必要な接待費用で、歯科医師会各種会合の出席費用、待合室の接待費用、患者等の診療に関係あるところに使用した茶菓子代、粗品、中元歳暮、慶弔費等である。

　経費として認めるためには、支出についての日時、支出先、接待の相手先、接待の理由等を明記する。慶弔の場合には、案内状、礼状の保管が必要である。またゴルフのプレー代は、診療所の事業遂行上必要があるものについては必要経費になるが、その他はほとんど経費にならない。その他、会議費、福利厚生費、寄付金の中には交際費とみなされるものもあるので、注意が必要である。

　経費として認められる勘定科目（計算項目ごとに区分された単位のことを勘定といい勘定につけた名前を勘定科目という）としては、次のようなものがある。材料薬品代、外注技工料、租税公課、諸会費、水道光熱費、旅費、交通費、通信費、接待交際費、広告宣伝費、損害保険料、修繕費、事務用品費、消耗品費、法定福利厚生費（健康保険料、厚生年金保険料、雇用保険料、労災保険料等で使用者が負担するもの）、福利厚生費（慰安旅行費、通勤手当等）、新聞図書費、衛生管理費（白衣、エプロン、スリッパ等）、図書研究費支払手数料、賃借料、リース料、支払利息、給与賃金、退職金、原価償却費、車輛費、雑費、専従者給与、賃貸金、賃倒引当金、退職給与引当金等である（図3-56）。

③収支計算の仕組

　診療所収益から必要経費を差し引いた残りが、いわゆる院長の所得（利益）となる。しかし、これは前述したとおり収支差額であり、これから所得税、住民税を引いて可処分所得となることを理解しておく必要がある。

④記帳から決算までの流れを理解する

　収益、支出、収支差額の関係を見るためには、帳簿記入が必要になってくる。これは、財産の変化を日付順に記帳、整理し、一期間に生じた財産の変化の過程を系統的に整理し、原因結果を明らかにするとともに、財産の変化の過程を系統的に整理し、原因結果を明らかにするとともに、財産の変化を記録することである。

⑤これからの歯科診療所会計は**キャッシュフロー計算書**をとり入れる

　キャッシュフロー計算書とは、歯科診療所の資金を獲得する能力、債務の返済能力等の情報を提供する計算書であり、一会計期間の診療所の資金の流れを要約したものである。

　歯科診療所経営を今後おこなっていけるか否かを最終的に決定するのは、利益がどれだけ多く出ているかではなくて、その歯科診療所にどれだけの支払能力があるのかという「**資金力**」であり、この意味においてキャッシュフロー計算書が注目されるようになってきている。すなわち、キャッシュフロー計算書においては裁量の余地が少なく、誰が計算しても同じ数値となるからである。

（7）税の概略を理解する

　財務・会計処理に関しては、ほとんどの歯科診療所において、税理士にお願いをしているのが現状と思われる。ちなみに、日本歯科医師会歯科医師青色申告会全国連合会の資料を見ると税理士への依頼状況は約90％に近い状況である。しかし、この20年間の推移を見ると多くなってもの90％止まりではないかと思われる。ところで、税理士に依頼している場合でも、申告時にただ判を押すだけというようにまったく任せっきりというのは問題があるのではないだろうか。経営者である院長は税理士をうまく使い、うまく付き合っていくという姿勢が必要である。そのためには、ある程度の税務に関する知識を身につけておくことが近代的な歯科診療所経営者には必須の条件である。

　詳しいことは、専門の資料等に譲るとして、まず頭に入れる事は、ライフタックスの概念を理解することである。

　歯科医師のライフサイクルの中で税とどのようにかかわっていくかを図3－57に示してある。一生涯で負担する税金をライフタックス（life tax）と呼んでいる。税に対するいわゆる節税対策も、単年度だけの一般的な節税を考える

のではなくて、この相続税を含めたライフタックスの考えの中で行うべきである。その他理解すべき事項として、開業に伴い関係する税の種類、さらに、国税の種類と地方税の概略については十分理解をする必要がある。

この中で、一般的に知られている税は、所得税、住民税、事業税、消費税等である。また、所得の種類と課税の方法、種類別所得金額を算出する基本算式があるので調べておく必要がある。

ところで、この所得税は、個人の所得に対して国が課す税金であることはご承知のとおりである。そして、その発生形態によって10種類に分けられている。これらの総合に対して課税されている。この所得税に対して、納める必要のあ

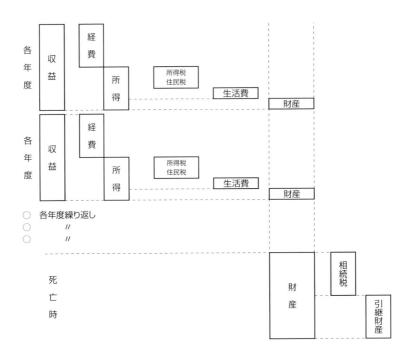

これは収入とライフタックスの関係を示した図表である。収益より経費を差し引いた残りが所得（利益）である。この所得に所得税・住民税を支払った残りが可処分所得となる。可処分所得より生活費等の経費にならない必要なお金を差し引いた残り、つまり余剰金が財産となっていく。毎年この繰り返しが続き、大きな財産となる。そして、死亡時には、相続税を支払って引継財産として継承されていく。ここで考えなければならないのは、相続税の大きいことである。各年度の繰り返しの中で種々の工夫が必要である。このような図示によって、医業収入と税との関係を全体像として把握しておく必要がある。

図3-57　一生涯における医業収入と税との関係

る人、ない人、さらには税金のかからない所得等もあるので、関係する部分についてのさらなる理解が必要である。

その上で、**節税**とはどのようなものが、どのようにしてできるのか等研究する必要がある。

（8）**利益の概念**を理解する（図3-58）

一般に歯科医師は、歯科医業における「収益（売上）」を上げることに関しては非常に努力をするが、「支出」に関しては何故か関心が払われないように思われる。しかし、収益から支出を差し引いたものが利益となるので、利益を上げるためには、収益（売上）を上げるか、支出を抑えるかのどちらかである。もちろん両方できるということが理想である。さて、歯科医師の日常会話の中でよく使われる「利益」という概念は、収支差額を指していることが多い。これは、医業収益から医業経費を差し引いたもので、所得税、住民税を支払う前の税引前利益のことを指している。したがって、税引前利益を、なんとなく手元に残る「儲け」と考えている人が少なからずいるようである。しかし、経営上関心を持っていただきたいのはむしろ収支差額から所得税、住民税を差し引いた可処分所得である。

この可処分所得が多くならなければ、生活は楽にはならない。そして、貯金したり、遊びに使えるお金は、さらに可処分所得から生活費を差し引き、さらに借入金の元金を返済した残りである。この残りを「**剰余金**」と呼んでいる。この剰余金を少しでも多くすることが、経営を存続・発展させる力（もちろん、経営発展のための設備投資等は必要経費として認められている）になり、子供の教育や、豊かな老後のために必要なこととなる。そのためには、マネジメントをしっかりすること、経営管理の意義を理解し、対応することが必要である。

＜可処分所得＞

可処分所得を広辞苑で調べると「個人が自由に処分できるお金」とあるが、もっと、わかりやすくいうと「個人所得から税金や社会保険料を支払った残りのお金」のことである。

一般に、可処分所得について述べるときは、個人の可処分所得ということで個人所得として院長所得だけを対象に話を進めるが、青色申告を選択している

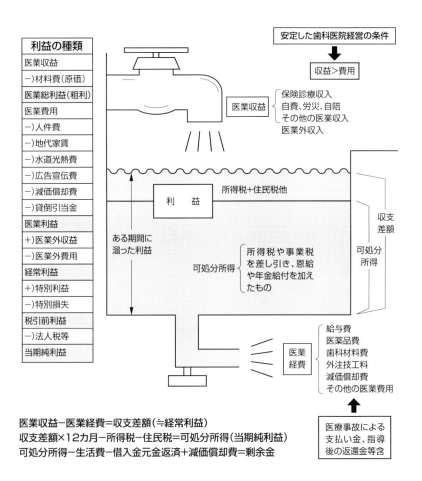

図3-58 利益の概念図

この図に示す概念としての利益を数字で表したものが、**損益計算書（P/L）**と**貸借対照表（B/S）**である。
つまり、B/Sは事業年度末の財政状態、医院が資金をどのように調達し、どのように運用しているかを示すもので、その結果の経営成績を示すものがP/Lである。両方の簿記によって利益が一致することを確かめることができ、B/Sでの利益がどのような原因で出た利益なのかをP/Lが示してくれる。
簿記の目的の一つは貸借対照表の利益と損益計算書の利益が一致していることを確かめることである。

歯科診療所では、ほとんど奥様には専従者としての所得があるため、ここでは院長の家族全体のお金の流れを把握する目的で、個人所得に専従者給与の分も加え、可処分所得を以下のように定義する。

可処分所得　＝「院長の収入」－「院長の支出」

＜院長の収入＞
　院長の収入とは、実際に院長一家に残るお金という意味で、①院長所得　②減価償却費　③専従者給与　④その他　の収入の４項目がある（表3-27）。

① 院長所得
　院長所得は、ご存知のように、歯科診療所の総収入から必要経費を引いたものである。この所得金額から扶養控除、生命保険料控除などが差し引かれ、課税される所得金額が算出され、所定の税率によって所得税、住民税が算出される。これが詳しく記載された書類が、毎年３月（法人は定款で定めた期間）に税務署に提出している所得税青色申告決算書（以下決算書と呼びます）である。可処分所得を考える上でも、決算書は非常に大切なものである。この決算書の**損益計算書**は、歯科診療所経営の一年の活動を経営成績という面からとらえたものである。また、**貸借対照表**は、歯科診療所が一年間の活動の結果、その決算期末で、診療所財産がどうなっているかを具体的な数字によって示す計算書類で、歯科診療所の経営状態を把握するためには欠かすことができない重要書類ある。多くの先生方は、損益計算書、貸借対照表の重要性は、十分に認識されておられることと思うが、各県歯会の会員の中には、確定申告の際、所得金額と税金の額だけにしか関心がない先生方も少なくないと思われるので、是非決算書の中身についても検討すべきである。

② **減価償却費**
　減価償却は、必要経費に算入されているが、実際にはその年に支出されたお金ではない。その年以前に固定資産として購入したものを一定のルール（定率法か定額法と償却年数）に基づいて算出された金額を、その年の必要経費としているもので、実際にはお金は出ていくことはない。
　したがって、院長の手元に残るので可処分所得に加えている。

③ 専従者給与
　青色申告の特典の一つで、通常は先生の奥様の給与である。したがって、税務上も法律上も奥様の財産を構成するものであり、その預金を院長の預金として混同することは望ましいことではないが、税務上の手続きを踏めば、生活資

金として使うことも蓄財にまわすこともできる。
④ その他の収入
　校医手当てなどの給与所得や青色申告による各種控除などは、税務の性格上そのまま院長の手元に残り、可処分所得となる。

<院長の支出>

　院長の支出に何を入れるかによって、可処分所得の定義は変わるが、ここでは、一応、院長の支出は「所得税・住民税」および「社会保険料」とする。
⑤所得税・住民税など
　院長の所得および専従者給与にかかる所得税・住民税、住居用の建物・土地にかかる固定資産税、（医院の固定資産税は経費）、個人用自家用車の自動車税などである。
⑥社会保険料
　健康保険（歯科医師国保または社会保険）の保険料と年金（国民年金、国民年金基金または厚生年金）がある。
　可処分所得をまとめると表3-27のようになる。
　しかし、これがすべて自由に使えるわけではない。
⑦ 歯科医師会関連費
　日歯、県歯、郡市歯の会費は必要経費になるが、共済金などは経費にならない。
⑧ 借入金返済
　診療所の借入金のうち、支払利息は経費になるが、借入金元本返済分は経費

表3-27　可処分所得の理解

医院収入	必要経費（減価償却費・専従者給与を除く）	
	諸税金（専従者の分を含む）	可処分所得
	社会保険料（専従者の分を含む）	
	減　価　償　却	
	専従者給与	
	院長の税引き後の利益 （院長の所得から諸税金を差し引いた金額）	
	その他の収入（医院収入以外）	

にならない。また、事業以外の個人的な借入金に関しては、当然のことながら、元本・利息とも経費にはならない。
⑨ 所得保障保険料
⑩ 生命保険料
⑪ 小規模企業共済掛金
⑫ その年中に払った固定資産の購入代金
⑬ 生活費

(9) 経営の安定化に必要な収益と経費の関係

　歯科診療所の会計では、医業収益と経費を理解する必要がある。医業収益は保険収入と自費収入があるが、全国平均で保険収入は多少の地域差はあるが、約90％となっている。医業収益は、患者数×診療単価×頻度で簡単に計算することができる。経費としては、材料等の原価、人件費、一般諸経費がある。したがって、その差し引いたものが、収支差額であり、そこから税金を引いた残りが可処分所得となる。経営の安定化のためには、①医業収益を上げる事が一番重要であるが、②経費を節約すること、③税金を少なくする節税対策が必要である（図3-59参照）。

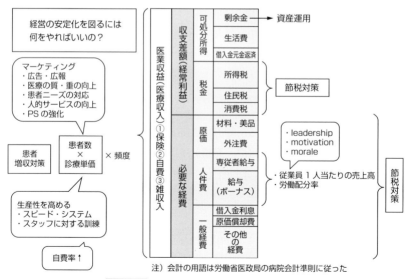

図3-59　経営の安定化に何が必要か？

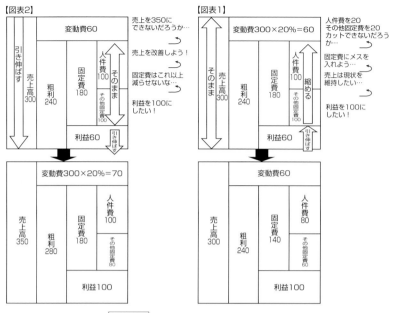

図3-60 利益を上げる4つの方法

(10) 利益を上げる4つの方法（図3-60）

　厳しい時代になればなるほど利益（収支差額）をいかにして上げるかということを考えなければならない。ここでは、利益を上げる4つの方法について述べる。第1には、医業収益（売上）を上げる方法である。つまり、固定費をそのままにして、医業収益（売上）を上げればそれに連動して、変動費が多少上がるが、利益は確実に上がる。第2には、変動比率を下げる方法である。医業収益が同じでも、変動比率を下げるとその分だけ利益が多くなる。第3には、固定費の中の人件費を削減する方法である。これには、いわゆるリストラをする方法、常勤から、パート従業員に切り変える等によって、人件費を下げれば利益は上がる。第4には、その他の固定費を削減する方法である。これには、人件費とともに実施するとより効果が期待できる。歯科診療所会計において、必要経費に算入される項目（図3-61）を次に示してみる。

(11) 歯科診療所の収益と経費の分析の流れ

　医業収益は、単純に患者数×診療単価で表すことができる。費用としては、人件費、材料費、経費、委託費、原価償却費がある。これらの経費の一般的な割合を枠外に割合（％）で示してみた。この数値は全国平均なので、自院との比較の参考にしていただきたい。また、収支差額を増やす方法を図3-63に示している。これらは、基本的な対策である。

　次に、医業収益の要因について示してみる。医業収益（収益）は外来患者延数と診療単価を乗ずると算出される。同様のことは、保険診療においては、総点数は、総日数に1日当たり点数を乗じて算出される。歯科診療所経営において、患者数の減少はこれからの要素を見れば、経営的に赤信号であることが理解できる（図3-62）。

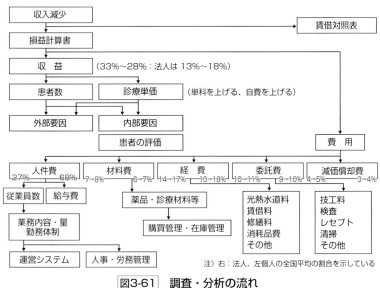

図3-61　調査・分析の流れ

患者数の減少傾向は赤信号　（収入の分析法）

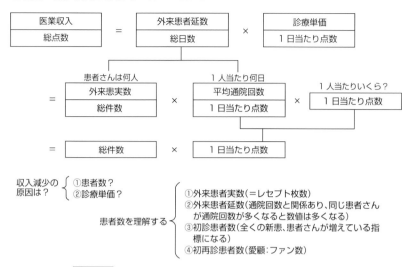

図3-62　患者数の減少傾向は赤信号（収入の分析法）

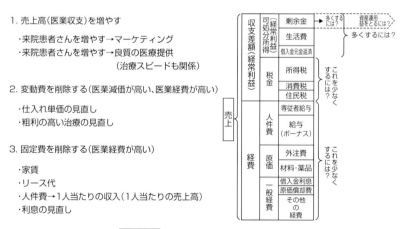

図3-63　収支差額を増やす方法

2）経営分析の見方

　自院の経営に対して、経営分析をすることによって、何が問題なのかを調べることができる。また、健全経営をしていても、効率がよく運営されているか等をみる必要がある。

　自院が順調に伸びているかを見るためには、経年的な**売上高年計表**により評価できる。その他、売上高増加率、経常利益増加率、自己資本増加率等によってもみることができる。本当に儲かっているかどうかは**収益性分析**でみることができる。

　これは、売上総利益率、売上高経常利益率、資本本回転率等により、評価できる。潰れない体質になっているかは、**安全性分析**によりみることができる。これには、流動比率、固定比率、自己資本比率等によりみることができる。また効率よく経営ができているかは、**生産性分析**によってみることができる。つまり、労働生産性、労働分配率等の分析により評価できる。前述のような分析をしなくても表3-28に示しているような平均的な数値と比較することによってもある程度の診断はできる。しかし、次に示す損益分岐点に関わる分析は自院の経営の評価等のために最低押さえておきたい手法である。

（1）損益分岐点を理解する（図3-64、図3-65、図3-66、図3-67、図3-68）

　損益分岐点の理解は、目標医業収益を考える上でも、収支差額を多くする時でも、必要なものである。

表3-28　**医業収益と規模との関係**

黒字歯科診療所の医業収支「戦略経営者」の経営指標(TKCによる)
を基に、筆者データとも勘案したものを示している。

その他の指標	3,000万円台	4,000万円台	5,000万円台
ユニット1台あたり月額収支	100万円	125万円	134万円
診療室1坪あたり月額収入	12.8万円	15.6万円	24万円
ユニット3台	年間3,000万～4,000万		
ユニット4台	年間5,000万～7,000万		

損益分岐点とは、歯科診療所の損益のバランスを見るもので、医業収入と医業費用とが一致する点である。その歯科診療所の経費全てを回収するために必要な収入高を意味している。
すなわち、赤字にも黒字にもならない損益がゼロとなる場合の収入高といえる。

$$損益分岐点 = 固定費 / (1-変動費)$$

（問題）

総収入を5,000万円、変動費を800万円、固定費を2,500万円とすると、変動比率は16％（変動費率＝変動費÷総収入）でのこの場合損益分岐点はいくらか。

（答）

損益分岐点 ＝ 固定費 ÷（1－変動比 ÷ 総収入）
　　　　　＝2500万円 ÷ ｛1 －（800万円 ÷ 5000万円）｝
　　　　　＝2500万円 ÷（1 － 0.16）
　　　　　＝2500万円 ÷ 0.84
　　　　　＝2976万円

図3-64　損益分岐点

		（構成比率）	
①A歯科医院の医業収入（売上）	2000万円	100％	
②変動費	1200万円	160％	（変動比率）
③限界利益	800万円	40％	（限界利益率）
④固定費	600万円	30％	（固定比率）
⑤経常利益	200万円	10％	（経常利益率）

変動比率、限界利益率、固定比率、経常利益率の理解は重要である。

図3-65　損益分岐点（収入高）の求め方

第Ⅲ部　実践的歯科診療所のマネジメント論

それでは図3-65の変動費、固定費の数字を使って、損益分岐点を算出し、損益分岐点図表を作ってみましょう。(解答は後のページに記載)
また、公式による求める方法によっても計算し確かめてください。

(式) 損益分岐点 = $\dfrac{\text{固定費}\ \boxed{}}{1 - \dfrac{\text{変動費}\ \boxed{}}{\text{売上高}\ \boxed{}}}$ = $\boxed{}$

(図表)

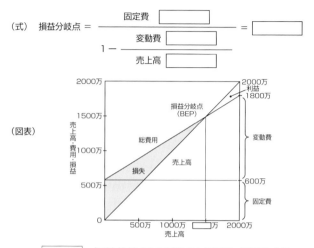

図3-66 損益分岐点の計算式と図表から得る方法

<目標利益に対する医業収支の求め方>

目標利益を上げるために必要な医業収益(売上高)はどれだけか

必要医業収入(売上高) = $\dfrac{(\text{固定費}) + \boxed{\text{目標利益}}}{1 - \dfrac{\text{変動費}}{\text{売上高}}}$

一定売上高の時に利益がどれだけ出るか

$\boxed{\text{利益}}$ = 売上高 $\left(1 - \dfrac{\text{変動費}}{\text{売上高}}\right)$ − 固定費

図3-67 損益分岐点の応用

損益分岐点の評価

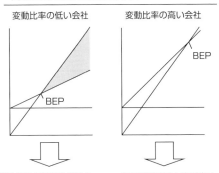

図3-68 損益分岐点比較から推測できること

(2) 損益計算書の構造（図3-69）

損益計算書とは略称PL（Profit and loss statement）、一会計期間の経営成績（儲け）を表した一覧表である。翌期は新たにゼロから始める。

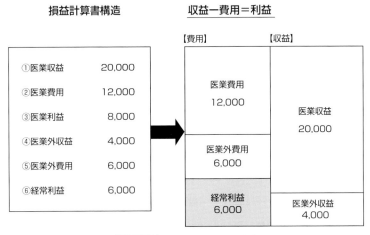

図3-69 損益計算書の構造

歯科診療所の経営分析をする場合には、診療所の経営における通信簿というべき「損益計算書」の理解が重要である。これは、会計期間中の経営の成績を示したものである。また、損益計算書には、図3-69に示してあるようなフォームとして記載されているので、このフォームについても理解しておく必要がある。ここで重要なのは、経常利益とそこから導き出される経常利益率である。

＜損益分岐点 図3-66 の解答＞

① （式）損益分岐点 $= \dfrac{600万円}{1 - \dfrac{1,200万円}{2,000万円}} = 1,500万円$

② （図表）におけるBEPは1,500万円

（3）貸借対照表（B/S）と損益計算書（P/L）

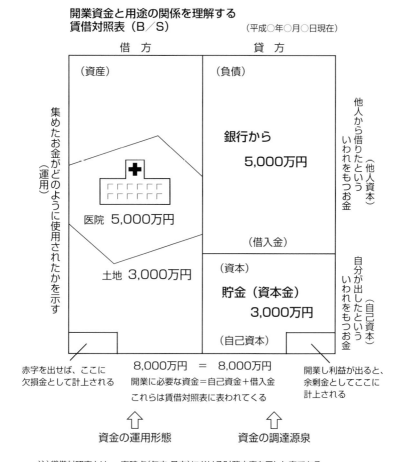

図3-70　貸借対照表と損益計算書

　損益計算書が理解できたら、次に貸借対照表の理解が必要である。損益計算書は会計年度における財務内容を示している。貸方には、他人資本と自己資本

を示し、借方にはそれらをどのように運用し、どのような資産になったかを示している（図3-70）。ここで使用している貸方、借方の意味は一般的に使用している意味は全く無く、形式的な言葉となっている。損益計算書と貸借対照表は、読めるようになることが必要である。

（4）個人資産貸借対照表（具体的な項目を確認しよう）

表3-29　個人資産貸借対照表

資産の部			金額	負債の部			金額
流動資産（貯蓄額）	銀行郵便貯金	1. 普通預金		流動負債	月賦	20. 自動車	
		2. 定期預金				21. その他	
		3. 財形貯金			家具	22. 民間金融機関	
		4. 郵便貯金				23. その他	
		5. 定期郵便貯金		固定負債（借入金）	住宅土地購入借入金	24. 公的機関	
	6. 株式投資信託					25. 民間金融機関	
	7. 株式					26. サラリーマン金融	
	8. 棚卸資産（洋服）					27. 会社	
	流動資産（備蓄状況）					28. 家族・知人	
固定資産（住居家財評価額）	9. 建物			負債合計			
	10. 土地						
	11. 構築物						
	12. 家具			自己資本			
	13. 電化製品						
	14. 自動車						
	15. 貴金属類						
	16. 絵画・骨董品						
	17. 森林・樹木・植木						
	18. 庭石						
	19. その他						
	19. 固定資産計（居住状況）			資本合計			
資産合計				負債・資本合計			

（解説）仮に左側の合計額（総資産）が5,000万円、右側の要返済額（他人資本）が2,000万円だとすると、その差額の3,000万円が純粋の財産持分（自己資本）となる。また、左側の合計額が5,000万円で、右側の借入金がゼロだとすると、こういう人が本当の金持だといえる。これが会社ならば、優秀な財務体質の会社となる。

ここでは、貸借対照表の具体的な項目を理解する。

（5）自診療所とも比較してみよう

表3-30 平成18年分収支計算書（損益計算書）

区分	科目	ジェイムズ歯科テキスト		歯科診療所	
		金額 円	収入対比%	金額 円	収入対比%
収入	保健診療収入	47,752,000	98.9		
	自由診療収入	462,000	1.1		
	収入合計 ①	43,214,000	100.0		100.0
固定費	租税公課	105,000	0.2		
	旅費交通費	557,000	1.3		
	通信費	220,000	0.5		
	広告宣伝費	88,000	0.2		
	接待交際費	365,000	0.8		
	損害保険料	169,000	0.4		
	修繕費	295,000	0.7		
	減価償却費	1,849,000	4.2		
	福利厚生費	516,000	1.2		
	給料賃金	7,995,000	18.5		
	利子割引料	136,000	0.3		
	貸倒金	2,000	0		
	リース料	132,000	0.3		
	法定福利費	775,000	1.8		
	支払手数料	637,000	1.5		
	事務用品費	36,000	0		
	車両費	162,000	0.4		
	諸会費	250,000	0.7		
	新聞図書費	82,000	0.2		
	その他の経費				
	専従者給与	3,060,000	7.1		
	準変動費（1/2）	613,000	1.5		
	固定費合計 ②	18,044,000	41.8		
変動費	薬品材料費	5,239,000	12.1		
	外注技工料	6,110,000	14.1		
	消耗品費	416,000	1.0		
	準変動費（1/2）	613,000	1.4		
	変動費合計 ③	12,378,000	28.6		
準変動費	水道光熱費	540,000	1.2		
	雑費	687,000	1.6		
	準変動費の計	1,227,000	2.8		
歯科医業経費の計 ②+③		30,422,000	70.4		
青色申告控除前所得①−(②+③)		12,792,000	29.6		
青色申告控除		550,000	1.3		
措置法差額					
青色各種引当準備金繰入・繰戻		＋ 79,000	0.2		
申告所得額		12,321,000	28.5		

（6）医療法人の理解（法人における出資金の理解）

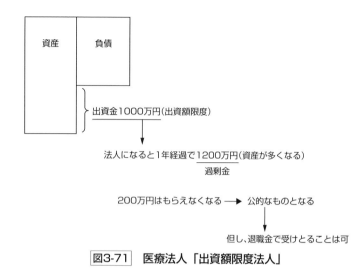

図3-71　医療法人「出資額限度法人」

（7）財務諸表の役割（損益計算書と貸借対照表）

経済状態の2つの側面

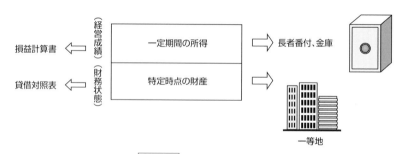

図3-72　財務諸表の役割

（8）財務諸表体系の理解

財務諸表とは

　財務諸表とは、会社や病院、診療所などの一定期間の結果を報告するために作成される計算報告書の総称である。

　一般に決算書ともいわれる財務諸表の範囲は、金融商品取引法にもとづいて

定められた有価証券報告書、四半期報告書、「財務諸表」と、新会社法等にもとづいて定められた「会計計算規則」、「医療法」、「病院会計準則」等に具体的に定められている。

<財務諸表の構造>
　病院会計準則の財務諸表体系
（1）損益計算書
（2）貸借対照表
（3）キャッシュ・フロー計算書
（4）附録明細書
<仕訳 → 試算表 → 貸借対照表 ＋ 損益計算書>

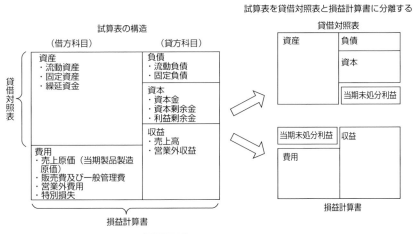

図3-73　財務諸表の構造

　以上示したような帳簿上の性質や内容について、ある程度の理解が院長（管理者）には必要である。

8．経営改善の実践
　　　―思うように経営できない（運営できない）時、何が原因か知る方法―
　今まで、歯科診療所の健全な経営、さらには、よりパフォーマンスを上げる要因等を追求し、いわゆる優れた歯科診療所をいかに作るかについて述べてきた。しかし、今経営的に問題を抱えている管理者（院長）には、すぐには役に立たない内容だったかも知れない。そこで、ここでは問題を抱えている管理者が直ぐに経営改善に取り掛かるための方法論及び具体的な方策例について述べることにする。

　経営的な問題は、筆者が「歯科医院経営セミナー」を約6年間開催した時の60人の受講者に対するアンケート及び筆者の講演時の受講者からの質問を加味して、10問をとり上げ、それについて検討する形で経営改善の考え方、具体的な方策につて示すこととする。

１）問題の種類を分析し、経営改善を考える
（各自該当するところにレ印を付けて下さい）
　　① □　来院患者が少ない（経年的にジリ貧）
　　② □　収益（売上）が少なくなってきた（赤字傾向）
　　③ □　収支差額が少なくなってきた（お金が残らない）
　　④ □　能力のある従業員が集まらない・育たない
　　⑤ □　人件費が多すぎる
　　⑥ □　治療がスピーディに出来ない（生産性が悪い）
　　⑦ □　仕事のミスが多い
　　⑧ □　やめさせたい従業員がいる
　　⑨ □　治療単価が低い
　　⑩ □　自費治療が少ない（自費の割合を多くしたい）

　以上の経過に関するチェックポイントで1つでもマークが付いた場合には、早めの対策が必要である。

<経営改善の流れ> 医療との比較

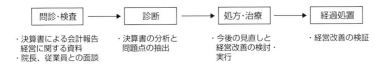

2）経営改善に関する一般的理論

　自院の経営状態に対し、期待される状態（Standerd）とのギャップを評価（判断）する。そのことから期待値との差異の認識が生まれ、改善活動（期待値へ向かう努力）となる。この改善には、2つの考え方がある。医療の場合は、質の改善になるので、第1には、Bad Apple、第2には、KAIZENがある。第1のBad Appleは、不良品を除けば残りは良品という考え方で、質の水準設定を高めてそこから漏れた部分は、とり除くか除外するという考え方である。第2のKAIZENは、日本で生まれた考え方で、不良品を作らないようにするためあらゆる努力をすることである。つまり、平均値の向上を目標にすることである。この2つの考え方により、経営の問題に対する改善案も容易に見えてくる。

　Bad apples spoil the barel（一部の腐ったリンゴが、缶の中の全部のリンゴをダメにする）人事管理に例をとると、一部のネガティブな従業員によって、他の従業員や職場（チーム）が壊される、というものである。ネガティブな従業員は、①力を発揮しようとは思わない、②職場で大切にしている価値や規則を無視する、③否定的な感情を頻発する事が多い、等の態度、影響力を及ぼす

☐ Bad Apple（説）
☐ KAIZEN（説）

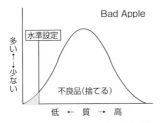
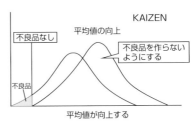

図3-74　質改善の2つの考え方

暗黙的行動をしている。Baumeister et al（2001）[18]は、広範な研究レビューから、ポジティブなものよりも、ネガティブなものの方が人に与えるインパクトは一貫してより大きく、より長く続くことを見出している。したがって、早く取り除く事が必要としている。

3）来院患者数の減少

　一般的な原因としては、次のような事が挙げられる。つまり、①認知されない、目立たない、看板等が不適切である。②入りづらい玄関、立地にある。③受付の対応が悪い、待合室、診療室の雰囲気が悪い、④先生、従業員の対応が悪い、⑤患者に満足する歯科医療を提供していない。患者に新しい治療をして

|表3-31| 他診療所との競合・競争

```
他診療所との競合・競争

原因：(1) 歯科医師過剰→外来患者の減少
     (2) 歯科疾患の減少→外来患者の減少
        （疾病構造の変化）
     ────────────────────
     (3) 患者の健康意識の向上→外来患者の減少
        （IT化で多くの情報入手可能）    （2極化現象）
              ↓
        医療の質を求める ←
```

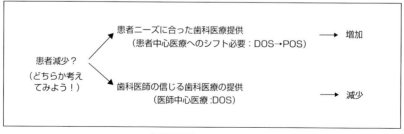

|図3-75| 患者減少

> DOS → POS への理解

DOS と POS（医療と医学教育における過去と現在）

DOS（過去） (D-Oriented System) D中心主義	POS（現在） (P-Oriented System) P中心主義
doctor　医師	patient　患者 people　国民
disease　疾患	problem　問題 psychology　心理 psychosocial　心理社会 psychosomatic　心理医療
discipline　専門	person　全人医療
diagnosis　診断 drug　薬づけ	primary care　プライマリケア prevention　予防医療
didactics　講義	practice　実習 program　プログラム学習
department　講座	project　共同研究

・POMR（Problem-Oriented Medical Record）
・SOAP 記憶（POSによる経過記録）
　S（Subjective）患者の訴え、自覚症状
　O（Objective）視診・触診等で得た観察的所見等
　A（Assessment）判断・評価・考察
　P（Plan）診断、治療指針・計画

注）患者第一主義の経営においてはPOSの考え方が常識となる。図3-76

図3-76　DOS → POS

いる歯科診療所として認知されない。特徴的な治療内容がない。

　結論として、患者のニーズに合った歯科医療提供とはどのようなものか、どのような事か、各診療所の特徴を踏まえて考える事が必要である（第Ⅰ部、第Ⅱ部にヒントがある）。マーケティングの章を再度読み込む必要がある。

4）時系列分析からわかること（問題の把握）

来院患者分析

　来院患者数を以下の分類に従って3～5年の推移を調べ、増減の分析を行い、原因を調査する。

①新患数 ｛ 一般新患数
　　　　　　再来新患数
　　　　　　紹介新患数

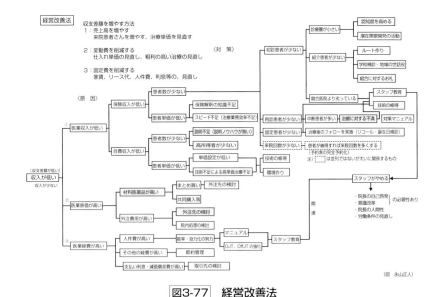

図3-77　経営改善法

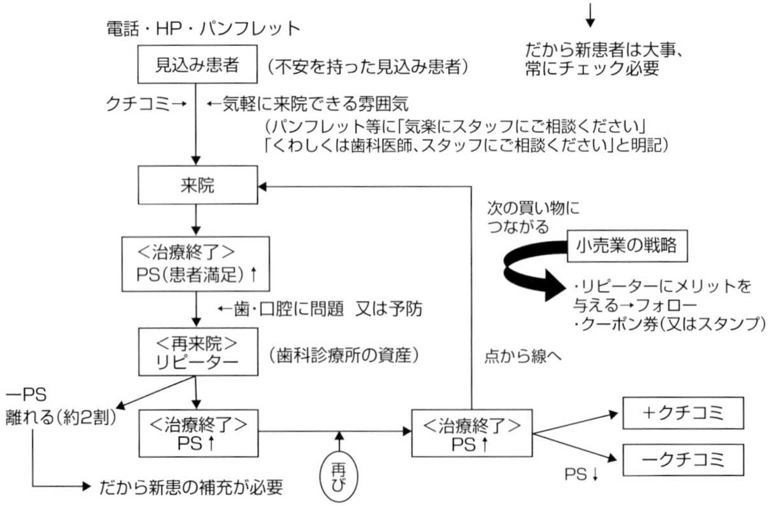

図3-78　いかに管理していても2割は離れる…対策が必要

レセプトデータからの検討

統計資料業務　統計データ

項目名称	点数割合
診察	11.39951
指導管理　等	6.29684
在宅医療	2.51118
検査及び画像診断	10.40112
投薬	2.08531
処置及び手術	21.01853
特定手術	0.05223
麻酔　等	0.20899
歯冠修復及び欠損補綴	38.59803
その他	0.71147
摘要コメント	0.00000
カルテコメント	0.00000
コメント　その他	0.00000
☆その他・分類未設定項目☆	6.71679
総合計	

	N歯科（%）	平成24年平均（%）
診療（初・再診）	11.4	13.0
指導管理	6.3	7.3
処置及び手術＋投薬	10.4	9.0
処置及び手術＋投薬	23.0	19.2
歯冠修復及び欠損補綴	38.6	40.5
その他＋在宅医療	13.9	5.4

この資料からN歯科は、処置及び手術後投薬が多い傾向があり、それに伴って検査及び画像診断も多くなっている。歯冠修復及び欠損補綴が少ない傾向にあるので、金属等の材料費のコストが軽減され利益幅が多くなる歯科と判断される。

図3-79　レセプトデータから診療行為別割合が分かる

$$患者紹介率 = \frac{紹介患者数（文章等による）}{新患患者総数}$$

注）いかに患者管理していても年間2割は種々の理由から離れていく（図3-78）。したがって、新患の一定の確保は必要である。

②患者属性（年齢、男女、居住地、傷病名等）
　患者属性による分類
③患者1人1日あたり診療行為別診療収入
④シェア率（Share）診療圏における地域別患者数
⑤患者構造分析

5）経営改善策を見出すまでの手順

　経営改善を考える場合には、まず問題意識を持つ事が必要である。問題意識が明確になれば、改善の目標を掲げ、それに向かって必要なものを分析し、その結果をもって、改善策を作り出すことになる。現状分析の流れとしては、主に決算書による会計報告等を分析し、問題点を抽出する。目標に到達するような経営改善の検討と実行を考える。実行後は一定の期間後、経営改善の検証をする。分析の方法としては、①時系列分析（前年と比べて増加か減少か）、②相対比較分析（同一診療科・同規模の診療所と比較して多いか少ないか）等が

ある。

　その一方では、③診療圏調査分析（プロット図等）、④患者行動分析（シェア分析含）、⑤診療単価分析（診療行為別分析、診療内容分析）等の分析をする必要がある。

　なお、人事問題に関しては、6．実践的人事管理を参照の事。

　診療圏分析は、対象歯科診療所の周辺の対外的条件を調査・把握することにより、地域におけるポジションを明確にして、将来にわたって経営が安定的に経営できるかを検討するためにおこなう分析である。これには、地域住民のニーズ調査と競合する他診療所の規模及び特徴等の把握、並びに対象歯科診療所の地域でこのポジショニングを調査する。ポジショニングや、対象診療所の診療内容、サービス提供内容が診療圏の中でどのような位置づけにあるかを明確にすることである。このポジショニングには、歯科診療所の機能を示す指標を2軸設定（例えば専門性、ファシリティ）し、この2軸で構成された4つの象限に他の診療所を配置することで、対象歯科診療所の位置づけが見えてくる。これが、目標としている地位でなければ、ここにポジショニング戦略を策定しなければならない。診療圏分析は、地域住民のニーズ調査、人口調査、医療ニーズや住民ニーズの把握をする。これらにより、不足する歯科医療分野を探し出し、これらを対象としている歯科診療所の経営方針、ポジショニングにも反映させることが重要である。

　患者行動分析としては、以下の関連調査も含め必要である。地域の人口分析後、患者数の分析をする。つまり、受療率と推計患者数の分析、疾病構造の分析（診療圏における疾病構造把握する）、医療提供の分析（歯科診療所数、人口10万人あたりの施設数等）、医療事業者数の分析（歯科医師数、歯科衛生士数等）、CT等の高度医療機器の分布状況、医療連携状況の分析等である。

＜競合歯科診療所分析＞

　競合している歯科診療所施設の規模、機能の明確化を実施し、地域のニーズとのマッチングを分析する。つまり、SWOTの強みや弱みを分析する。また、現在調査やアンケート、ヒアリングを実施して、競合歯科診療所の生の情報や風評を得て、十分把握する。

次に、対象歯科診療所と競合歯科診療所との比較をする。つまり、競合歯科診療所のパフォーマンスや、患者満足度、医療安全に対する特徴や能力をできれば数値として可能な限り入手し、比較検討する。この比較から対象歯科診療所の強みと弱みを探る。

＜歯科診療所の機能分析＞

ここでは、対象歯科診療所の機能（≒能力≒実力）をみる。

① 1日平均外来患者数：$\dfrac{外来延患者数}{稼働日数}$

② 新患対再来患者比：$\dfrac{再来患者数}{新患者数}$

③ 患者1人あたり1日収益：$\dfrac{外来医業収益}{外来患者数}$

④ 歯科医師1人あたり1日診療収入：$\dfrac{外来医業収益}{歯科医師数}$

⑤ 歯科医師1人あたり1日患者数：$\dfrac{外来延患者数}{歯科医師数}$

⑥ 歯科衛生士1人あたり1日患者数：$\dfrac{外来延患者数}{歯科衛生士数}$

⑦ 従業員1人あたり1日患者数：$\dfrac{外来延患者数}{従業員総数}$

⑧ 従業員1人あたり1日診療収益：$\dfrac{外来医業収益}{従業員数}$

⑨ 紹介患者率：$\dfrac{クチコミ＋紹介患者数}{初診料算定患者数}$

以下、財務分析として使用している各分析を示している。
具体的な数値により各基準との比較、分析が可能となる。

<成長性分析> 時系列的にみた診療所の伸び率

①過去3年間医業収益増加率

$$\left(\frac{前期医業収益}{前々期医業収益}+\frac{今期医業収益}{前期医業収益}\right)\div 2 \times 100$$

②過去3年間自己資本増加率

$$\left(\frac{前期自己資本}{前々期自己資本}+\frac{今期自己資本}{前期自己資本}\right)\div 2 \times 100$$

成長性とは、一定期間の医業活動の成果として収益の拡大をし、限界利益・経常利益の向上があり、医業活動を支える資本力、労働力の充実拡大があることである。

③前年対比売上高伸び率

$$\frac{今期総医業収益高}{前期総医業収益}\times 100$$

または医業収益高年計表により検討する

これは、大きく変わる月々のデータを比較しても診療所の状況は適確に掴めない。そこで、**稼働年計**を使用することを推奨する。稼働年計とは、1年間の数字を1ヶ月づつずらして累計して得られる数値のことである。つまり、毎月の点数を「その月を含む1年間の合計点数」として捉え直すことを意味する。月々の変化が調整され経年的なトレンドが分析できる。

<安全性分析> 資本と資産のバランスから見た支払能力

①自己資本比率（総合的な財務体質を見る指標）

$$\frac{自己資本}{総資本}\times 100$$ （自己資本比率は最低でも30％以上、38％程度ほしい）

②流動比率

$$\frac{流動資数}{流動負債}\times 100$$ 　資金繰り、支払能力をみる。短期支払い能力を見る比率指数は高いほど良い

③固定長期適合率

$$\frac{固定資産}{自己資本＋固定負債}\times 100$$

<収益性分析>

①医業経常利益率　　　　通常の医業活動で稼いだ利益（経常利益率）の医
$$\frac{医業経常利益}{医業収益}\times 100$$
業収益に対する割合をみる。

（医業収益高経常利益率の悪化は、収益力の低下を表している。原因を追求し、対策を講じる必要がある。）

（目安）医業収益高経常利益率は5％以上20％程度

②損益分岐点率

$$\frac{損益分岐点医業収益}{医業収益}\times 100$$

<生産性分析>

①労働生産性（従業員1人当たりの付加価値を出して生産性を把握する。付加価値は、医療機関が経営体として生み出した価値）

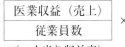 ×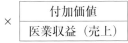

　（一人当り収益高）　　　（収益高付加価値率）

注）付加価値＝収益高－仕入原価－材料費－外注費－購入部品費

付加価値の構成内容

医業収益（売上）1億円の場合

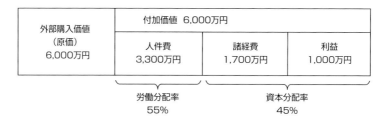

②労働分配率（給与費が付加価値に占めている割合。人的資源の側面からの経営効率。労働意欲、医療の質、経営の将来性に強い影響）

$$\frac{人件費合計}{付加価値} \times 100 \quad （目安：50％以上、63％程度）$$

③必要収益高 $= \dfrac{固定費 + \boxed{目標利益}}{1 - \dfrac{変動費}{収益高}}$　　事業計画を立てる時に有益な式となる。

　以上の分析手法や各指標を使用することで問題点の把握、改善点の策定ができる。また、健康診断のように、問題を感じなくても、定期的な分析は必要である。

9．ソフトランディングと事業承継
　―知識が有るか無いかで天国と地獄ほど違う―

1）引退を取り巻く環境

（1）超高齢社会の問題と事業承継

　昨今、2025年問題として、超高齢社会で起こるであろう諸問題に対する検討が始められている。2025年には、団塊の世代が75歳以上の後期高齢者になり、2055年には1人が1人を支えるようになる（図3-80）。つまり、騎馬戦型から肩車型になり、社会保障費、税負担等から非常に大変な社会問題になる事が予測されている。一方、65歳以上の方が世帯主の世帯は1,600万世帯であり、その中で子供と同居しているのが3分の1、独居の方々が3分の1、老老世帯が3分の1といわれている。また、75歳以上になると、痴呆症の発症や、疾病の発症するリスクが高くなり、病疾も長期化する傾向がある。このような時代の流れの中で、歯科医師の引退に関する諸問題も今後大きな課題になるものと思われる。このような課題の研究として、歯科医師の引退については、次のよう

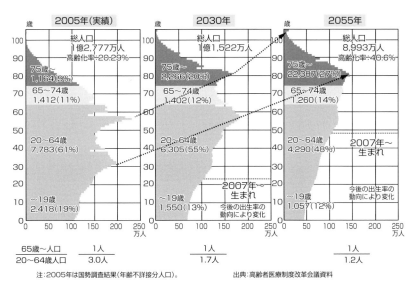

図3-80　2025年、「団塊の世代」が75歳以上となる

な研究報告がある（小野ら，2009 [19]：末高，2985 [20]）。日本歯科医師会会員1,583名に対し、アンケートによる引退に関する調査をしたところ、55％の回収率を得、すでに引退している704名についてやめた理由、やめた時期等について質問をしたところ、次のような結果が得られた、としている。70歳代では男性74％、女性67％が仕事をしていると回答を得ている。

すでに引退した者では、60歳代で男性27％、女性26％、70歳代で男性58％、女性53％が引退していることが報告されている。引退の理由は、健康上の理由で引退する者が多かったが、80歳代になると男性では引退を考えていたため、女性では、後継者に譲ったためと報告している。さらに、引退する前５年間の状況として、63％が週５以上働いていたと回答していた。これらの結果から、70歳前後で引退が行われる傾向が示唆されたことから、承継を考える時期としては、引退の10年前からの準備が必要と考えると、55歳くらいから、遅くても60歳からは計画的に承継や、ソフトランディングを考える時期と思われる。早くから計画的に承継するのと、病気になってからや、働けなくなってから承継問題を考えるとでは、経済的、社会的な面から考えて大きな違いが出てくる。これらの理由については、詳しく後述する。

（２）日本歯科医師会会員平均年齢、高齢化が進み引退予備軍が多くなってきている

日本歯科医師会が発表した「会員年代別構成表」を見ると、平成21年３月末（24年度末）現在の会員数は、６万4,707人、平均年齢は57歳10カ月となっている。

会員数も４年前の20年度末の６万5,206人を最高に以後減少が続いている。

日本歯科医師会の構成割合で最も高いのが50歳代で33.86％、次いで60歳代の23.65％となっている。一方、30代が19年度末の8.48％、24年度は5.38％と５年間で3.1％減少している。これは、若い世代の日本歯科医師会離れと考えることができる。

以上のことから、約50％の会員はあと数年で退職に関する諸問題を解決しなければならない局面を迎えることになる。

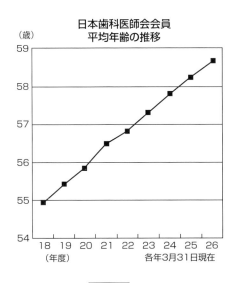

図3-81　日本歯科医師会会員数・平均年齢の推移

出所）日本歯科新聞；2013年5月7日

(3) ハッピー・リタイアメントの準備の必要性

　2025年問題を踏まえて、今後のハッピー・リタイアメントをするためにどのような準備が必要かを考えておく必要がある。一般的に、豊かな老後の生活を経済面から支えるのが退職金と年金であり、退職金は、小規模企業共済制度（医療法人は役員退職金制度による）を利用し、年金は公的年金と日歯年金や生命保険社会等の私的年金の利用が推奨されている。年金に関して詳しくは、年金関係の書籍を参考にしてもらいたい。

　その他、老後に向けての資産形成としては、株式、預貯金、土地等がある。しかし、土地は地価の変動があり、長期的な投資の対象には困難性がある。預貯金は、2002年4月から実施されているペイオフのことも考え十分検討して処理をすべきである。また、株式もリスクがあり、安全確実な資産形成法は難しいところがある。十分な知識と、注意深く金融商品を見極め選択する能力を身につける必要がある。つまり、今後はある程度の資産形成に関する勉強が必要である。しかしながら、ハッピー・リタイアメントをするためには、コンサルタント等の視点からいうと最低55歳くらいから準備をしなければならないので

ある。

資産形成と運用

１．定期預金、国債
２．無配当債立利率変動型一時金払年金保険
３．株
４．不動産（中古マンション運用、利回り5.6％）、（土地、利回り１％〜２％）

（４）いつ頃ハッピー・リタイアメントすべきか

　現在は少し下火になっているが、需給問題を解決する方法として「70歳定年」が議論されている。現状のままで歯科医師増が推移すると2025年の時点で2,400人強の歯科医師の過剰が出てくることがシュミレーションされている。70歳以上の歯科医師が活動しない場合でも2025年頃までには、9,000〜18,000人程度が過剰になるといわれている。70歳以上の稼働歯科医師数は2016年まで7,000人（全体の６〜７パーセント）で推移するが2017年から急激に増加し、2030年には２万人を超える16パーセントとなり、その後ほぼ一定割合になるといわれている。このような状況の中、北海道歯科医師会調査室で平成10年９月25日から平成10年10月20日において、歯科医師需給問題に関するアンケートを実施し、定年制を実施する場合何歳程度が妥当と考えるかと質問したところ、圧倒的多数が70歳と回答していたところから、ハッピー・リタイアメントも70歳程度をめどにするのが無理のないところと考えている。また、小野（2009）や末高（1985）の研究においてもほぼ同じ年齢を調査結果や結果の傾向として示している。しかし、準備は55歳頃から始めるべきだと考えている。

（５）若者に譲る、または後継者がいない場合のハッピー・リタイアメント

　現在考えられている、あるいは行われている需給対策として不足しているのが、開業方法に関する研究である。

　開業方法における問題点として、現在の法律においては歯科診療所時間を区切って数人の歯科医が開業するということができないことが挙げられる。例えば、同じ歯科診療所施設を使用して（テナントも同じ）、朝の９時から午後３

時まではA歯科医師が開業し、午後の4時から10時まではB歯科医師が完全に独立して開業できるようになれば、開業医は増加するが、医療機関は増加しなくなる。多額の借金をして割り込んで開業することが減少するだけでも、需給関係を安定させる。現在の法律を多少改正するだけで実現できる。将来は、このような開業形態も出てくるものと思われる。

　これに関連して、70歳でハッピー・リタイアメントを考えた先生は、ぜひ若い歯科医に診療所（室）を居抜きで賃貸していただきたいのである。内装を新しくしたり、多少の改築は自由にする。従来は、借主側の権利が優先され、事情があって建物の明け渡しを要求する場合には、立退料が必要であったり、立退かない等の問題もあったが、2000年3月1日からは「定期借家権」（定期借地権もある）という日本特有の法が施行されて、これらの問題が解決されるようになっている。この定期借家権とは、簡単に特徴だけというと「更新しない旨を定めた借家権」であるといえる（図3-82）。

　この定期借家権で契約した場合は、更新ということはないので、期間が満了したら必ず明け渡すか、双方がよければ居住を継続してもよいことになっている。この場合、従来のような更新ではなく、新たに契約を締結し直すということだけである。つまり、定期借家権は、「更新しない借家権」であるため、毎回契約を締結し直すということが基本になる。

　定期借家権とは、このような法律であるから、貸すほうが安心して貸せるということになる。歯科診療所の規模にもよるが、例として月20万円で賃貸すれば60歳以降の1ヶ月の生活費の3分の2（生活費を約30万円と試算）はこの賃貸料で賄えることになり（残りは年金で賄える）、老後の生活を安定させる。このことにより若い歯科医は、多額の借金を抱えることなく精神的に安定して開業できる。また、医療機関が増加しないだけでなく、いろいろな付加価値が出てくる。このように老後の計画を今から（50歳から60歳）準備しておくことがハッピー・リタイアメントとなる。この定期借家権の応用はいろいろな使い方があるので、利用する場合には専門家に相談することをお薦めする。

　一方、2014年には、中古住宅の賃貸契約の選択肢が増える法律の改正があった。これも、ハッピー・リタイアメントに利用できそうである（図3-83）。

2）歯科診療所の承継の分類と特徴

(1) 親子の承継

　歯科診療所の親子承継は必ずしもうまくいくとは限らない。承継を成功させるためには、経済内容、財務状況を承継者に知らせることをはじめ、さらには、診療方針、経営方針等について親子で十分な話し合いが必要である。そして、お互いが譲り合う精神が重要である。次に、承継者に院長職を譲った後は、患者や従業員の引き継ぎをうまく終わった時点で、完全に引退することが成功する秘訣となる。また、早めに財産を譲渡したほうが、税金面から有利になる場合が多いと思われる。

　さらに、親子であれば、土地の賃借は、無償賃借も可能であるから、その利点を利用するのも一つの考えである。また、個人診療所と医療法人の場合の承継には、違いがあるので注意が必要である。つまり、個人の場合には一旦廃業して新たに開業の手続きが必要であるが、法人はその必要がなく、簡単な手続きで承継できる（表3-32）。

(2) 第三者に承継する場合の注意点

　仕事をやめることを決心したら、簡単に廃業せずに計画的に患者の多くなったところで、診療所の売却するという方法がある。患者を含めた診療所そのものを承継させるという売却が、手放す側に有利である場合がある。すなわち、営業権や、減価償却の終わった機械、器具もある程度の価値に評価され売却できることが多いからである。

　これが、一度廃業にすると、資産価値はゼロ近くになる。

　また、「居抜」で賃貸する方法もある。ただし、この場合は、内装や、機械、器具の修理等について、細かく取り決めておかないと後にトラブルになることもあるので注意が必要である。したがって、土地と診療室を賃貸にして、機械や器具、無形の資産である患者を含めたいわゆる「のれん代」を含めて売却し、細部で関知しないという方法がスムーズに行くと思われる。また、内装や一部造作も認め、そのかわり、契約期限満了時には元にもどすという契約をしておくとよい。借りた側の経営がうまくいかないと家賃収入もなくなるので、その点の協力は十分おこなうべきである。

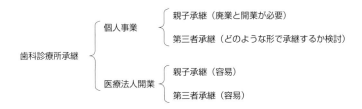

表3-32 個人診療所（自然人）と医療法人の違い

区分 項目	個人診療所	医療法人
①設立手続き	不要	法律に定める手続き
②出資金	不要	必要
③社会的信用	得にくい	得やすい
④事業失敗の責任	全て個人負担（無限責任）	出資額範囲の責任（有限責任）
⑤事業の内容	制限なし	制限される
⑥社会保険への加入	従業院のみ（5人以下なら国保可）	理事長も加入できる（必須）
⑦税金	所得税（累進課税10〜37%）	法人税（22〜30%）
⑧医療継承	親から子以外は難しい	しやすい
⑨資金調達	難しい	個人より容易
⑩家族への給与支払い	青色事業専従者給与の届出	社員総会で決定、支給額は経費
⑪生命保険料	—	契約形態により経費処理できる
⑫社会保険診療報酬	源泉徴収される	源泉徴収されない
⑬利益に関して	自由	不自由
⑭接待交際費	実費	制限あり
⑮事務手続き	—	事務処理の増加
⑯かかる税金	所得税	法人税
	個人住民税	法人住民税
	個人事業税（自費分）	法人事業税
⑰計算期間	1月1日〜12月31日の1年間	法人の定めた期間（1年間）
⑱申告期間	翌年2月16日〜3月15日	計算期間終了後2ヶ月以内

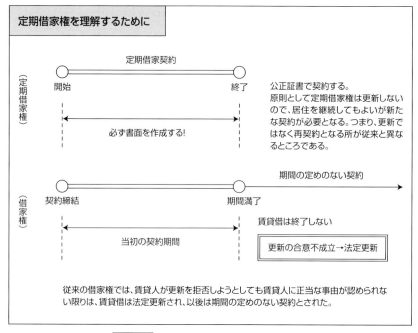

図3-82　定期借家権を理解するために

（3）譲渡する時の営業権（のれん代）の考え方

　患者数が多い等、いわゆる流行る歯科診療所の承継物件では、営業権の買取り価額が高額になる。したがって、譲渡する場合には、院長が元気な内で、流行状態の内にめどを付けることが重要である。院長が何らかの原因で働けなくなり、患者が少なくなった状態での譲渡は、いわゆる営業権（又はのれん代）は低く評価される。例としては、土地物件が5,000万円、医療機械等が1,000万円の時、年間利益が4,000万円の歯科診療所の営業権は2,000万円となり、合計金額としては8,000万円の譲渡金額が提示される。この営業権の試算式は、コンサルタントや税理士等が独自に作ったもので試算されているが、税務署がどのように判断されるかは、地域により多少の違いが見られている。したがって営業権とするか、のれん代とするか、カルテを引き継ぐことから情報提供代とするか等は、担当税理士と良く相談して決める必要がある。一般的には、営業収益（売上）の3カ月分とか1年間の収支差額等を使用している場合が多いよ

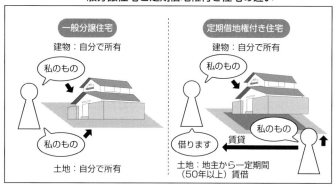

図3-83 新しい賃貸契約

うである（永山ら，2015）[21]。

平成26年3月14日の日本経済新聞によると、入居者がキッチンなどの設備や内装を自由に変更して、そのまま退去する賃貸契約を認めるようになる。これにより、家主による清掃や修繕も不要にして、貸し出す際の負担を軽くするというものである。

(4) 親子承継の成功とポイント

親子で承継スケジュールを作成し、診療方針の話し合いや、設備投資計画、資金計画について、経営内容や財務状態を開示して話し合う事が重要である。以上の事を疎かにすると、診療所内での親子間のケンカになったり、財務内容を子供が把握していないと、親子で使用する材料等の関係から財務内容が悪くなる事がある。

また、個人の場合には、すべての届出関係契約関係の名義の変更をする必要がある。

一方、医療法人の場合には、理事長、理事、社員の意向、出資持ち分譲渡の手続きが必要になる。医療法人を譲渡する場合には、医療法人出資持ち分の整理（存続対策）、理事長、理事退職金の支給、出資持ち分の移動の順に手続き

が必要になる。

　一方、森崎（1992）[22]は、承継は世界の歯科の課題と述べ、老先生（父親）が元気で、若先生（息子）がやりづらい雰囲気になる場合が多く、なかなか技術の承継まで行われることが少なく、昔から来院している患者に同じような医療サービスを提供できない場合が多い実態がある、と指摘している。また、中山（1992）[23]は、事業承継に関する相続税の問題を指摘し、医療法人の承継の方が楽であるが、出資持ち分の贈与、譲渡等の問題が出る事を指摘している。したがって、承継には税対策を時間をかけておこなう事が重要である。

（5）カルテの引き継ぎ
　個人情報保護に対する考慮が必要である。
　患者への理解つまり、従業員や患者との信頼関係を築く時間が必要である。
　カルテを引き継ぐ場合は、「遡及お願い」を出す必要がある。

（6）第三者への個人診療所承継の注意点
① 買い手歯科医師の腕の不足の場合
　年齢、臨床歴等から技術力、経営能力、経験、個人性等を見極める必要がある（特に、建物を賃貸する場合に必要）、途中で倒産したり、解約されたりすることがある。
② 買い手の歯科医師の資金不足の場合
　開業の為の資金をどのように調達するかを良く調べる。
③ 従業員の引き継ぎ
　従業員を引き継ぐのか、新しく採用するのかを聞く。引き継ぐ場合は、雇用条件等を引き継いでもらえるのか、又は、新しくする場合には、個々の従業員と面接をする等の対応が必要である。
　従業員をそのまま引き継ぐ場合には、退職金をどうするか、前院長と十分に話し合う事が必要である。一端、前院長に退職金を支払ってもらい、新たにスタートする形が一番スッキリする。
④ テナントビルの場合
　借り主変更の了解が必要となる。契約条件の確認をする必要がある。

(7) 三代に渡る承継について

　森ら（2007）[24]は、625人（回収率65.5%）のサンプルを使用し、「開業医の地位承継に関する実証分析」を実施し、父親が開業医かつ本人が長男であるとき、それ以外の場合と比較すると開業医となる確率が高くなることを示している。また、本人が開業医であると自分の息子を医師にしたいと期待する確率を上昇させるが、自分の娘に対しては、その傾向のある事が確認できなかったとしている。一方、自分の母親が開業医である場合は、自分の娘を医師にしたいと思う気持ちが有意に高くなる事が示されている。つまり、母親が開業医である場合は、自分の娘を医師にならせたいと思う意思が高くなる事が示されている。この研究は、日本における開業医の地位承継を全国規模の医師アンケート集計データを用いて、医師の社会的、経済的地位承継メカニズムを実証分析した最初の研究である。

　これは、歯科医師もアンケートの対象にしているが、サンプルが少ないので医師の傾向と見るべきであるが、参考にしたい研究結果である。

（8）個人歯科診療所の院長交代の事務手続き

　基本的な考え方としては、承継される人が「廃業」の手続きをとり、承継する人が「開業」の手続きをとる。これは、親子間であっても、第三者であっても同じである。

表3-33　①承継される人の事務手続き（廃業届）

保健所へ	①診療所廃止届…廃止後廃止届10日以内
	②診療用エックス線装置廃止届…10日以内
各地区厚生局へ	①保険医療機関廃止届
税務署へ	①個人事業の廃止業等届出書…廃止後1ヶ月以内

（死亡した場合）

保健所へ	①医師・歯科医師免許の籍登録抹消申請書…死亡後30日以内
	②開設者死亡届…10日以内
	③麻薬施用者業務廃止届 15日以内
	④麻薬所有届…15日以内
税務署へ	①事業廃止届出書（死亡の場合→個人事業者の死亡届出書）
	①給与支払事務所等の廃止届出書…廃止後1ヶ月以内

表3-34 ②承継する人の事務手続き（開業）

保健所へ	①診療所開設届…開設後 10 日以内
	②診療用エックス線装置備付届…10 日以内
	③麻薬施用（管理）者免許申請
各地区厚生局へ	①保険医療機関指定申請書（毎月 1 回、都道府県単位で書類の審査が行われる。開業日の前月には、書類を提出しておく必要があるが、各都道府県単位で毎月の審査の受付締切日が決まっているので、注意が必要）
	②保険医療機関遡及願（重要）
税務署へ	①個人事業の開廃業等届出書…開設後 1 ヶ月以内
	②青色申告商人申請書 　・原　　則→青色申告をする年の 3／15 まで 　・その他→1 月 16 日以後事業を開始した場合、開始日から 2 カ月以内
	③青色専従者給与に関する届出書 　・原　　則→青色専従者の給与として支給したい年の 3／15 まで 　・その他→1 月 16 日以後事業を開始した場合、開始日から 2 カ月以内

③遡及願い

　新院長は、保険医療期間指定申請書を各地区の厚生局に提出する際に、次に示す「遡及願い」もあわせて提出する。これは、診療所の開設から保健医療機関指定申請まで 1 ヶ月間が必要になり、個人歯科医院の承継の場合、通常翌月

　　　　　　　　　　　遡　　及　　願

　当院は、平成　　年　　月　　日付で（函館市美原 3 丁目 2 番 17 号）の△△医院（開設者△△△△）を廃止し、平成　　年　　月　　日付けで同場所にて、新たに長男である○○　○○が開設者として○○医院を開設しました。
　新旧医院は、従来の患者を引き続き診療しておりますので、開設年月日である平成　　年　　月　　日付に遡及して保険指定をしていただきたくお願いいたします。

　　平成　　年　　月　　日

　　北海道厚生局　　○○殿

　　　　　　　　　　　　　　　　　　　医療機関名称
　　　　　　　　　　　　　　　　　　　所　在　地
　　　　　　　　　　　　　　　　　　　電　話　番　号
　　　　　　　　　　　　　　　　　　　開 設 者 氏 名　　　　　　印

を待つことなく、診療所の開設時にさかのぼって保険診療をすることができる。つまり、継続して保険診療をすることができ、承継をスムーズにすることができる。

　この遡及指定が認められるのは次のような場合である
①親子承継
②至近距離の場所に移転（改築等による仮診療所）
③勤務医承継（引継期間を求められる場合もある）
④個人から法人（法人から個人）への組織変更

（9）譲り手（前院長）に必要なその他の手続き
①小規模共済の申請
　事業主退職金制度（小規模企業共済）に加入している場合、事業を譲る時には、相手が子どもであっても、退職金（共済金）を請求することができる。小規模企業共済の掛金は、所得控除として所得から差し引かれる。また、共済金を一括で受け取る時は、「退職所得」扱いとなり税務上優遇されている。

（10）受け手（新院長）に必要なその他の手続き
①リース契約：移転する時は、リース会社の了解が必要（契約人変更等）
②自動車ローンの名義変更
　自動車ローンを完済していない場合は、契約人変更が必要

（11）土地・建物の承継方法とその考え方
　前院長が所有する歯科医院の土地・建物は新院長に「売却」するか「賃貸借」することになる。
　売却か賃貸については次の3つの方法が考えられ、それぞれの方法ごとの特徴は次のとおりである。
①土地・建物ともに売買するケース……新院長に多額の資金が必要になる。
②建物を売買し、土地は賃貸するケース……新院長は建物の買取りの資金のみを準備すればよく、資金を抑えることができる。
　建物の所有を前提とした借地契約は、借地借家法の規定により期間が30年以上とされ、期間満了の場合でも、借地上に建物がある場合には更新できるとさ

れている。医院用借地契約では、契約当事者間において、契約期間終了後、更新を行わない『定期借地権』の契約を利用したものが多いようである。
③土地建物を賃貸するケース……土地建物ともに賃貸借する場合は、新院長の取得の資金をさらに抑えることができる点が新院長にとってのメリットとなる。また、前院長にとっては、家賃収入が毎年の安定利益となるメリットがある。この場合の賃料の設定については近隣の相場等を参考にして決定する。

(12) 医療機器等の承継方法とその考え方
医療機器の承継についても土地、建物と同様「売買」「賃貸」が考えられる。
①「売買」の場合
前院長：売却益は、総合譲渡による譲渡所得とされる。
新院長：買い手は個々の減価償却について中古資産の耐用年数を計算することとなる。
②「賃貸」の場合
医療機器を賃貸するという方法はあまり一般的ではないが、医療機器が高額で、購入が困難なときに新院長には有効な方法である。賃料は、標準的なリース契約の料率を用いて計算することが適切である。

(13) 売却時の消費税
建物や医療機器を売却した場合の消費税について、前院長が消費税の課税事業者である場合は、売却金額がその年の課税売上に上乗せされ、消費税が多大になることを考慮する必要がある。

これを回避するためには、たとえば、初めは建物等を賃貸で契約し、売却の時期を2年経過後にずらすことで、前院長の基準期間の課税売上を1000万円以内に抑えることができれば、売却時には消費税の免税事業者となるため譲渡収入に消費税が課税されないことになる。このように建物、医療機器等の高額なものを譲渡する際には、消費税対策も考えて計画をたてることが重要である。

(14) 従業員の承継と退職金
①従業員の承継
これまで働いてきた従業員を継続雇用するのか、新しい従業員を採用するの

か、承継にあたっては大きな課題である。長年勤めてくれた従業員や、教育された従業員は、患者の特性を熟知している点や、患者との信頼関係ができている点等は、新院長にとっても、引き続き雇用する意味は大きいと思われる。

しかし、新院長の考え方が、前院長と大きく変われば、従業員から反発があったり、経営に混乱が生じるおそれもある。新院長は従業員と十分なコミュニケーションをとることが大切である。そのようなコミュニケーションがとれた場合でも、診療時間や就労条件が合わず、退職に至る場合がある。

②退職金の考え方

継続して雇用する場合でも、個人医院の場合は、前院長がいったん退職金を支払うことが一般的である。ただし、次のような考え方もある。

・前院長が退職金を一旦支払う……前院長の医院を退職して、新院長のもとで再就職する。
・院長が、承継前の期間も勤務年数に含めてスタッフが実際に退職したときに支払う……この場合、前院長時代の未払い退職金を新院長が負債として承継する。

従業員にとっては同じ医院に勤務していて、途中で退職金が支給されるより、実際に退職した際に退職金が支給される方を望む。なぜなら、前医院の勤務時間が通算されたほうが、退職金の計算方法が有利になるからである。

3）院長交代に関する税法上の扱い

（1）個人診療所経営の院長が子に歯科診療所を承継する場合にかかる税金および控除

個人診療所経営の院長が子に歯科診療所を承継する場合にかかる税金および控除は次のとおりである。

①税務上、前院長の閉院と、新院長の開院を同時におこなうことになる。
②土地・建物を譲渡する場合には譲渡所得税がかかる。…経営年数にもよるが、5年以上所有の土地建物については譲渡所得の15％（このほか住民税が5％）が税金となる。
③内部造作、医療機器等については譲渡益について他の所得と一緒に税金が課される。
④取引先の名義変更について…債権債務の名義を新院長に無償で変更した時

は、債権（保険未収入金、事業用預金等）と債務（医業未払金、買掛金、借入金等）の差額について新院長に贈与税を課税される可能性がある。債務のみを新院長に引き継がせたい場合は、前院長に対して贈与税を加算される可能性がある。
⑤税額控除制度は特にない。

（２）院内ユニット、治療器具等を子に贈与する場合の評価方法
　贈与時点での同種の物の再取得評価額を業者に見積もってもらい、それを評価額とする。

（３）土地、建物を承継する場合のいくつかの方法
＜問題なく承継できる場合＞
①譲渡（譲渡者が所得税・住民税を支払う）
②贈与（受贈者が贈与税を支払う）

（４）土地の無償賃貸の場合
　前院長と新院長の間で「使用賃借」（無償賃貸、地代家賃のやり取りはしないという契約）を結ぶことで可能になる。
　しかし、この場合は相続が発生した際にその土地の評価を自用地としておこなうこととなり、相続税の課税対象が少し高くなる可能性がある。
　※無償賃貸は個人間で課税上の大きな問題がない限り認められる。個人・法人間では諸々問題が出る。

10. 歯科診療所経営における将来展望

―これから歯科はどうなるんだろう―

1）歯科診療所の倒産

　財務省の発表（2014年2月10日）によれば、2013年末時点で国の借金は1,017兆9,459億円であったと発表している。さらに、2014年末には、1,143兆円になるとの見通しを公表している。このような背景から、診療報酬の今後のアップは暗雲がたれ込めた状況であるといえる。

　第Ⅰ部で歯科界の厳しい状況が理解できたと思われるが、ここでは倒産という視点で歯科界のおかれている状況と将来について考えてみる。2012年の歯科診療所の倒産件数は、155件で負債総額は16億8千万円となっている（表3-35）。倒産件数は2000年以上で2009年と並んで最多となっており、第Ⅰ部の状況から、今後もその傾向が続く可能性を秘めている。

　歯科診療所の倒産数の総計は2000年から2012年までに間に135件となっている。さらに、2013年で41件、2014年で46件と増加傾向にある。開業年数では、10年から15年未満が36件で最も多く、次いで15年から20年未満28件、5年から10年未満23件となっている。つまり、開業5年から20年未満が6割を占めている。病院では、30年以上が約4割を占めているが、歯科診療所では、借金返済

表3-35　倒産医療機関の負債額

	病院	診療所	歯科医院
2000年	22,538	4,577	1,222
01年	3,700	3,702	600
02年	23,039	5,804	1,339
03年	15,683	1,292	1,190
04年	11,099	5,070	2,569
05年	21,713	4,161	446
06年	9,635	3,315	1,905
07年	36,940	8,759	1,963
08年	11,754	5,059	1,411
09年	17,756	10,042	2,359
10年	19,120	12,954	3,142
11年	9,319	4,475	767
12年	4,447	3,696	1,680

（単位：百万円）帝国データバンク調べ
出所）日本歯科新聞：2013年3月5日

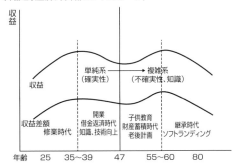

図3-84　各年齢の収益とライフサイクルの特徴

時代に倒産に会っている（図3-84）。やはり、巻末にある歯科医師ライフサイクル計画表（図3-93）を早い時期に作成し、長いスパンで借金及び経営計画を立てるべきである。

2）歯科医師の仕事に対する将来展望

　現在、少子化の影響が大学受験者数そのものの減少を招いていることに加え、歯科医療の経営の厳しさが加わり、歯科大、大学歯学部が定員割れなどの現象を来している。このようなことを背景に、国家試験の合格率や歯科医師の質が問題にされるようになってきた。それ故、歯学教育は今、社会の歯科医療への要望、患者の期待に応えるべく、その質の確保が大きな課題となっている。

　世界的にも、韓国のように若者のなりたい職業の第1位が、歯科医師であり、歯科医師という職業に魅力があり、価値あるプロフェッション（profession）とされている。つまり、プロフェッションとは社会的な資源で、特に威信が稀少で誰にでもなれるものではない職業とされている（石村、Wilensky)[25]。

　歯科医師は、多くの可能性をもっている職業であり、歯科医師として成功するか否かは、歯科医師としての自覚にかかっている。つまり、歯科医師として尊敬される歯科医療を提供し、国民の健康維持に貢献することによって自然に社会の評価がついてくるものである。

　そこで、ここでは歯科医師ならびに歯科医療の可能性について述べてみたい。図3-87は、筆者が、一般向けに「歯科の扱う内容」をわかりやすく作成したものである。歯科医学の、基本的な原理は100年間ほとんど変化がないといわれているが、その周辺構造はめまぐるしい変化を遂げている。たとえば、1960年代に高速切削ができるようになった。これにより、メタルボンド等の精密な切削を必要とする補綴が可能になっている。1980年代には接着修復が可能になり、ほとんど歯を削らない接着性ブリッジや、充填においてもブラックの窩洞が不必要になったということも大きな変化である。また、歯周組織再生法が可能になったのも最近である。2000年代に入り、歯科医療にとって、イノベーションというべきインプラント治療が可能になった。これは歯科治療100年の歴史の中で、原理的に新しくなったものである。そして、2020年頃には、さらなる再生医療の進展が、歯科治療の歴史を根本的に塗り替える可能性も否定できない。

現在、各種調査において、歯科医療経営における収入の減少を示唆しているが、すべての歯科診療所が減少しているわけではない。約10〜20％の歯科診療所のおいては、増加傾向を示している。つまり、現在は二極化が起こっている。

　この原因にはさまざまなことが考えられるが、第一には、技術の良い歯科医師に診て欲しいという当たり前の患者のニーズを歯科医療提供に取り入れている歯科診療所が医業収益を伸ばし、そうではないところが減少していると思われる。したがって、患者のニーズに応える歯科医療提供は経営上非常に重要な要件となる。

　一方で、平成11（1999）年の厚労省の患者動向調査において、何らかの歯科疾患をもっていながら、1年以内に受診しなかった患者が、受診している患者とほぼ同じ数だけいることがわかった（図3-8）。つまり、潜在患者が相当数いることになる。ゼロ・サム競争ではなく、歯科界全体が歯科医療の質を上げる運動をすれば歯科を取り巻く環境は変わってくる（図3-86）。そればかりで

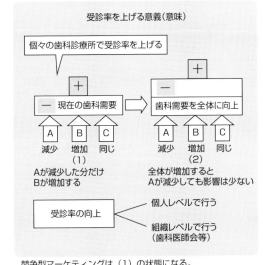

図3-85　競争の考え方

② 恋愛型マーケティング

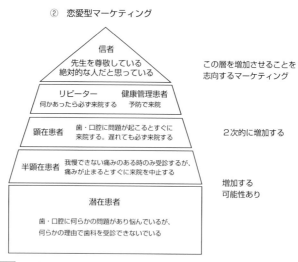

図3-86 長期継続的な患者づくりを志向する患者維持型戦略

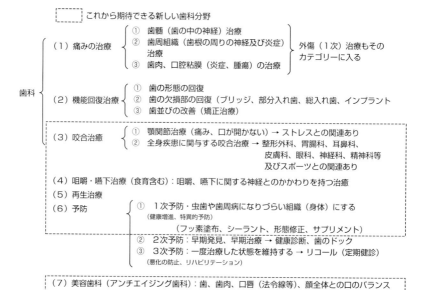

図3-87 これから期待できる新しい歯科分野

はなく、今後、予防を取り入れた歯科診療所が増加することによって、ニーズも拡がってくるはずである。さらに、図3−87に示す（3）〜（6）の治療を積極的におこなうことにより、潜在患者の顕在化にもなり、より国民に歯科が評価されるものと思われる。今後、歯科医師の意識改革と、新しい歯科医療の実践の可能性によって、これまでの歯科医師が味わったことのない働きがいのある豊かな歯科医師人生が待っているものと確信する。

3）超高齢社会と歯科医療

　厚労省は、2014年10月1日、健康上の問題がなく、日常生活を送れる期間を示す「健康寿命」に関する2013年度の結果として、男性71.19歳、女性74.21歳だったと発表している。一方、2013年の平均寿命は、男性80.21歳、女性86.61歳と報告し、健康寿命と平均寿命の差が広がると、高齢者の生活の質が下がり、医療費や介護費も増加するとしている。これらの事から、健康寿命を伸ばす事の重要性がわかる。そのためには、なるべく自分の歯を残し、脳の活性化に役立つといわれている骨髄弾導を残すことが重要である。平成23年歯科疾患実態調査によると、いわゆる8020達成者は38.3％に達したことがわかった。

　ちなみに、80歳の平均は13.9本であった。また、歯周ポケットが4mm以上の割合は、74歳までの年齢階段では65〜69歳までが一番多く、50.8％であった。したがって、65歳から69歳の患者に対して重点的に歯周病の治療、予防について取り組む必要がある。また、高齢者になると認知症が心配である。65歳以上の高齢者の内、認知症の人は推計で15％、462万人にのぼることが厚労省の調査でわかってきた。その他、高齢者になると有病者率が高くなる。つまり、74歳までは10％以下だが、85歳以上で40％超となる。また、女性が有病者率が高くなる傾向がある（厚労省研究班の平成9年〜12年調べ）[26]。この調査結果から、認知症の高齢者は462万人いると推定した。さらに予備軍は、400万人と報告している。

　したがって、今後の歯科医療提供には、有病者対策、認知症対策が必要である。歯科大学教育においても、このような傾向を加味したコア・カリキュラムが生まれ、今後高齢者治療に対する授業は10〜15パーセント程度が割り当てられ、それに伴って国家試験の出題割合も同様の傾向になるものと思われる。

4）噛む習慣が認知症予防に効果、誤嚥性肺炎の予防に口腔ケア

　厚労省研究班の調査で65歳以上で自分の歯がほとんどなく、入れ歯を使っていない人は歯が20本以上残っている人に比べ、介護が必要な認知症になる可能性が1.9倍高くなる事がわかってきた[27]。認知症の95歳の女性が入れ歯が合わず使っていなかった時は、誤嚥性肺炎になりやすかった。しかし、入れ歯を調整し、入れ歯を使うようになると普通食が食べられるようになり、口周りの筋肉もつき、顔も若返ったとの報告もある[28]。これらの事を考えると、2025年には700万人になると考えられている認知症予防に対し、口腔機能の改善がいかに大切であるかをアピールし、各歯科診療所も、早期の診断や診療体制を整備し、本人や家族が必要とする支援の拡充を図ることが大切である（図3-88）。

　認知症対策として、国は国家戦略を示し、2017年度までに認知症の早期診断に必要な研修をかかりつけ医6万人に受講してもらうとしている。歯科医師や薬剤師など幅広い医療従事者にも診療時等に症状に気づいてもらうように研修を実施する、としている。一方、今後多死会社を迎えることになり現在は1年間に110万人くらいが死亡しているが、将来的には160万人くらいが亡くなる時代が来るといわれている。1950年（昭和25年）頃、自宅での看取りが8割を超えている。つまり、自宅での死亡は十数パーセントとなっている。そこで、医療費等の問題から、国の政策として、現在の一般病床、療養病床、介護施設、居住系サービス、住宅サービスを地域に密着した病床等にするべく、高度急性期、一般急性期、亜急性期、長期療養、介護施設、居住系サービス、住宅サービスに転換することが2025年を目標に決められている。コンセプトは、「施設」から「地域」へ、「医療」から「介護」へと転換し、8割の看取を住宅またはそれに準する施設にすることが決められている。このためには、医療における多職種連携が必要であり、歯科医師の活躍の場が広がってくる。つまり、誤嚥性肺炎等の予防のために口腔ケアの重要性が認識される。

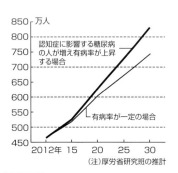

図3-88　認知症高齢者は10年後に700万人に増える

日本経済新聞：2015年1月8日
厚労省2015年1月7日、10年後の2025年の認知症の推計を発表

5）これからの医療保険の方向性

　財源論から今後診療報酬改定における診療報酬アップは望めない財政環境にある。そこで、図3-89に示すように公的医療保険の枠の拡大を図るのではなく、公的医療保険とともに患者申出療養や高度先進医療の使用の緩和が行われる。さらには、アンチエイジング・美容医療についても公的医療保険の延長線上にある医療として取り扱われることが考えられる。また、健康食品の効果表示の許可が下されたことおよび平成26年度に出された「医療機関におけるサプリメント等の販売について」の厚労省通知によって、サプリメントの販売は混合診療ではなくなった。これらの事は国民の健康を守る方向性として、公的医療保険だけでなく種々の可能性を取り入れて公的医療保険の財源増加を抑制した政策が取られるものと思われる。

＜評価療養＞
○先進医療
○医薬品の治験にかかる診療
○医療機器の治験にかかる診療
○薬事法承認後で保険収載前の医薬品の使用
○適応外の医薬品の使用
○適応外の医療機器の使用

＜選定療養＞
○特別の療養環境の提供（差額ベッドへの入院）
○予約診療
○時間外の診療
○歯科の金合金等
○金属床総義歯
○200床以上の病院の未紹介患者の初診
○200床以上の病院の再診
○制限回数を超える医療行為
○180日を超える入院
○小児う触の治療管理

近未来の各医療機関の経営の方向性として医療関連経営からの収益による経営が必要になってくる

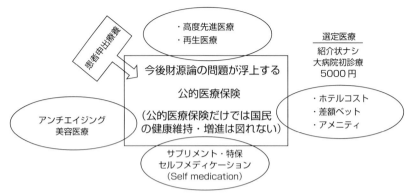

評価医療と選定療養の活用が必須になる
保険適用外の治療のうち、**評価療養**は医学的な価値が定まっていない新しい治療法や新薬など、将来的に保険導入をするが評価される療養のことである。**選定療養**は特別な療養環境など患者が自ら希望して選ぶ療養で保険導入を前提としない療養のことである。

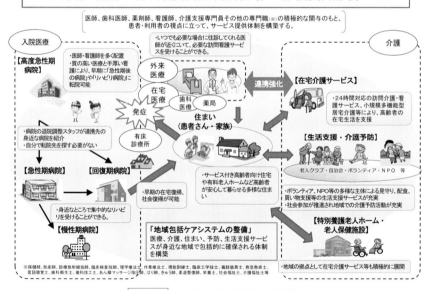

図3-89　これからの医療の方向性

歯科は歯の形態回復に加え、口腔機能の維持・回復の視点も含めた地域包括ケア（地域完結型医療）における歯科医療提供体制の構築が必要な時代になってきた。

医科医療機関や地域包括支援センター等との連携を含めた地域完結型医療の中で歯科医療提供を考える。

6）残存歯が少ないほど「医療費」は高くなる

　現在、財源論から診療報酬の低い改定率（時にはマイナス改定）や紙出し等の抑制政策が働いている。

　しかし、山梨県歯科医師会と県国民健康保険団体連合会や大学との共同研究によれば、残存歯数が少ないほど医科の平均診療費は高く、平均診療日数も長いことがわかってきた。

　つまり、残存歯が20本以上の平均診療費は外来で13,048円であるのに対し、0〜4本では、13,988円と1,000円近く高くなっている。入院でも20本以上は35万1,518円に対し、0〜4本では、40万609円と5万円近く高くなっている[29]。これらの結果から、定期的な歯科受診によって、残存歯を少しでも多く残す事の重要性が示唆されている。

　保団連も「むし歯や歯周病は自然治癒が見込めず、早期治療が重要。受診を手控え、逆に重症化させてしまう、と指摘している。

　これは、一般市民1万129人に対するアンケート調査より出したものである（2013年10月から12月間の調査）。

　この対応としては、特定健診（とくとく健診）等を含めて、健康日本21の事業をもう少し徹底しておこなう事が重要である[30]。

　元国立カウンセラーの総長をしていた垣添忠生（医師）[31]氏は、「かむ力」を維持し、健康長寿の重要性を訴えている。

　口から食事をとることによって、筋力が回復し、身体のバランスも良くなり、意欲も出てくる。胃ろうや鼻や口からチューブを胃に入れて栄養を補給する経管栄養では、細菌が唾液などともに肺に流れ込んで起きる誤嚥性の肺炎を引きやすくなる。高齢者の8割は、口腔機能の衰えが原因とする研究もある。

7）歯科も禁煙支援に積極的な参加をする

　平成12年にスタートした「健康日本21」（第2次）では、①栄養・食生活、②身体活動・運動、③休養・こころの健康づくり、④たばこ、⑤アルコール、⑥歯の健康、⑦糖尿病、⑧循環器症、⑨がん、の9つの分野で目標を設定している。

　この中で歯の健康について積極的に取り組むのは当然であるが、④たばこの

禁煙支援も積極的にすべきであると考えている。口腔の検診時に、たばこを吸っている人の特有の所見が見られるので、その時にたばこの副作用を良く説明し、禁煙を誘導することは、喘息、気管支炎、心臓病、歯周病になる前の初期の段階でも可能であり、歯科の受診時が有効であると考える。これらの実績が認められて、歯科診療所においても、禁煙支援教材の活用により生活習慣予防に関与できるように保険適応（請求できる形）で禁煙支援をできるようにするべきである。

8）口腔の健康が人生を豊かにする

　日本経済新聞（2006年6月3日）[32]）によると、口腔年齢を歯科衛生士等が、専用のソフトを使って診断し、患者の健康管理の一助にしていただくという歯科診療所が出現し、患者は大変喜んでいるという内容が報道されている。歯科は、科学的根拠に基づく検査が少ないが、このようなソフトは定期検診や口腔の健康に関心を持っていただく重要なツールになると思われる。

　一方、最近では、歯科診療所で「ヒアルロン酸」による顔のしわ取り等をおこなうようになってきている[33]）。従来美容外科でおこなう行為であるが、口腔の機能回復に関係する「ヒアルロン酸」の注入は法的にも問題が無いようである。根拠に1996年、厚労省の専門家会議が歯科の診療領域の1つに「口唇」を

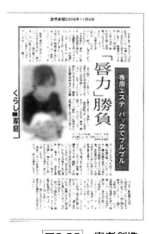

図3-90　患者創造

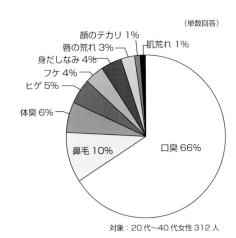

図3-91　キスする時、幻滅する相手のポイント

挙げたことから、唇だけでなく、口周り全体を解剖学的に指すため、鼻の下やほうれい線のしわ取りも治療対象になると解釈されている。同様の事は、「唇力」をつける専門エステが出現してきた事も、新聞等で報道されるようになってきている。さらに、2014年5月23日の「キスの日」にリベルタが20代から40代の女性312人を対象に「キスに対する意識調査」をおこなった（インターネット）ところ。キスする時、相手に幻滅するポイント第1位が「口臭」で66％、第2位の鼻毛の10％を大きく引き離す結果となっている。このような実態を踏まえ、今後の歯科医療提供を考える必要がある。

一方、大災害時の身元確認に役立てようと東京、愛知、大阪の歯科医師のグループが希望する患者からDNAを採取し保管する取り組みを始めている。これは、遺伝子解析の専門企業と共同で口腔内の粘膜から綿棒でDNAを採取するというものである。歯科医師は、口腔内の粘膜を触れる事は専門家でもあり、DNA採取は歯科医師の大きな仕事の1つになりうるものである[34]。

また、歯並びがいいと人生有利になるとのアンケート結果を、アライン・テクノロジー・ジャパンが20歳から40歳代の男女2,000人を対象にした結果として発表している。
　そこでは、「歯並びが第一印象を左右するか」との質問に対し、1,565人（78.3％）が「左右する」と回答している。また、「歯並びがいいと出会いの場で有利」と、婚活中の男女88.9％が回答している。以上の事から、歯並びを含めた口腔の健康が人生を豊かにする源ということができる。

9）歯科医療の将来展望

　日本人も余暇を楽しむ時代に入り、グルメブームや旅行ブームに関する本や報道が多くなってきたように思われる。特に、温泉は露天風呂付室（5万円前後）から予約が埋まるようである。また、野菜等は、生産者がわかる多少高いものが飛ぶように売れている。これらの現象は国民の自然志向、健康志向、個を大切にする志向性が出てきたものと考えられる。一方では、100円ショップ、1,000円ショップ等、低価格製品が売れている時代でもある。歯科医療提供においても地域差等からどうしても2極化によるビジネスモデルを考えざるを得

ないところがあるが、地域住民のニーズに対応した、歯科医療提供をする必要がある。これらはすべて、**時代の流れ、国民のニーズの変化に対する業態の変化**と考えられる。例えば、1965年（昭和40年）頃、熱海の温泉地は、全国からのハネムーンの候補地であり、さらには、関東が多かったと思われるが全国から社員旅行等の第１候補地であり、年間約532万人が訪れていた。

しかし、日本の経済力も高まり、ハワイ、グアム島も近い存在になるや、ハネムーンの候補地から温泉地は外れてきた。さらに、若者の志向性から温泉地は候補地とならず、社員旅行自体も下火になると、前述の２つの需要に安住していた温泉地の旅館やホテルは時代の流れと伴に一時「閑古鳥」が鳴く状態になり、2009年頃には、年間約291万に減少した。したがって、時代の変化に気づかず、旧態依然としていた旅館やホテルは、客離れによる倒産という運命にあったようである。その後、熱海は前述のような国民の志向性並びに時代的背景が変わると超高齢時代に必要な介護施設に改築等により様変わりするようになってきた。また、温泉付有料介護施設や別荘としての分譲マンションに様変わりしてきている。これらは、時代の要求に応じた変化と思われる。さらに、温泉療法を取り入れた病院も出てきている。生き残った、多くの旅館、ホテルはお客のニーズを読み取り、個を大切にした作りに様変わりして、泊食分離の戦略を観光協会が推進し、復活のためのプロモーション活動をおこなった結果多くの観光客を集める（2015年で年間約350万人）ようになってきたのである。

このような事例は、枚挙にいとまが無いほど多く示すことができる。歯科診療所においても、**時代のニーズを常に考えた歯科医療提供**でなければ、早晩衰退することは世の常（原理）である。これらについては、本書を読めば十分理解できるものと思われる。

しかし、SWOT分析等でも示しているように、外的要因も歯科診療所経営には重要である事はいうまでもなく、今後は、8020運動、健康日本21、口腔保健法等の具体的活用を積極的に取り組む必要がある。また、医科との病診連携や介護施設との連携も重要な課題である。

2025年を目標としている地域包括ケアにも歯科医師、歯科衛生士等の活躍の場が広がる。特に歯科衛生士は短大または４年制の大学（学部）にして、より活躍の場を拡大する必要がある。当然診療報酬の中にも歯科衛生士によるハブラシ・歯みがき剤等の処方料の新設も考えるべきである。一方、近未来には、

人口減少から歯科診療所においても省力化の機器（器機）開発、導入が喫緊の課題となる。さらには、一度退職した歯科衛生士の活用（歯科医師会と歯科衛生士会との共催するリフレッシュセミナーの開催）、保育施設の共同運営等々、今後解決しなければならない課題はあるが、退職者の活用は避けて通れない課題である。竹下（2011）[35]も歯科衛生士の不足の対策として、復帰サポート等の提案をしている。さらには、外国人の雇用等も検討しなければならない時代が必ず到来してくるであろう。

　将来的に女性歯科医師の増加に伴い、産前、産後休暇の安定化雇用等も考えていく必要がある。しかし、これらの課題はあるにしろ、口腔の健康なくしては、健康寿命を伸ばす事は出来ないばかりでなく、今後大きな問題となる医療費の増大にブレーキをかけるためにも、口腔の健康は重要である。表3-36に示している通り、口腔の健康に関する法律は一応整備されてきている。これらの活用によって、現在行われていない短大・専修校健診、成人式健診、大学健診、入社時健診、海外派遣者健診、退職時健診等が実施されれば、現在国が力を入れている健康寿命は必ず伸びるはずである。

　さらには、本書でも時々触れている潜在患者を顕在化する事ができる。今後需要が高まるであろう訪問診療や予防を考えると、歯科診療所経営は、安定したものになると確信する。米国の「The 100 Best Jobs 2016」（Best Jobs U.S. News Ranking）[36]を見ると、第1位がOrthodontist（矯正歯科医）、第2位がDentist（歯科医）、第3位がComputer Systems Analyst等となっている。歯科医の職業としての人気は、韓国でも同じ傾向を示している。日本と米国、韓国とは、医療保険制度等の違いがあるにせよ、歯科医は、将来日本においても、今後Best Jobsとなり得る職業である事を示唆している。そのためには、**大学教育も含め我々歯科医師が20年、30年先を見据えて**（歯科医師のライフサイクルも考える必要がある）、**歯科医療提供内容を考え、歯科診療所経営を考えていくならば、歯科の存在価値はますます高くなる**（図3-92、図3-93）。そのためにも、歯科医師会、歯科医学会、歯科医師連盟等が必要である。目的を達成するためには、それぞれの組織の構成割合が高くなる事が必要であり、多くの歯科医師が協力し、若い歯科医師に夢のある職業として認識されるように繋いでいくことを心より期待している。また、本書がその目的のために微力でも役に立てれば望外の喜びである。

表3-36 将来展望（期待できる根拠）

1. 歯科口腔保健の推進に関する法律／都道府県・市区町村歯科保健条例
2. 高齢者医療確保法、医療介護総合確保推進法、健康増進法、障害者総合支援法、地域保健法、
3. 健康日本21（第2次：歯の健康及び禁煙等）、健やか親子21（第2次）
4. 8020運動の推進、特定健診、特定保健指導、
5. 医科との連携治療（医科歯科連携：がん、糖尿病、生活習慣病連携）
6. 地域包括ケアにおける口腔ケア等、歯科医師の活躍の場が広がる
7. 女性歯科医の増加（約半分弱）と活用
8. 市場の拡大が起こりつつある、さらなる創造を推進する
   ・アンチエイジング（日本アンチエイジング歯科学会）
   ・サプリメント（日本アンチエイジング歯科学会）
   ・日本歯科東洋医学会、日本口腔サプリメント研究会等
   ・美容歯科、成人矯正、
   ・予防（一次予防）、歯ブラシクリニック
9. 今後の実施する必要のある健診（事業）
   短大・専修校健診、成人式健診、大学健診、入社時健診、退職時健診等、現在実施している健診と今後実施を考えている健診によって、健康寿命を確実に伸ばす事が出来るとともに、潜在患者の顕在化ができる。実施についての法制化の可能性大。

まとめ－時代を読む（アンテナを高くしておく必要性）

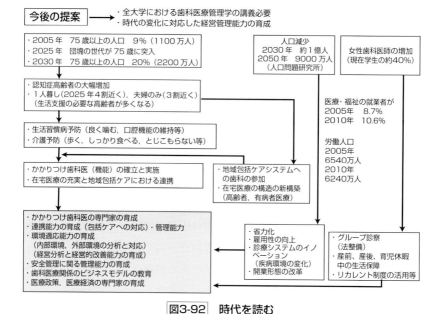

図3-92 時代を読む

歯科医師ライフサイクル計画表（各自作ってみましょう）案

ライフステージ	独身期	家族形成期	子供育成	資産形成期	円熟期	部分就労期	引退期	要養護期
年齢 本人	18～26	27 28 29 30 31	32 33 34 35 36 37 38 39 40 41 42 43 44 45 46 47 48 49 50 51 52		53 ～ 59	60 61 62 63 64	70･･････85	
年齢 妻			30 31 32 33 34 35 36 37 38 39 40 41 42 43 44 45 46 47 48 49 50		51･･･55･･･57	58 59 60 61 62	68･･･････83	84･･････90
年齢 長女			4 5 6 7 8 9 10 11 12 13 14 15 16 17 18 19 20 21 22					
年齢 長男			2 3 4 5 6 7 8 9 10 11 12 13 14 15 16 17 18 19 20 21 24		28　　34	35		
主なできごと	歯科大学／卒業／就職（勤務）	結婚／長女誕生／長男誕生	長女幼小入／長男幼小入／長女小中入／長男小中入／長女高入／長男高入／長女大入／長男大入／長女大卒／長男大卒			好きな時間に診療	役員としての報酬を得る／年金及び経営上の／完全引退／死亡	妻死亡
所得	大学病院勤務または開業医院に	開業			長女就職／長男就職／長女結婚／長男を診療開始／長男を院長にする	勤務医となる		
所得 可処分年収	24歳 240万	27歳 360万	20歳 700万	35歳 1,400万　40歳 1,500万　45歳 1,600万　50歳 1,600万	59歳 1,600万	60 61 62　　　70　　76		
健康・余暇		←健康保険料支払・医療受給→				国民保健	老人保健	82歳（妻）
		［定期検診・成人病検査・人間ドック・家族健診・体力測定・健康相談・メンタルヘルス・文化・体育・レククラブ活動・生涯設計セミナー・生涯教育］［趣味に生きる、海外旅行等］その他：歯科医師会活動、同窓会活動、学会活動、研究会活動、ボランティア活動				継続健保	年金受領 余生を楽しむ		
資産形成		住い（テナントマンション）／自宅（土地買付）／持家→	←住宅ローン支払→		長男の自宅設計	院長退職金うけ	「余生を楽しむ」ための資産作りやる60歳の資産は長男にまで	
	［住宅融資・	開業→	←開業ローンの支払→					
老後不時の場合の生活保障		国民年金 又は　国民年金基金				50　　64 65　　76		
		←厚生年金保険料支払・障害および遺族年金受給可能→				厚生在職 老齢受給	厚生老年受給	（妻）厚生遺族（妻）(75)年受給(82)
		［厚生年金・基金、退職一時金・自主的共済会・財形個人年金貯蓄・生保・団体生保］ 医長退職金制度、休業補償						

図3-93　ライフサイクル計画表

第Ⅲ部　実践的歯科診療所のマネジメント論
引用文献及び注釈

注：文献の記載法として、①著者、②本の題名（論文の場合は論文名）、③雑誌名、⑤出版者、⑥参考頁、⑦出版年としている。成書、論文雑誌等を区別しないまま記載している事をご了承下さい

1）永山正人：必携歯科医院経営のすべて，一世出版，2011
2）永山正人：開業医のためのデンタルマーケティング，一世出版，2004
3）真野俊樹：医療マーケティング，p.54-56，2011
4）武田哲男：顧客に強く好かれる秘訣，日本経営合理化協会，1999
5）ポーター，M.E.：競争戦略（土岐坤，中辻萬治，服部照夫訳），ダイヤモンド社，1982／ポーター，M.E.：競争優位の戦略（土岐坤，中辻萬治，小野寺武夫訳）ダイヤモンド社，1985／ポーター，M.E.：国の競争優位上・下（土岐坤，中辻萬治，小野寺武夫，平成富美子訳）ダイヤモンド社，2007
6）M c Carthy,E.J.;Basic Marketing,A Management Approach,Richard D.Irwin,1964
7）Lauterborn,R.:Integrated Marketing Communication,NTC Business Books,a division of NTC Publishing Group,1933
8）Peppers,D.&M.Rogers:The Oneto One Future,1993
（One-to oneマーケティング，ダイヤモンド社，1995）
9）Philip Kotler:Marketing Management ,Prentice-Hall,Inc.,1980
（P・コトラー「マーケティング・マネジメント第4版」村田昭治監修，疋田聡他訳，プレジデント社，1983）コットラーは、ノースウェスタン大学経営大学院の教授である。
10）伊藤達夫：これだけ！SWOT分析，すばる舎リンゲージ，2013
11）Porter,M.E., Teisberg,E.O., "Redefining Health Care；Lreating value-Based Competition on Results", Harvard Business Press, 2006
12）桑田耕太郎，田尾雅夫，組織論，有斐閣アルマ，2010
13）林伸二：仕事の価値，白桃書房，p.78-83、1997
14）金井壽宏：変革型ミドルの探求，白桃書房，1994
15）金井壽宏、高橋潔：組織行動の考え方、東洋経済新報、p.212-220、2008
16）古川久敬編著柳澤さおり、池田治：人的資源マネジメント，2010
17）永山正人，三嶋顕：チーム医療の人事管理―POS対応の人材育成―，東京臨床出版，2003
18）Baumeister,R.F.,Bratslavsky,E.,Finkenauer,C.,&Vohs,K.D.:Badis Stranger tham good, Review of General Psychology,5,323-370,2001
19）小川幸給、里川祐臣、末高武彦：高齢歯科医師の引退について―引退前5年間の状況と引退理由の関連―、日本歯科医療管理学会雑誌、44（1）、p.19、2009
20）末高武彦：高齢歯科医師の歯科医療業務、日本歯科医療管理学会雑誌、20、p.133-138、1985、
21）永山正人，木村泰久，角田祥子，歯科医院コンサルティングマニュアル，一世出版，2015
22）森崎益夫、承継の問題点―具体的な技術移転、日本歯科医療管理学会雑誌、26（2）、p.230-234、1992
23）中山武、事業承継対策の提案、日本歯科医療管理学会雑誌、26（2）、p.227-259、1992
24）森剛志、松浦司：開業医の地域承継に関する実証分析、医療経済研究、19（2）、p.169-182、2007
25）石村善助：現代のプロフェッション，至誠堂，1969／Wilensky,H.L.:The Professionalization

of Everyone,The American Journal of Socioloay,76（2）,137-158,1964
26) 厚労省研究班（代表朝田隆筑波大教授）：平成9年～12年度に愛知県大阪府、茨城県つくば市、佐賀県伊万里市等全国8市町で実施面接や家族への聞き取りと医師が診断を行った5386人分のデータを分析
27) 厚労省研究班（主任研究員近藤克則・日本福祉大教授）愛知県の65歳以上の4425人を対象、2003年から4年間アンケートを実施、
28) 読売新聞：2014年6月9日，医療ルネサンス（No5842）より
    日本経済新聞：2015年1月8
29) 日本歯科新聞：2008年9月2日，「残存歯少ないほど医療費高」
30) 読売新聞：2014年2月20日，「歯科医療費高」52％
31) 読売新聞：2014年1日19日，「地球を読む」
32) 日本経済新聞：2006年6月3日，「各地の歯科医院で測定可能に―口腔年齢若返りたい」
33) 読売新聞：2014年8月16日，歯科医が「しわ取り」急増
34) 日本経済新聞：2014年9月18日，DNA歯科者で採取
35) 竹下憲治：歯科衛生士不足についての考察―卒業生のアンケート調査結果から―，日本歯科医療管理学会雑誌，46（1），p.25，2011
36) http://money usnews.com/careers/best-jobs/rankings the-100-best-jobs

---

お詫び

同じ文献を使用した場合には、(前掲書, 頁数)とすべきところを同じ引用番号を掲載したところがあります。また、文中に使用した語句の説明を頁下段に出来るだけしましたが、文献と一緒にした箇所もあります。統一できなかったことをお詫びします。

謝　辞

　本書の原点は、自院の経営改善を目的に産業能率短大で勉強したことを、同じ悩みを持っている歯科医師の為にと思い産業能率大学非常講師（商業システム研究センター代表、中小企業診断士）の波形克彦先生の勧めで1996年（平成8年）に「歯科医院経営のすべて」を出版したことにある。

　本を書く事には全くの素人であった筆者に、そのノウハウをご教授頂いた波形先生には今も心より感謝している。この本は、好評ではあったが、急いで原稿を書き上げたと言う事もあり、誤字脱字が散見された。その事もあり、改訂版の必要性を強く感じ、小樽商科大学大学院に入学し、修士課程、博士課程の中で研究した事を改訂版に盛り込もうと頑張ったつもりである。この成果が本書の核になっている。

　大学院では多くの先生方にご教授頂いたが、特に、穴沢眞教授、玉井健一教授には論文指導等を含め大変お世話になり感謝している。また、日本歯科医療管理学会では、学会元副会長の増田勝美先生（故人）には歯科医療管理学のあるべき姿、研究の方法論等を含め公私共に大変お世話になり、現在でも師と仰いでいる。朝日大学歯学部長の磯崎篤則教授（増田先生の娘婿）、山内六男教授、北海道医療大学歯学部長斎藤隆史教授、川上智史教授、越智守生教授、大阪歯科大学末瀬一彦教授等多くの学会関係者のご指導にも心から感謝している。さらに、日本歯科大学理事長・学長中原泉教授には、日本歯科医療管理学会会長在任中、何かとご援助を賜り衷心より感謝申し上げる。

　日本医業経営コンサルタント協会関係では、日頃ご指導頂いている岸田晴樹相談役、伊藤哲雄専務理事、木村泰久理事等多くの役員の皆様にも感謝申し上げる。

　日本歯科医療管理学会北海道支部では、三嶋顕元支部長、川野正嗣前支部長始めとして多くの会員に励ましの言葉を頂いた事、心より感謝申し上げる。研究においては、柏厚生病院元副院長の斎藤道雄先生、根岸邦雄先生、富田達洋先生始め多くの友人との研究談義は本書を執筆するエネルギーとなった。

　最後になりましたが、本書を出版するに当たり、一世出版の原田社長並びに窓口になって頂いた手山氏に心から感謝申し上げ、謝辞とする。

あとがき

　筆者は、初めから歯科医師になる事を希望していた訳ではないが、両親（実家は歯科ではない）のたっての希望で歯科大学に入り、卒業後は故郷に帰り地域医療に多少なりと貢献し、平凡な歯科医師人生で終わりたいと思っていた。ところが、いろいろな理由から札幌で開業することにしたが、当時歯科医師会の開業規制があり、本書にある開業立地とはかけ離れた畑の真ん中で開業することになった。先輩方からは、あそこで開業したら1年以内で倒産するからやめた方がいいと言われた。その時すでに銀行からの融資が決まり、契約書に押印をした後だったので、頭を抱えてしまった。そこで、考えたのが、本書にあるマーケティングである。得意診療科のPRと当時まだ普及していなかった夜間診療の実施を考えた。そのお蔭で3か月くらいから軌道に乗り、約3年でユニット台数を増やし、その後従業員も35名に増員した。そうなると、素人経営が故に適正な管理が出来ず、患者からのクレーム、従業員のサボタージュ、退職、経費の増大等々、経営上の種種の問題を抱えるようになった。悩んだ末、産業能率短大のコンサルタント課程に入学して経営の基本を学ぶことにした。そこでは、毎日が「目から鱗」であった。大学を卒業後、同じ悩みを持っている歯科医師の為にと思い、1996年（平成8年）に「歯科医院経営のすべて」を出版した。同時に、日本歯科医学会の専門分科会の中で唯一歯科診療所の経営を扱っている日本歯科医療管理学会に入会した。

　この様な経緯から、約40年に渡り「歯科医療管理」の研究に携わってきたが、歯科診療所を取り巻く環境の変化や国民の歯科医療に対するニーズの高度化、多様性等から、「歯科医療管理」及び各学会に対しても現在および近未来に向けてその使命や国民の期待する内容も変わってきている様に思われる。例えば、「小児歯科学会」では、少子化の時代を迎えると同時に小児の齲蝕の減少から、研究のテーマも少しずつ変化させ、「妊娠期」における歯並びの影響までにも研究テーマになってきた。また、小児歯科の開業に関するビジネスモデル、今後の経営のあり方等に言及する「特別講演」も企画されるようになってきた。

　同様に、口腔インプラント学会に於いてもインプラントの使い回し事件や患者の死亡事故等インプラントによる医療事故が社会問題化したことから、「医療安全対策」、「医療事故対策」、「リスクマネジメント」、「医療広告」、「医療倫

理」等まで踏み込んだ研究がされるようになってきている。このように、時代を反映して各学会に於いても研究フィールドやメインとなるテーマも変化しているように思われる。したがって、「歯科医療管理」においては、他の学会が手掛ける事が出来ない部分をメインに、「歯科診療所のエビデンスのあるマネジメント論」を研究すべきではないかと考え本書を上梓した次第である。本書には約30年に渡る筆者の研究を中心に学会などで発表されたエビデンスのあるマネジメント論を展開している。将来の事を考えている学生は勿論の事、第一線の歯科医療関係者や歯科診療所経営で日々厳しい経営に携わっている方々に少しでもお役に立ち、結果として良質の歯科医療提供に本書が寄与出来る事を祈念し、あとがきとする。

2016年3月吉日

永山　正人

索引

番号

4C	295
4P	295
5つの因子	83
5つの管理者行動	84
5つの競争要因	311
9・9型	91
100対0	285
8020運動	18
8020運動の推進	434

欧字

A

Action	296
AIDMA理論	259
AMTULの理論	301
Attention	296

B

Bad Apple	395
BGM	259

C

Critical Thinking	50
CS	279
CSサーベイ	282

D

Dentature	73
Desire	296
D.M.ルソー	63
DNA	431
DOS	302, 397

E

EBD	49
EBM	49

I

Interest	296

K

KAIZEN	395
KJ法	280

M

Memory	296

O

off JT	366
One to Oneマーケティング	302

P

pm理論	92
POS	302, 397
Potential force	207
Pubric relations	126

S

SWOT分析	309, 316

T

TPP	29
TPPの問題	29

W

WHO	10

X

X理論	89

Y

Y理論	89
Y理論的人間	101

かな

あ

アート	146
愛	86
愛顧固定	296
アイドマ（AIDMA）の理論	296
アウトプット	342
アクセシビリティ	218
アサヒビール	143
新しい専門医制度	16
アプローチ	254
アポイント制	259
アメニティ	293
アメリカの背景	40
アメリカ・マーケティング協会	271
アンケート結果	321
安全性分析	402
アンチエイジング歯科	424
安定化雇用	433
アンテナ	146
暗黙的管理	115, 118

い

医院	6
医業収益	162, 219, 263
医業収益（収支差額）	56
医業収益増大対策	39
意思決定	49, 147
意思決定プロセス	68
イソップ物語	351
一次医療	5
居抜き	409
イノベーション	127
イメージ軸	283
医療安全志向	167
医療改善行動	199
医療経営管理者	4
医療サービス設計	39
医療収益	371
医療戦略	128
医療訴訟	40
医療の質	160, 277, 306
医療費	429
医療費抑制政策	6
医療法人	392, 411
因子分析	52
引退	405
引退予備軍	406
院長	58
院長行動	98
院長の支出	379
院長の収入	378
院長の所得	373

インフォームド・コンセント	209	
インプット	342	
インプラント	191	
インプラント治療	183, 223	

う

ウォンツ	274
受付会計	368
器	143

え

営業権（のれん代）	412
衛生要因	65
駅前立地	245
エビデンス	41
エビデンス（EBMgt）	63
エビデンスの検索	49
円形配置方式	257

お

オープンシステム	70
オッズ比	185
オペレーション	346
オペレーティングコア	113
親子承継の成功	413
親子の承継	410

か

会員年代別構成表	406
外観	252
開業	242
開業好適地	246
開業資金	267
開業場所	242
開業方法	408
開業立地条件	243
開業立地対策	249
開業立地の調査	250
会計	372
会社ミッション	225
改定ロジック	19
外的環境	317
外発的モチベーション	103, 166, 192, 348
外部環境	227, 318
外壁材	253

開放型	258
下位目標	163
カウンセリング	183
カウンセリングルーム	338
価格	295
科学的原則	68
科学的知見	67
かかりつけ医	7
かかりつけ医機能	8
各種帳簿類	371
革新的志向	199
獲得競争	212
過去の経験	69
可処分所得	376
課税・軽減税率	27
課税・ゼロ税率	27
過大評価	69
価値提供	61
活性化戦略	317
活動システム	42
金のなる木商品	313
噛む習慣	426
借入金返済方式	269
カルテの引き継ぎ	414
簡易課税制度	24, 26
元金均等返済方式	269
看護師の定着率	56
観察法	250
患者	280
患者経験調査	220
患者構造分析	399
患者行動分析	400
患者心理	272
患者数	371
患者数増減	56
患者属性	399
患者第一主義	280
患者中心	40
患者動向調査	423
患者ニーズ	305
患者の心理	255
患者の転帰	160
患者満足	219
患者満足志向	40, 167, 172, 192, 199, 309
患者満足度	56, 129, 210
患者満足度イメージ	221

患者満足度向上	214
患者満足度調査	214
患者満足度調査票	215
間接的統合	75, 76, 207
監督者	79
管理	45, 46
管理核	116
管理過程	58
管理者（院長）	71
管理者行動	38, 71, 194
管理者行動次元	159
管理者行動の類型化	82
管理者行動論	71
管理者パターン	149, 195, 197, 200
官僚制システム	111

き

機会	316
機械的組織	119, 175
企業家	78, 80
義歯使用者	223
技術	115, 177
技術核	116
技術軸	283
技術志向	167, 172, 185, 192, 309
技術指向	129
技術の優劣	262
技術変数	120
キス	431
規則体系	111
規則と手続	111
北風と太陽	351
機能分析	401
規模	177, 340, 384
基本統計（平均値）	198
基本ロジック	6
疑問の構造化	49
究極目標	163
休憩	261
休憩室	261, 262
給与体系	359
脅威	316
教育・訓練	366
教育訓練	99
供給過剰時代	40

供給業者	58	経営学研究法	46	行動モデル	88
競合・競争	396	経営環境	3	購買心理	44
競合歯科診療所分析	400	経営管理	46	効率的変換	104
業種の業態化	307	経営管理システム	123	高齢化	406
矯正歯科	17	経営基準	306	高齢者医療費	17
矯正歯科治療	183	経営再建	142	高齢化の進展	17
業績給（能力給）	357	経営資源	61	誤嚥性肺炎	426
実績評価H型	197	経営センス	143	顧客	58
業績評価型	38, 84, 150	経営戦略	128, 147	顧客セグメント	61
実績評価型	197	経営の安定化	380	顧客中心	40
京セラフィロソフィ	143	経営分析	384	顧客との関係	61
競争型マーケティング	423	経営モデル	56	顧客ミッション	225
競争戦略	147, 213	経験曲線	310	国民皆保険	4
競争優位	42, 124	経常利益率	56, 162	国民皆保険制度	37
競争（優位）志向	271	経年的変化	249	国民健康保険法	37
共通目的	45	経理	372	個人医院	411
協働	202	月間診療時間	266	個人資産貸借対照表	390
協働体系	45	欠損補綴	17	個人診療所承継	414
共有動線	257	決定エイド	68	個人プレイH型	196, 197
協力・貢献	107	限界年齢	360	個人プレイ型	38, 84, 150, 197
ギルド	73	減価償却費	378		
禁煙支援	429	研究姿勢	46	個人プレイ型系	203
近代的医療機器	263	研究モデル	59	コスト	127
近代的治療機器	262	権限階層	111	コスト構造	61
		健康医学	10	コスト・リーダーシップ	
く		健康長寿国	11	290	
偶発的戦略	310	顕在化	272, 433	護送船団方式	37
唇力	431	検証・反証可能	50	国家試験浪人	10
クライアント	73	原則計算方法	24	コホート研究	46, 47
クラスカル・ウォリス検定		限定合理性	69	コミットメント	74, 106
201				コミュニケーション	202
クラスター分析	151	**こ**		雇用管理	99
クラフト	146	コア・コンピタンス経営		混合診療	11
クリニカルパス	342	190		コンセプト	260
クリニック	6	効果的な給与・賞与	355	コンテクスト	177
クローズドシステム	70	口腔機能の回復	18	コンピテンシー	351
グローバリゼーション	290	口腔ケア	426	コンビニ化	307
グロス・シェア・マトリックス		口腔外科専門医	13	コンビニ型歯科診療所	308
226		口腔の健康	430, 433	コンフィギュレーション	
クロス集計	52	貢献	45, 106	112	
クロス分析	318, 330	咬合管理型診療所	308		
		広告可能な資格名	16	**さ**	
け		公式組織	106	サービス	218
ケア・サイクル	42, 346	交渉者	78, 82	サービス業	275, 276
経営	45, 46	構造	109	サービス・プロフィット・	
経営改善	226, 394	構造変数	120	チェーン	212
経営改善法	398	公的年金	407	サイエンス	146

財源論		429
最低標準生計費		358
財務		372
財務諸表		392
財務諸表体系		392
サウス・エセックス研究		176
作動効率研究		36
差別化		291, 292
差別化戦略		125, 289
サポート		293
産業組織		120
産前、産後休暇		433
三代に渡る承継		415

し

シェア率		399
歯科		17
歯科医業		275
歯科医師過剰		11
歯科医師過剰状態		11
歯科医師需給問題		10
歯科医師総数		9
歯科医師の過剰状態		19
歯科医師の技能、技術		218
歯科医師の所得		162
歯科医師不足		9
歯科医師ライフサイクル計画表		435
歯科医療管理学		44
歯科医療統合対策会議		164
歯科衛生士数		267
歯科口腔外科		17
歯科口腔保健		434
歯科材料商セールスマン		229
歯科疾患		12
歯科診療所		6, 7
歯科診療所経営		270
歯科診療所承継		411
歯科診療所設計		260
歯科診療所の条件		262
歯科診療所の成果		71
歯科診療報酬改定		19
時間軸		284
歯冠修復		17
事業収支予測		267
事業承継		405
仕組み作り		270
時系列分析		399
資源配分者		78, 80
地獄		142
自己実現人		101
支持関係の獲得		85, 206, 207, 349
事実		69
歯周炎		12
歯周病治療		18
歯周予防促進		222
歯周病専門医		13
支出		376
市場（顧客）志向		271
市場調査		251
市場の論理		40
システム		42, 342
システムⅣ		88
施設環境		221
自然増差引方式		6, 19
実験法		250
実証研究		38
実証研究の要件		47
実績の評価		49
実績評価型		197
実績評価H型		197
疾病構造の変化		12, 14
実務家		67
質問法		250
私的年金		407
自費収益		200
自費収益（売上）		201
自費診療		199
自費治療		183, 188, 338
自費にシフト		200
資本家		58
社会科学的研究		47
社会歯科学		44
社会的交換		86, 207
収益		372
収益（売上）		376
収益向上要因		187
収益構造		61
収益性分析		403
収益と経費		382
従業員		58, 111
従業員管理		52, 171, 194
従業員ミッション		225
収支計算		373
収支差額		162
自由診療		372
住宅地		247
周知伝達者		79
周知伝達役		78
収入		194
受診行動		222
受診行動調査		222
熟考型戦略		310
出資額限度法人		392
需要		274
主要活動		61
障害処理者		78, 80
小規模企業共済制度		407
小規模診療所		5
商業施設周辺		246
商業施設内		247
状況順応H型		197
状況順応型		38, 84, 150, 197
承継の分類		410
少子化		422
冗長性分析		59
小児歯科		17
小児歯科専門医		13
商売繁盛学		271
消費者ニーズ		146
消費税		23
商品		295
賞与（ボーナス）		364
将来展望		422, 431
職能給		355, 362
職能給表		356
職能資格制度		356, 362
職務特性モデル		102
職務満足		166, 172, 192, 347
職務満足管理		104
職務満足度		173
女性歯科医師		433
女性社長		146
人件費		367
人口減少		31, 432
人在		353
人材		353
人罪		353

人財	353	
人事管理の課題	352	
人事・労務管理	98	
診診連携	7	
人的資源	41	
人的資源管理	89, 100, 202, 347	
人的資源管理論	41	
シンボル	78, 82	
信頼軸	284	
信頼蓄積	38, 206, 207	
診療圏	252	
診療圏調査分析	400	
診療圏分析	252	
診療行為別診療収入	399	
診療工程	342	
診療所	6	
診療所収益	373	
診療所相互間の連携	7	
診療スペース	261	
診療設備	182	
診療単価分析	400	

す

衰退	146	
スター商品	313	
スタッフの質	232	
スタッフルーム	262	
ステップワイズ法	52	
スペシャリスト	85	
スポークスマン	78, 79, 82	

せ

成果	44	
成果尺度	335	
生活保障給	356	
成果配分	366	
成果配分（誘因）	107	
成功	242	
成功の条件	229	
成功要件	228	
生産性分析	403	
精神の苦痛	209	
税制改正	27	
成長性分析	402	
成長戦略	147	
税の概略	374	
税法上の対応含	11
税務	368
税務署	369
税理士	368
設備	232, 252, 340
セミ・プロフェッション	169
ゼロ・サム競争（戦略）	423
潜在患者	272, 433
専従者給与	378
先生の腕	232
専門医資格	17
専門エステ	431
専門化と分業	111
専門店型診療所	308
戦略	42, 123
戦略的運営	52, 58, 59, 60, 171, 173, 185, 309

そ

増患対応	293
増患対策	39, 305
増収（活性化）対策	306
相対比較分析	399
組織	45, 105
組織均衡論	58
組織構成要因	178
組織構成要素	58, 166, 200
組織構造	42, 52, 58, 60, 109, 194, 344
組織行動の調査法	48
組織的コンフィギュレーション	115
組織デザイン	120
組織特性	171
組織有効性	110, 180, 186, 200, 206, 207, 208
租税特別措置法	37
損益計算書	387
損益分岐点	384
損税	23
存続	160
存続の条件	106

た

第2次目標	163
対応軸	283
対応能力	219
大学院	4
対個人サービス業	275
対市場活動	271
貸借対照表	389
退職金	407
対人的サービス	41
高い成果	38
多重共線性	52
タスクの統合化	166, 170
タスクの標準化	166, 169, 192
タスクの分業化	166, 169, 192
タスク変数	120
達成基準の連動化	349
達成基準への連動化	38, 85, 206
多変量解析	52
単純集計	52

ち

チーム医療	38, 97, 202
チームプレイH型	196, 197
チームプレイ型	38, 84, 150, 197
チームプレイ型系	203, 206
チャンネル	61
中核業務	84
中堅従業員	64
駐車場	232
超高齢社会	405, 425
直接監督	170
直接管理	114
直接統合作用	114
直感	69
治療設備	180
治療費	369
賃上げ	362
賃金管理	99

つ

強み	316

て

定期検診	303
定期借家権	409, 412

提携先　61
テーマパーク型診療所　308
適正歯科医師数　10
デジカメ　191
手続体系　111
天国　142
伝達　45
デンタル・マーケティング　271

と

動機づけ・衛生要因　65
動機づけ管理　104
動機づけ要因　65
動機づけ要因・衛生要因　102
等級表　363
統計の有意性検定　53
統計解析　53
統合　119
統合化　169
統合チーム　119
統合的コンティンジェンシー・モデル　177
倒産　421
動線共有　260
動線分離　257, 260
得意治療　180, 340
トップマネジメント　113
トップリーダーシップ　123
徒弟制度　73
ドメイン　146

な

内発的モチベーション　103, 166, 192, 348
内部環境　228, 318
成り行きH型　197
成り行き型　38, 84, 150, 197

に

ニーズ　274
日歯年金や生命保険会社　407
日本医療・病院管理学会　44
日本歯科医師会　164

日本歯科医師会会員平均年齢　406
日本歯科医療管理学会　36
日本マーケティング協会　272
人間　58
人間変数　120
認知症予防　426

ね

ネットワーキング　82, 153
ネットワーク　79
ネットワーク行動　85, 152
ネットワーク作り　38
年功序列型　356

の

能率　257

は

バイアス　68
ハイブリッドタイプ　113, 115
パス・ゴール理論　94
働く意欲　99
ハッピー・リタイアメント　407
歯並び　431
パフォーマンス　160, 167
パフォーマンス研究　56
パフォーマンス（成果）向上戦術　338
パラ・プロフェッション　112, 169
バランス・スコアーカード　335
バリュー・チェーン　42, 108
パワーマーケティング　144

ひ

ヒエラルキー　111
比較試験　46, 47
ビジネス街　246
ビジネスモデル　13, 56, 61
非人格性　111
ピッチ　360

必要経費　372, 373
必要スペース　258
必要投資額　267
1人平均むし歯数　13
批判的吟味　49
ヒューマン・サービス組織　116
病院外来患者　209
病院（外来）の満足度　209
病院管理　68, 209
美容歯科　424
標準化　169
標準生計費　358
標準偏差　197
病診連携　7
標榜科名　17
品質　293

ふ

ファミリー・レポート　281
不安心理　255
福利厚生管理　99
不採算　22
物価・賃金スライド方式　19
物理的容量　178
不満サイクル　285
プラスイメージ　290
ブラック・ボックス　341
フラット組織　344
ブランド化　307
フリーアクセス　4
フル・プロフェッション　169
フローチャート　51
プロダクト・ポートフォリオ・マネジメント　315
プロデューサー　145
プロフェショナル組織　112
プロフェッショナル　71, 74, 77
プロフェッショナル組織　120, 176
プロフェッショナル・ヒューマンサービス　75
プロフェッショナル論　74
プロフェッション　72

索引 ● 447

プロモーション	295	
分化	119	
分業	111	
分業化	169	
分業と統合	42	
文献整理	50	
文書	111	
分析フレーム	164	
奮闘記	146	

へ

平均値	197	
平均的な歯科診療所像を探る	371	
閉鎖型	258	
ベース・アップ	362	
ヘッドシップ	97	

ほ

ポートフォリオ分析	311	
ホームページ	191, 223	
保険収益	200	
保険収入	371, 372	
星の王子様	352	
保証書	369	
保存期間	371	

ま

マーケティング	39, 270	
マーケティング・ミックス	295	
マーケティング論	40, 211	
マイナスイメージ	290	
マクレガーのX・Y理論	89	
負け犬商品	313	
待合室	254	
マネージャー	86	
マネージャーの役割	77	
マネジドケア	41	
マネジメントプロセス	68	
マネジリアル・グリッド	91	
満足サイクル	285	
満足・不満足	280	

み

見える化	28	
ミッション	206	
ミッションマネジメント	224	
みなし仕入れ率	26	

め

メタアナリシス	47	
免税点制度	26	
メンテナンス	18	

も

モチベーション	103, 172, 202, 207	
モデルチェンジ	307	
モニター	78, 79	
問題児商品	313	
問題の把握	397	

や

約束制	343	
約束制（予約制）	259	
山本五十六	350	

ゆ

有意水準	53	
誘因	106	
有機的組織	119, 175	
ユニット（チェアー）台数	264	

よ

良い商品	276	
欲求段階説	102	
予防	424	
予防管理型	308	
予約制	343	
弱み	316	

ら

来院患者数	232, 396	
来院患者分析	397	
ライフサイクル	374, 421, 433	
ライフタックス	374	
ランダム化比較試験	47	

り

リーカート・スケール	88	
リーダーシップ	71, 78, 86, 97, 143, 206	
リーダーシップ行動	96	
リーダーシップ行動論	87	
リーダーシップ・スタイル	96	
利益	160, 376	
利益（収支差額）	381	
リエゾン	78, 82	
リエゾン的役割	85	
リコール	304	
リコールシステム	291	
リコールハガキ	304	
リサーチクエスチョン	50	
利潤配分	366	
立地	232, 242	
リフレッシュ	261	
流通	295	
領収書	368	
領収証	369	
臨界的心理状態	102	
倫理性	74, 77	

る

ルース・カップリング組織	117	

れ

零細組織	124	
レセプト枚数	185, 371	
恋愛型マーケティング	302, 424	

ろ

ロイヤルティ	211, 284	
ロードサイド	244, 248	
ロジスティック回帰分析	185	

永 山 正 人 （ながやま　まさと）

(2016年3月1日現在)

<学歴>
1975年　日本歯科大学歯学部（東京校）卒業
1977年　東京医科歯科大学歯学部専攻生修了
1979年　日本歯科大学博士課程歯学特別研究科（生化学専攻）修了、歯学博士
1983年　産業能率短期大学（経営コンサルタント課程）卒業、（社団）経営士会試験合格（第2396号）
1990年　（社団）日本医業経営コンサルタント協会　認定登録医業経営コンサルタント試験合格（第2315号）
1999年　（国立）小樽商科大学大学院（経営管理課程専攻）修了、修士（商学）
2008年　（国立）小樽商科大学大学院（博士後期課程、現代商学専攻）
2012年　同大大学院修了、博士（商学）

<職歴>
1975年～1979年　東京都立豊島総合病院歯科口腔外科勤務
1979年～2012年　総合歯科クリニック　永山ファミリー歯科開設・院長
1991年～1999年　（社団）北海道歯科医師会常務理事（社保／医療管理）
1997年～現　在　北海道医療大学非常勤講師（歯科医療管理学）・歯科医師臨床研修施設長・指導医
2000年～2006年　（社団）日本歯科医師会代議員
2006年～現　在　北海道医療大学歯学部　臨床教授　2015年より客員教授
2007年～現　在　（社団）日本医業経営コンサルタント協会理事
2012年～現　在　医療法人永山ファミリー歯科クリニック理事長（組織変更）
2012年～現　在　日本歯科大学　生命歯学部　客員教授
2012年～2015年　日本歯科医学会理事（学会のあり方検討協議会座長）、2015年より同協議会委員
2012年～2014年　日本歯科医療管理学会会長
2014年～現　在　東京医科歯科大学大学院　特別講演講師（リスク・マネージメント）
2015年～現　在　北海道医療大学　歯学部　客員教授

<役職>
（NPO）日本成人矯正歯科学会常任理事、日本歯科東洋医学会常任理事
日本アンチエイジング歯科学会常任理事、（社団）日本健康医療学会理事
（公社）日本医業経営コンサルタント協会理事、日本催眠応用医学会顧問、
北日本口腔インプラント研究会副会長、日本歯科マネジメント研究会会長

<賞罰>
2007年、2010年　JAHMAC優秀賞受賞：（公社）日本医業経営コンサルタント（協会）学会
2011年　社会貢献賞受賞（北海道知事）
2012年　日本歯科東洋医学会学会賞受賞、同年JAHMAC最優秀賞受賞
2014年　日本歯科医療管理学会臨床部門論文最優秀賞受賞
2015年　日本アンチエイジング歯科学会功労賞受賞

<著書>　「歯科医療管理学」医歯薬出版（共著）、「必携・歯科医院経営のすべて」一世出版、
　　　　「チーム医療の人事管理」東京臨床出版、「歯科医院コンサルティングマニュアル」一世出版（監・
　　　　著）、他

歯科医療管理学の展開
歯科診療所のマネジメント論
クリニックに必要な暗黙的管理

平成28年4月27日　第1版　第1刷発行

【著　者】
永山　正人
【発行者】
原田　育叔
【発　行】
一世出版株式会社
〒161-8558　東京都新宿区下落合2-6-22　Tel. 03-3952-5141
【印刷・製本】
一世印刷株式会社

乱丁・落丁の際はお取り替えいたします。[検印廃止]
©Masato Nagayama 2016. Printed in Japan

ISBN978-4-87078-182-5　C3047　¥4500E